PT・OT・STのための
一般臨床医学

第3版

編集

椿原彰夫・平岡　崇

著者

岡島康友・平岡　崇・椿原彰夫・伊勢眞樹・出江紳一

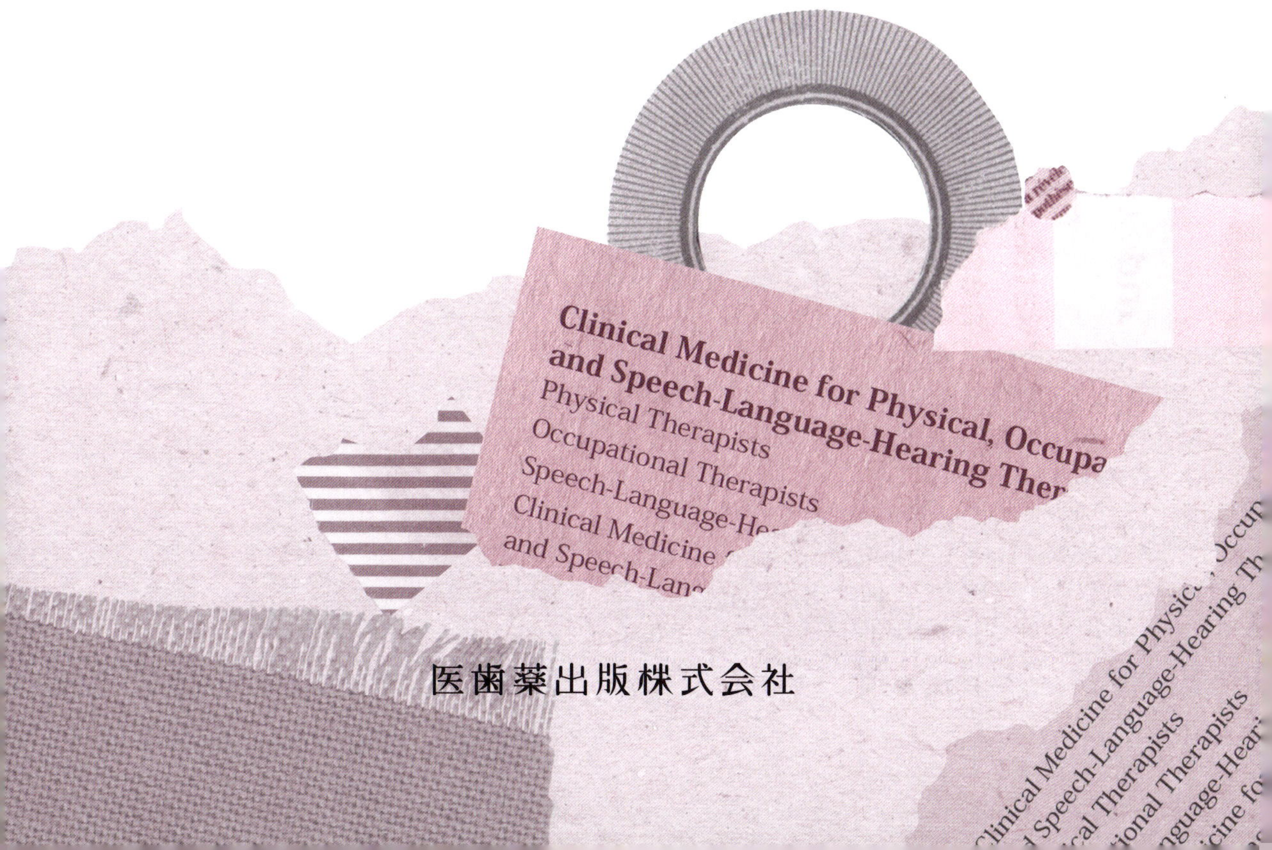

医歯薬出版株式会社

執筆者一覧

●編集

椿原（つばはら） 彰夫（あきお）　川崎医療福祉大学学長

平岡（ひらおか） 崇（たかし）　川崎医科大学リハビリテーション医学教室准教授

●執筆者

岡島（おかじま） 康友（やすとも）　杏林大学保健学部長

平岡（ひらおか） 崇（たかし）　同上

椿原（つばはら） 彰夫（あきお）　同上

伊勢（いせ） 眞樹（まさき）　医療法人誠和会 倉敷紀念病院リハビリテーション部統括部長

出江（いずみ） 紳一（しんいち）　東北大学大学院医学系研究科肢体不自由学分野教授

（執筆順）

This book is originally published in Japanese
under the title of :

PT・OT・ST NO TAMENO IPPAN RINSHŌ IGAKU

(Clinical Medicine for Physical, Occupational
and Speech-Language-Hearing Therapists)

Editors :

TSUBAHARA, Akio
President, Kawasaki University of Medical Welfare

HIRAOKA, Takashi
Associate professor, Kawasaki Medical School

ISHIYAKU PUBLISHERS, INC.
7-10, Honkomagome 1 chome, Bunkyo-ku,
Tokyo 113-8612, Japan

第3版の序

医師法第17条には「医師でなければ，医業をなしてはならない.」と記載されている. 医師のみが行える医業とは医療行為を反復継続の意思をもって行うことであるが，現実には医師以外の医療専門職が医療行為を行っている，行う必要があるということは言うまでもない．そして,「医師の指示の下に」と法律上は規定されているが，その医療行為を行う能力を大半の医師が有していないことも事実である．では，理学療法士や作業療法士，言語聴覚士が行う医療行為が生命に直結していないかと言うと，それは大きな誤りである．リハビリテーション医療を行うことによって，半年の余命を10年以上に延長させるという結果に繋がっている患者は，決して少なくはない．また，摂食・嚥下障害の治療に至っては，生きるか死ぬかの問題に直面していると言っても過言ではない.

ここで私が伝えたいことは，リハビリテーション医療あるいは医療福祉の分野で活躍する療法士にとっては，専門領域の知識と技術の習得のみでなく，医師と同等の一般医学の知識が求められているということである．とは言うものの，療法士の国家試験を受けるまでの教育期間は3年ないしは4年という短い年月である．医師と同じ分厚い教科書を読破する時間的余裕のある学生は少ないため，短時間で学習可能な教科書が必要となる．本書の初版は明石謙先生が生前に，療法士を目指す学生は臨床医学の常識を知るべきであるとの理念に基づいて企画された入門書で，療法士に最も近い存在であるリハビリテーション科医によって執筆された.

本書の改訂に当たっては，言語聴覚士にも新たに学んで欲しいという願いから著書名を改題し，全体的により新しい知識・情報の導入と，第9・10章のタイトルを各々「老年医学」「本書に出てくる主な用語」と改め，内容を整理しながらより学習しやすくするなどの工夫をし，改訂版としての再出発を果たした．ここに記載された医学的知識は，臨床の現場において患者さんから質問されるような内容も多く含んでいる．しっかりと学習することで有能な療法士へと成長し，多くの障害者や高齢者に幸せを与えられる存在として活躍されることを期待している.

2014年1月

椿原　彰夫

第2版の序

歴史の浅い本書が改訂の必要に迫られた．理由は脳神経外科が含まれていなかったためである．PT，OTの教育を担当してきた者として勇んで執筆を始めたが2〜3のことに嫌でも気付かざるを得なかった．

まず1959年に医学部を卒業した私は脳神経外科の洗礼を受けていない．確かに外科学で脳疾患の講義を受けたが，脳の解剖，生理はそれ程詳しく勉強したわけではない．次に当時のインターンで脳の手術を見学したことはない．次に新しい診断法，特にMRIの威力を知るにおよび，態度を改め，何も知らぬ一医学生として脳神経外科学の教科書を読み，さらに別の教科書を通読し，一般医学書の脳外科疾患を勉強するに従い，一昔前に還ったような気分で，学習ができた．したがってこの部分は，臨床の熟練者とは異なり，一初学者の視点で述べてある．なお，倉敷リハビリテーション病院の秋岡達郎先生に脳外科医の立場から御助言を賜ったことを記し，深謝する．

初版と比較し，新しい部分が加わったので，少し分厚くなり，勉強する所が少なからず増加したが，優れたセラピストとしての基礎知識にはこの程度は必要である．諸君の研鑽を祈ると共に，後に続く者を信じる．

2002年12月

明石　謙

第 1 版の序

18 世紀前半に活躍したイギリスの作家ヘンリイ・フィールディングはその名著で映画にもなった「捨て子トム・ジョウンズの人生」の中で「本を書くものは，さしずめ金さえ出すなら誰でも歓迎する食堂の経営者のようなものだ」と述べている．客（読者）は目的を持って金を払って料理を注文（本を買う）する．気に入らねば料理人や食堂の経営者（本の著者や編者）をボロクソに罵倒するであろう．

さてこの本である．料理にたとえるならば表題に記したように PT や OT の学生達はこの本から医学一般に関する学識（栄養）を得ようとするであろう．美味しいか？リハビリテーション医学・神経内科学・整形外科学・精神医学をサーロインステーキやフィレステーキにたとえるならば，一般臨床医学は料理の味の基本として重要でしかもある程度栄養もあるもの，例えばイタリア料理のトマトやニンニク，ラーメンならばスープの味の大元となる豚骨や鳥ガラではないかと思う．PT・OT には前述の 4 つの臨床科が大切なあまり「医学はこれら 4 科で成り立っている」と思われては困る．多くの臨床科がありそれぞれが独自の機能を果たしながら同時に互いに助け合って医学や医療が成り立っているのである．

しかし“一般臨床医学”の国家試験出題率はいたって低い．それでは何ゆえにこの本を企画したか？ まず臨床医学についてこの程度のことは常識として学生諸君が知っていなければならない．次に厚生省の示した PT・OT 卒前教育カリキュラムに「一般臨床医学」がありその中で「コレコレしかじかを教えなさい」と指示されているからで，その内容は臨床医学各科にまたがり，それぞれの専門家の先生方に講義をお願いするには時間が短か過ぎることで数々の困難が生じていた．そこで PT・OT の養成校で教えたことのある方々有志が集まりこれらの諸科を一冊の教科書としてまとめた．ほとんどの原稿は揃っていたが，編者の都合で出版が遅れてしまったことをこの場を借りて御詫びする．

この本を企画するにあたり，川崎医療福祉大学の渡辺　進教授にはセラピストの立場から度々有益な御意見を戴いた．末尾ながら深謝する．

1997 年 11 月 24 日

倉敷にて
明　石　　謙

CONTENTS

10 本書に出てくる主な用語 ……（出江紳一・平岡　崇）…123

1 救命救急医療

1．心肺蘇生法

【概念】 心臓の停止によって，脳幹部の呼吸中枢はただちに酸素欠乏状態に陥り，呼吸は停止するとともに，意識を消失する．心停止後，長くても5分で脳は不可逆的な組織変化を生じ，問題を生じる．したがって，心肺蘇生法（cardio-pulmonary resuscitation：CPR）は迅速に躊躇することなく行われなければならない．

【方法】 意識のない患者を発見したら，まず声をかけ，揺する～軽打するなどしても反応しないことを確認する．発見者はさらに頸動脈を指先で触れて拍動がないことをチェックすると同時に，患者の口元に自分の耳を寄せ呼気がないのを確認する．発見者は，周囲に助けを喚起すると同時に心肺蘇生手技を開始する．

【一次救命処置（basic life support：BLS）】
心肺蘇生，AED（automated external defibrillator，自動体外式除細動器）による除細動，気道異物除去の3つからなる．心肺蘇生手技の基本は，特別な器具などなしに行える一次救命処置で，ABC手技ともいわれ，A＝Airway（気道），B＝Breathing（呼吸），C＝Circulation（循環）の3つの要素からなる．心肺停止状態であることを確認したら，まず胸骨部を100回／分の速さで30回心(臓)マッサージを行う．続いて患者の気道を開放するよう頭頸部を伸展したうえで，呼気を患者の口へ吹き込む人工呼吸を2回連続して行う．従来，この比率は傷病者の年齢や蘇生協力者の有無で，別途に決めていたが，2005年の国際蘇生連絡協議会において全年齢層で30：2とすることが決められた．なお，人工呼吸がうまくできなくても心マッサージだけで換気が少なからず得られるのでそれでも可とされる．また，2004年から一般市民によるAEDの使用が合法化されたこともあって普及は目覚ましいものの，蘇生の現場にあるとは限

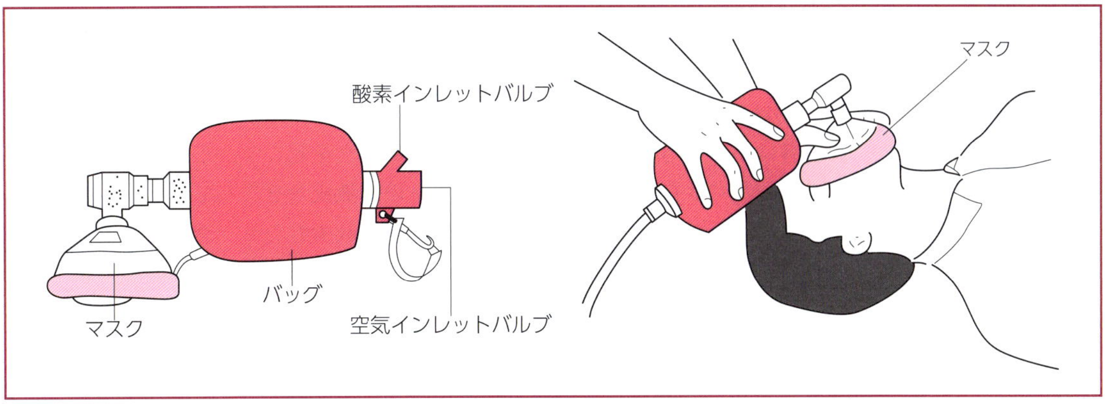

図 1-1　アンビューバッグ[2)]

らない．蘇生を行う一方，第三者によって AED が現場に運ばれてきたら，ただちに装着して通電後，蘇生手技を再開する．気道異物除去法としては，傷病者に反応がある場合に背部叩打法と腹部突き上げ法を併用する．

【二次救命処置（advanced life support：ALS）】 特殊器具や薬剤を用いる二次救命処置は，通常，病院へ移送され医師が加わったとき，もしくは現場で医師の指示のもとに救急救命士が開始する．心マッサージと蘇生バッグ（アンビューバッグ，図 1-1）による人工呼吸を続けながら，心電図モニターをし，薬剤注射のための静脈ラインを確保する．もし心室細動，すなわち心室の痙攣状態が認められれば心臓を上下から挟むようにして電気的除細動（DC カウンターショック）を行い，有効な収縮が出現すると同時に抗心室性不整脈剤の投与を開始する．心室完全停止状態が続けば，開胸して両手で直接，心マッサージすることもある．また確実な人工呼吸のために気管内チューブを挿管し，人工呼吸装置で換気する．蘇生されれば状態に合わせて，昇圧剤，代謝性アシドーシス補正薬の投与，脳浮腫や肺水腫の対策をする．

1）気道確保

意識のない患者では，弛緩した舌根が沈下し気道を閉塞する．下顎を挙上するようにして頸部を伸展することで気道は開放される．ただし外傷で頸髄損傷が疑われるときには頭頸部を中間位に保ちながら，下顎を前方へ挙上する．

2）人工呼吸（口対口）

頭頸部伸展を保つため救助者は片手で下顎を持ち上げるようにして，他方の手は額に置いて鼻孔を閉鎖する（図 1-2）．救助者は口を大きく開いて患者の口に密着させ，1 回に成人では約 1 *l*，幼児では頰を膨らませて貯めた程度の量を 1 回／秒のテンポで送り込む．

3）心マッサージ

有効な心マッサージを行うためには患者を地面などの堅く平たい面に仰向けにして，胸骨下半部

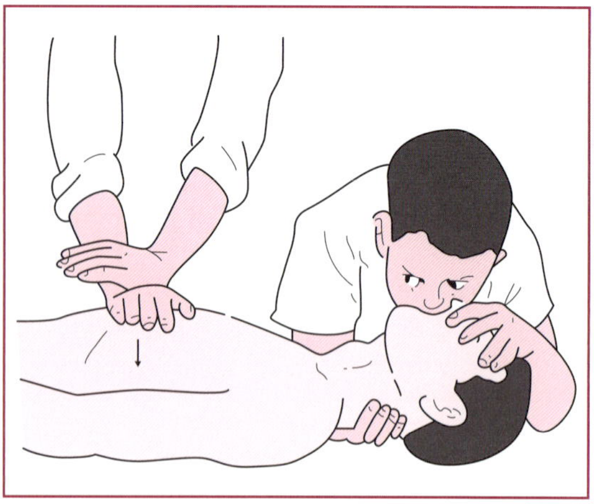

図 1-2　心肺蘇生手技[2)]

に両手を重ね合わせ，両肘を伸ばして体重をかけるようにして（図 1-2），100 回／分，垂直に 4～5 cm 圧迫する．乳児では示指と中指で胸骨中央を 1～2 cm 圧迫するようにする．

2. ショック

ショックとは，主要諸臓器への血流が不十分で組織の血液灌流，すなわち酸素供給が不十分となり生命維持に支障を生じる状態である．種々の疾患や外傷で発現し，通常は血圧低下と乏尿を伴う症候群である．

1）分　類

（1）循環血液量減少性ショック

典型的には大量出血による血液量低下に起因する．外部への出血以外に胃潰瘍穿孔や食道静脈瘤破裂による消化管内出血，大動脈瘤破裂による胸・腹腔内への出血，子宮外妊娠の破裂による出血，外傷性の脾臓・腎臓破裂による腹腔内への出血などもショックを起こす．また広範囲の熱傷によって大量の体液成分を失って引き起こされる状態も循環血液量減少性ショックに分類される．アレルギー反応の 1 つであるアナフィラキシーショックでは毛細血管の膜透過性が亢進して血管外に体液が移動して循環血液量減少を起こす．

（2）心原性ショック

ポンプとしての心臓の直接・間接的駆出障害に

よるショックで，心筋梗塞が代表的原因にあげられる．その他，重症不整脈，肺塞栓，重症気胸，急性の僧帽弁や大動脈弁逆流などが原因となる．

(3) 血管拡張性ショック

生体は，種々の原因による末梢血管拡張に対応して，心拍出量を増して血圧を維持するように反応する．血管が拡張したままで血液が末梢血管床に停留するため心室から駆出される血液量は相対的に少ないという状況が起こる．したがって全体の血液量が正常でもショックを起こしうる．脊髄麻酔後や脳損傷で血管拡張が持続的に起こる場合は神経原性ショックともよばれる．また細菌感染に伴った敗血症でエンドトキシンなどの作用で広範な血管拡張が惹起される場合は，敗血症性ショックとよばれる．

2）症状と徴候

血圧低下は主要徴候で 80 mmHg 以下はショックが疑われるが，個体差も大きい．つまり，若年者では耐えられる低血圧でも，心臓，腎臓，脳などの主要臓器の動脈硬化のある高齢者では血液灌流が不十分となって，これら臓器の機能不全を呈しショックを起こしうる．尿流量は通常バルーンカテーテルを膀胱に留置して測られるが，30 m*l*／h 以下はショックの可能性が高い．中枢神経の乏血症状として錯乱や嗜眠傾向，心臓では心電図異常を示す．また血圧低下に対する代償反応として，頻脈や過呼吸を呈する．

一般に，循環血液量減少性ショックと心原性ショックにおいては手足が冷たく湿潤でチアノーゼを呈するのに対して，敗血症性ショックでは急激な体温上昇とともに皮膚は温かく紅潮する．したがって，敗血症性ショックの初期で血圧低下が顕在化していない時期には診断が遅れやすい．

3）治　療

応急処置として，静脈灌流量を増して血圧降下を抑えるために下肢を挙上する．原因に対する治療が基本で，出血など体液喪失が疑われる状態では輸血・輸液が必須であるが，左心房内圧（スワン・ガンツカテーテルによる肺動脈楔入圧）や中心静脈圧をモニターしながら適正量投与する．また敗血症性ショックでは抗生物質，アナフィラキシーショックでは副腎皮質ホルモン剤の投与が重要な治療となる．しかし生命の危険を伴う緊急事態には対症療法もとられる．すなわち，輸液に反応しない循環血液量減少性ショック，あるいは心原性ショックや敗血症性ショックの一部の例では昇圧剤を用いて収縮期血圧を 90～100 mmHg に保つ．昇圧は心筋仕事量を増し，とくに心筋梗塞の場合では梗塞範囲を拡大しうるので過度の昇圧は禁忌である．血管拡張剤の一部には静脈容量を増すと同時に全身血管抵抗を低下させ心筋仕事量を軽減する作用があり，血圧降下が著しくないショック例には適応がある．急性心筋梗塞のショックで薬剤治療とともに大動脈内バルーンカウンターパルセーション，すなわち心室収縮期後に毎回，大動脈内に留置したバルーンを膨らませることで血液を送り出し，組織への血流を維持する機械的方法がとられることもある．

3. 呼吸管理

呼吸管理を必要とする病態には，呼吸器そのものの障害以外に，中枢神経障害に由来する低換気状態，ショックを含めた循環障害，一酸化炭素や薬物中毒による組織酸素利用障害などが含められる．

1）酸素療法

酸素の投与には，鼻カニューレ（図 1-3a），フェイスマスク（図 1-3b），フェイステントなどが一般的に用いられ，純酸素は外気といっしょになって肺へ送られる．投与量は酸素流量（*l*／min）で示され，高流量であれば空気と混合は少なく，吸気酸素濃度も高くなる．例えば，鼻カニューレで 2 *l*／min はおよそ酸素濃度 25％になり，4 *l*／min では 35％になる．

酸素療法の対象として，肺炎や肺水腫などによる低酸素状態，脳血管障害や心筋梗塞などで障害組織の酸素濃度を上昇させたい場合，全身麻酔から覚醒するまでの管理などが含まれる．肺気腫などの慢性肺疾患では血中酸素が低濃度になると，それを感知して中枢性に換気を促進して呼吸調節

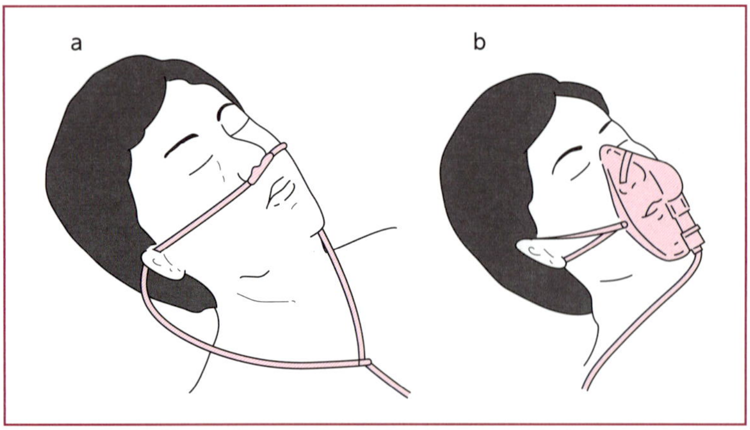

図 1-3　鼻カニューレとフェイスマスク[2)]
a. 経鼻カニューレ法
b. フェイスマスク法

がなされる．したがって，高濃度の酸素投与は中枢性に呼吸を抑制し，かえって二酸化炭素の蓄積（二酸化炭素中毒）を招くので，慢性の肺疾患では酸素は少量投与が原則となる．

2）人工換気

自発呼吸だけでは換気が不十分な場合，機械によって間欠的に換気を補う（補助呼吸）．また自発呼吸がまったくない例には完全に機械が換気を代行する（調節呼吸）．心肺蘇生後，進行性呼吸不全（喘息などの原因），呼吸促迫症候群（adult respiratory distress syndrome：ARDS），全身麻酔手術後で長期呼吸管理を必要とする例などが対象となる．

人工呼吸器（レスピレータ）には，気道内圧が設定値に達すると吸気から呼気相に移る従圧型（バードなど）と吸気量が設定値に達すると呼気相へ移行する従量型（ベネット MA1 など）の 2 種類がある．長期の呼吸管理には，気道分泌によって気道内圧が変動しても確実な換気が得られる従量型が用いられる．呼気の終末に気道を陽圧にすることで肺胞の虚脱が抑えられ，換気能力は改善されることが知られている．この陽圧呼吸を調節呼吸下においてはPEEP（positive end-expiratory pressure），自発呼吸下ではCPAP（continuous positive airway pressure）とよぶ．完全調節呼吸から自発呼吸への離脱過程（weaning）ではIMV（intermittent mandatory ventilation），すなわち不足しがちな自発呼吸に対し一定の間隔で強制換気を行い，全体としての換気量を確保する方法が用いられる．ほとんどの場合，自発呼吸に同期させて強制換気を行うのでSIMV（synchronized IMV）という．

なお筋ジストロフィー児などの慢性呼吸不全に対しては，夜間など時間を特定して胸壁に対して漏れのないようにしたプラスチック製ジャケットを装着し陰圧をかける体外式人工換気器や，人工呼吸器からの管を鼻腔に固定して用いる経鼻式間欠陽圧呼吸（nasal intermittent positive pressure ventilation：NIPPV）を行い，自覚症状と血液ガス所見の改善を図る．なお後者は睡眠時無呼吸症候群や軽症の慢性呼吸不全の在宅療法にも用いられる．

3）気管内挿管と気管切開

気管内挿管は全身麻酔，心肺蘇生の二次救命処置として，あるいは喘息重積発作や呼吸促迫症候群（ARDS）などの呼吸困難に対して行われる．喉頭鏡に曲型ブレードを付けて喉頭を確認してカフ付き気管内挿管チューブを挿入する（図 1-4）が，緊急挿管時は全身麻酔時とは異なり筋弛緩剤を用いる時間的余裕はない．一方，気管切開は長期の呼吸管理を要する患者が対象で，喀痰の吸引ができるなどの利点がある．多くの場合，気管内挿管から長期人工呼吸管理の見込みのもと移行する．通常はカフ付きのプラスチック気管カニューレを留置し，人工呼吸器に接続する．自発呼吸が安定し人工換気が不要となれば，カニューレを抜去し切開口の自然閉鎖を待つ．なお自発呼吸があっても意識障害が長期に存続する場合や，いわゆ

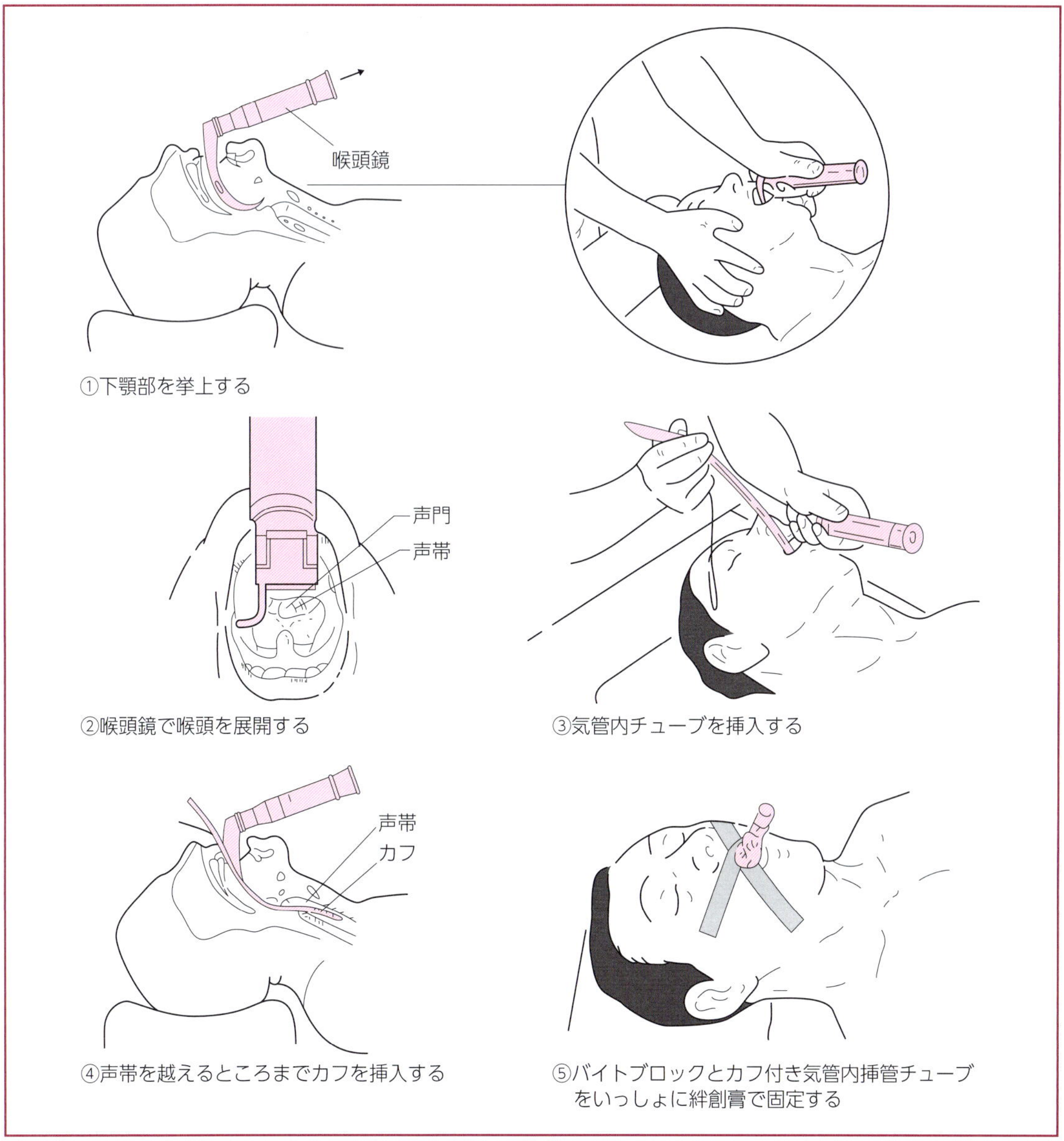
喉頭鏡
①下顎部を挙上する
声門
声帯
②喉頭鏡で喉頭を展開する
③気管内チューブを挿入する
声帯
カフ
④声帯を越えるところまでカフを挿入する
⑤バイトブロックとカフ付き気管内挿管チューブをいっしょに絆創膏で固定する

図 1-4　気管内挿管の方法[2)]

る植物状態ではカフ無しカニューレの長期留置が呼吸管理上好まれる．また発声可能な型のカニューレもある．なお，カニューレは食道を圧迫するなどの理由で，嚥下障害を惹起する可能性が高く，経口摂取の可能な患者ではカニューレの代わりに圧迫のないレチナが好まれる．

4）その他

【高圧酸素療法】　酸素は血中ではヘモグロビンと結合して輸送される部分と血漿に溶解する部分がある．ヘモグロビンとの結合には限界があるが血漿への溶解は酸素分圧に比例して上昇する．したがって，全身を高圧酸素チェンバー内に置くことで高濃度の酸素を組織に供給できる．一酸化炭素中毒，ガス壊疽，広範囲熱傷などに用いられることもあるが，火災事故などの使用上の危険も多い．また全身に空気塞栓が発生する潜水病では高圧酸素療法の緊急適応がある．

【噴霧療法】　気管分泌物の乾燥による気道閉塞を予防するのを主目的に薬剤のエアゾルを気道に

送り込む．エアゾルは超音波などによるネブライザーによって発生されるもので，肺胞に達するには1 μm 前後の大きさの粒子が望ましい．噴霧するのは蒸留水や生理食塩水とともに気管支拡張剤や去痰剤などが使われる．

【肺理学療法】　主に喀痰排出と呼吸訓練の目的でなされる．喀痰排出では腹部を圧迫しながら行う咳嗽法指導や，胸壁をタッピングあるいはバイブレータで刺激して体位を種々に変更しながら喀痰排出を促す体位排痰法がある．呼吸訓練には腹筋強化，腹式呼吸，口すぼめ呼吸指導などが含まれる．

4.　中心静脈栄養

【概念】　通常の輸液用溶液は500 m*l* 当たり100 kcal 前後のエネルギーしか含まない．ヒトの1日に必要な栄養量を経静脈的に満たすには100 m*l* 当たり100 kcal 前後のエネルギーを含む高浸透圧溶液の投与が求められる．肘部の静脈などの小静脈と比べ，大静脈などの中心静脈は太く血流も速いので高浸透圧溶液を投与しても静脈炎や血栓症を起こしにくい．そこで高栄養価輸液はカテーテルを鎖骨下静脈から挿入して大静脈内に長期連続留置する方法がとられる（図 1-5）．中心静脈栄養法は栄養の点以外にも四肢を自由に動かせる利点がある．

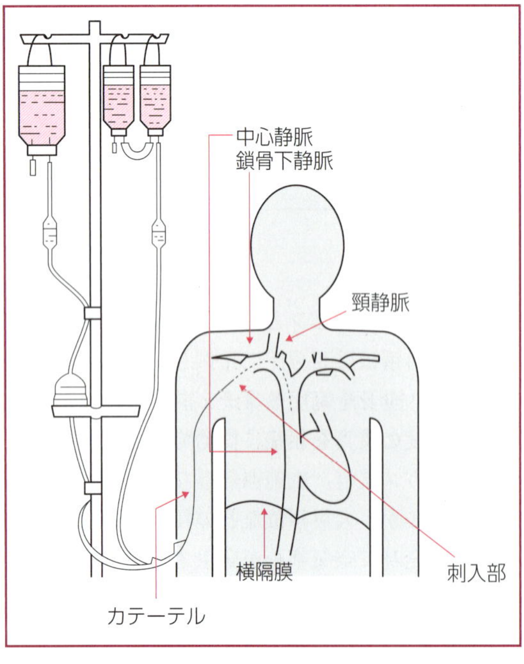

図 1-5　中心静脈栄養法

【適応】　経腸的栄養摂取不能例（急性膵炎，腹膜炎，イレウス，腹部臓器手術後など）が適応であるが，重症外傷，広範囲熱傷，呼吸不全，頭部外傷や脳血管障害による意識障害などの疾患急性期にも用いられる．しかし消化管に問題がなければ長期的栄養管理として経鼻胃管栄養，胃瘻栄養などの経腸栄養がとられる．なお胃瘻は内視鏡的に小さな侵襲で造設可能，かつ管理も容易であるため，重度嚥下障害に対しては患者家族の同意のもと積極的に用いられる．

【内容】　糖質，電解質に加えて，アミノ酸，脂肪，さらに微量元素（銅，亜鉛，クロム，マンガンなど），ビタミン（B_1，B_2，B_6，B_{12}，C，K，A，D）を補給する．

【合併症】　カテーテル挿入時に針を胸膜に刺し，気胸を起こす可能性がある．長期間留置するとカテーテル先端が感染源となって敗血症を起こしやすい．

5.　輸血療法

1）輸血の種類

【全血輸血】　全血輸血には血液採取後3週以内の保存血と1〜3日以内の新鮮血がある．新鮮血には不活化しやすい血液凝固因子が含まれているが，通常の輸血には不必要である．むしろ種々の検査で感染症でないことがわかっている保存血のほうが安全で好ましい．

【成分輸血】　一方，血液中の必要な成分だけを輸血するのが成分輸血で，全血に比べ長期間保存可能な点や成分採血装置の進歩で1人の供血者から1回でより多くの血小板，血漿の抽出が可能になったことで多用されるようになった．成分輸血としては，①解凍赤血球浮遊液，②赤血球濃厚液（赤血球 MAP），③赤血球浮遊液，④洗浄赤血球浮遊液，⑤濃縮血小板，⑥新鮮凍結血漿（FFP），などがある．解凍赤血球は多種の抗血液型抗体を

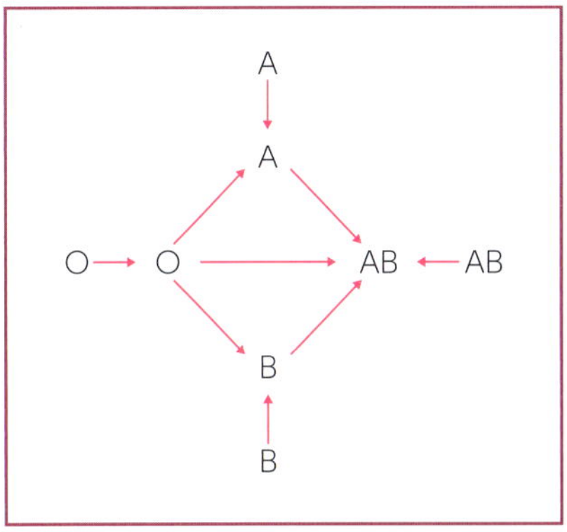

図 1-6 ABO 方式血液型と輸血
矢印は輸血のできる方向

有する患者に用いられる．洗浄赤血球は白血球がほとんど含まれないので，通常の輸血で発熱やアレルギーを呈する例に対して有用である．

2) 血 液 型

輸血は ABO 式および Rh 式血液型の同一なものを用いる．図 1-6 に示すように，O 型はすべての型の者に輸血可能である．ただし A 因子者（A 型と AB 型）へは不適合となる危険があり，また AB 型の者も B 型や O 型の血液を輸血すると不適合がありうる．しかし生死にかかわる緊急時（大量出血など）では血液型を調べる時間がなく O 型輸血を行う．

ABO 式および Rh 式血液型以外に他の方式による多くの血液型が存在し，すべて完全に同一の型の輸血は困難である．そこで ABO 式・Rh 式血液型が一致しても実際の輸血前には交差適合試験（クロスマッチテスト）を行う．これは供血者と受血者の血球と血漿をおのおの分離して，互いに交差混合して凝血の起こらないことを確認する検査である．なお交差適合試験を行わなくても，血液型（ABO と Rh 型）と不規則抗体をチェックする T&S（Type and Screen）検査だけでも輸血の可否は判定できる．手術の際の輸血準備などでは T&S のみ行っている．

3) 輸血の方法

温度 4〜6℃の冷所保存血液を，通常，室温に 30 分放置するか加温器で 30〜35℃にして用いる．血液バッグに記載されている製造番号，血液型，有効期限を患者の輸血伝票と読み合わせ確認してから，フィルター付きの輸血セットを用いて輸血は開始される．開始後約 15 分間は患者の血圧，脈拍などを経過観察する必要がある．

4) 輸血の合併症

肝炎，AIDS などの輸血による感染がある．抗体検査をしても検出できない非 A 非 B 非 C 肝炎や感染初期の陰性期の AIDS などの存在が問題視される．そのため緊急以外では，例えば予定された手術時の輸血に対してはあらかじめ採血・保存しておいた自己血を輸血する方法が好まれている．

溶血反応は，ほとんどが不適合輸血によるが，その重症度は輸血量や輸血速度などによって異なる．軽症では熱感，頭痛，悪心，呼吸困難など，重症ではショックを呈する．

供血者血液成分をアレルゲンとしてアレルギー反応を起こして蕁麻疹，浮腫，喘息を示すこともある．発熱の多くは輸血中の白血球を抗原として抗原抗体反応を起こした結果であり，白血球を除いた輸血（洗浄赤血球）で予防できる．また輸血成分中のリンパ球が分裂増殖して受血者を攻撃する移植片対宿主病（graft versus host disease：GVHD）は致死的であり，その予防として輸血用血液の放射線照射が推奨されている．

6. 救急処置

1) 外 傷

交通事故，労働災害，スポーツなどが主な原因で，頭部，顔面，胸部，腹部，四肢の外傷を引き起こす．外観上軽症でも内臓を損傷し体腔に大量出血を伴ったり，重要臓器の挫傷を有することもあり，バイタルサイン（呼吸，脈拍，血圧など）や意識レベルの経過観察は必須である．

皮膚からの出血に対する救急処置は圧迫が基本である．包帯は通常，被覆圧迫の目的で使われ，末梢から中枢へ向かって巻くのが原則である（図 1-7）．それ以外の包帯法には，骨折・脱臼後など

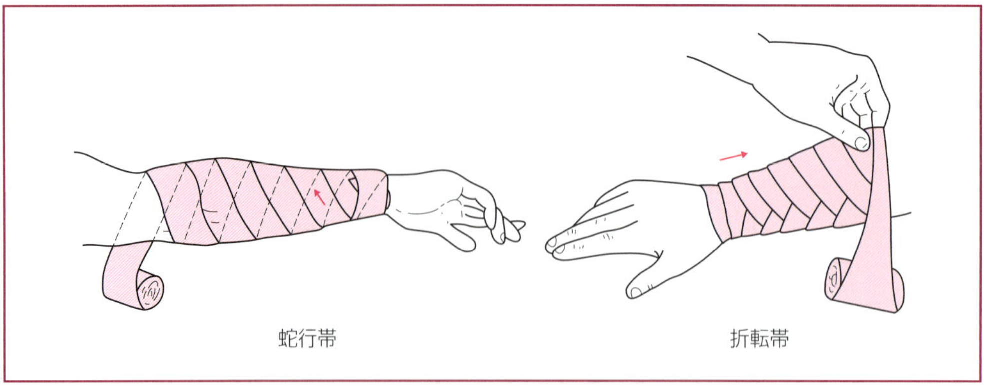

図 1-7　包帯の巻き方 [2)]

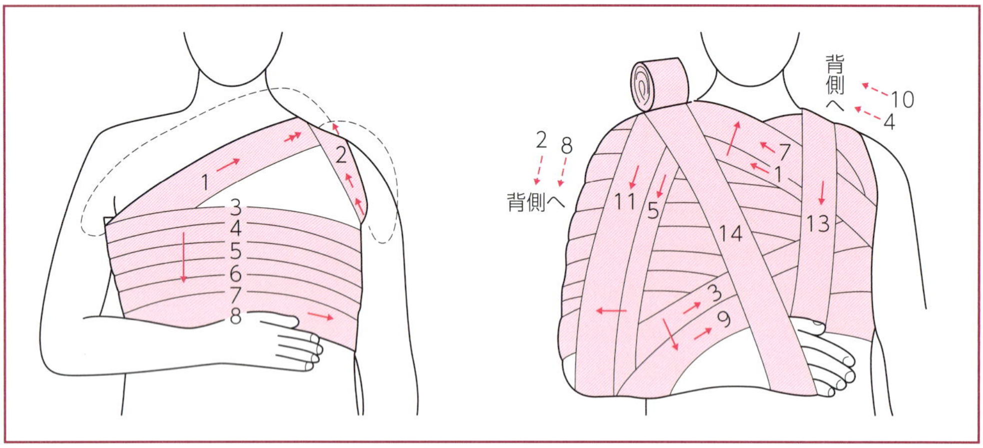

図 1-8　デゾー包帯法 [2)]

に上肢の保護として用いる三角巾・四角巾やデゾー包帯法（図 1-8），鎖骨骨折時に両肩甲骨を後方に引き寄せる 8 字帯法などがある．四肢骨折に対しては副木（シーネ）による局所固定を行う．脊椎骨折では脊髄損傷を起こしうるので，移送には細心の注意を払う．

なお，地震などの多数の犠牲者を出す大規模災害ではトリアージ（triage），すなわち犠牲者の重症度を災害現場で素早く分類して，治療の優先順位を決定する必要が生じる．トリアージの基本は非緊急治療症例の除外であるが，これには軽症者だけでなく，生存不可能と判断した犠牲者，または助けるための治療資材が現場に無い場合も含められる．犠牲者にはわかりやすい赤・黄・緑タッグを付けて，治療と移送の優先性を明示する．

2）急性心筋梗塞

心筋梗塞は胸痛，心電図異常，血液中の心筋からの逸脱酵素（CPK, LDH など）の上昇によって診断される．閉塞する冠状動脈の部位によって，大きく前壁梗塞と下壁梗塞に分けられる．発症時に心室性頻拍などの重症不整脈が急死の原因となり，その際はショックに対する心肺蘇生処置がとられる．またポンプとしての駆出機能が失われて急性心不全による肺水腫をきたすこともある．その際は患者をファーラー位（膝を曲げ，頭部を 40～50 cm 高くした状態）にして移送し，ICU での心電図・血圧・心房圧などをモニターしながらの内科的治療がなされる．なお急～亜急性期には症例によって経皮経管冠状動脈形成術（PTCA），すなわちバルーン付きのカテーテルで狭窄冠動脈を拡張して再開通を試みる．また再狭窄の少ないステント（stent）の冠動脈内留置も行われる．

3）不 整 脈

生命にかかわる不整脈として心室性頻拍と著明な徐脈を呈する洞機能不全症候群や房室ブロックがあり，ともに発作時には患者は失神し，場合によっては命にかかわる．心電図検査によって診断され，緊急対処を要する．心室性頻拍は心室細動に移行しやすく，緊急に電気的除細動（DC カウンターショック）を行い，抗心室性不整脈剤の投与を開始する．心室性頻拍は心室性期外収縮を有する患者のうち，連発性期外収縮を認める者，多源性期外収縮を示す者，R on T（心電図の R 波が T 波に重なる）に発症しやすい．失神歴を有する洞機能不全症候群や房室ブロックではペースメーカー治療が必要となる．

生命にはかかわらないが応急処置の対象となる不整脈として発作性上室性頻拍症や頻拍を示す心房細動などがあり，ともに胸部不快や軽い心不全症状による呼吸促迫を呈する．発作性上室性頻拍症ではバルサルバ手技（鼻と口を閉じたまま力強く息を吐こうとする）や頸動脈洞マッサージ，さらには房室伝導遅延のための薬剤投与がなされる．心房細動発症初期には正常の洞調律に戻す目的で薬物投与や麻酔下での電気的除細動が行われる．

4）急性腎不全

腎不全とは進行する高尿素窒素血症と乏尿（1日 500 ml 以下）を主徴とする腎の機能障害で，腎前性（出血，広範熱傷後など），腎性（急性糸球体腎炎，急性尿細管壊死など），腎後性（尿路結石，前立腺肥大など尿路閉塞によるもの）に大別される．腎不全自体は緊急に生命にかかわることはないが，腎前性，腎後性は可逆性変化なので早急な処置をしなければならない．なお急性腎不全でも初期は乏尿，無尿とならない場合がある．治療は腎前・腎後性であれば，それに対する個別治療が優先される．腎性では一時的改善を期待して利尿剤，腎血流を増加する薬剤を投与することがある．

また腎不全のため尿毒症性脳症，心不全，心膜炎などを起こす可能性が高い場合は，応急的に血液の濾過，すなわち透析を開始する．これには血液透析と腹膜透析の 2 つの方法がある．後者は腹腔内に透析液を 1.5～3 l 注入して引き出すことを繰り返すことで血液中老廃物を除去する方法である．

5）DIC

播種性血管内凝固症候群（disseminated intravascular coagulation syndrome：DIC）は血液の凝固機能が亢進し，末梢血管内で広範に微小血栓を生じるとともに，結果として凝固因子と血小板が枯渇して出血傾向を呈する病態である．原因としては，敗血症（とくにグラム陰性菌），悪性腫瘍（とくに膵臓癌，前立腺癌など），胎盤早期剥離などがあげられる．症状は出血傾向による消化管からの吐下血，脳内出血など，血栓症状として指尖チアノーゼ，乏尿などを起こしうる．

治療の原則は基礎疾患治療であるが，応急的に出血に対しては濃縮血小板製剤と血液凝固因子の補充療法を，また血栓症状に対しては抗凝固剤（ヘパリン）を投与する．

6）意識障害

意識障害の重症度を表現する用語として，昏睡，昏迷，傾眠などがあるが，曖昧なためわが国では Japan Coma Scale（JCS）（表 1-1），国際的には Glasgow Coma Scale（GCS）（表 1-2）が用いられる．意識障害の原因としては脳血管障害，頭部外傷，脳腫瘍，髄膜・脳炎，てんかん，糖尿病性昏睡，肝性昏睡，薬物中毒などがある．

応急処置として気道確保（必要に応じて気管内挿管や気管切開）と静脈確保を行い，バイタルサインの安定化に努める．治療は意識障害の原因を特定してからなされる．そのため血液検査，X 線検査，CT 検査などが実施される．脳血管障害や脳挫傷などでは脳圧降下剤が投与される．

7）てんかん発作

再発性発作性の大脳機能障害で，ニューロンの異常な放電によって意識変容，運動や感覚の障害，異常行動などを起こすものをてんかんという．て

表 1-1　意識障害の評価（Japan Coma Scale）

覚醒の有無	刺激に対する反応	意識レベル（JCS）
Ⅰ 刺激しないでも覚醒している	だいたい意識清明だが，今一つはっきりしない	1
	時・人・場所がわからない（見当識障害）	2
	自分の名前，生年月日が言えない	3
Ⅱ 刺激すると覚醒する（刺激をやめると眠りこむ）	ふつうの呼びかけで，容易に開眼する ※ 合目的な運動（例えば右手を振れ，離せ）をするし言葉も出るが，まちがいが多い	10
	大きな声，または体をゆさぶることにより開眼する ※ 簡単な命令に応じる．例えば離握手	20
	痛み刺激を加えつつ呼びかけを繰り返すと，かろうじて開眼する	30
Ⅲ 刺激しても覚醒しない	痛み刺激に対し，はらいのけるような動作をする	100
	痛み刺激に少し手・足を動かしたり，顔をしかめる	200
	痛み刺激に反応しない	300

※ 　　　　開眼できない場合

表 1-2　意識障害の評価（Glasgow Coma Scale）

観察項目	反　応	スコア
開眼（E）(Eye Opening)	自発的に開眼する	4
	言葉により開眼する	3
	痛み刺激により開眼する	2
	まったく開眼しない	1
言葉により応答（V）(Verbal Response)	見当識あり	5
	錯乱状態	4
	不適当な言葉	3
	理解できない声	2
	発声がみられない	1
運動による最良の応答（M）(Best Motor Response)	命令に従う	6
	痛み刺激部位に手足をもってくる	5
	四肢を屈曲する　逃避	4
	四肢を屈曲する　異常屈曲	3
	四肢を伸展する	2
	まったく動かさない	1

（3 つの項目のスコアの合計をもとめ，重症度の評価尺度とする．　最も重症…3 点　最も軽症…15 点）

んかん大発作が最も多い型で，意識消失と四肢の強直性・間代性痙攣を起こす．通常は数分の持続であるが，ときにてんかん重積状態，すなわち意識が正常化することなしに数日間，痙攣を繰り返すことがある．また発作後には一次的な片麻痺（Todd麻痺）や傾眠（発作後睡眠）を示すことがある．原因は小児・学童期に発症する特発性のものと脳血管障害や脳挫傷後などに合併する症候性のものがある．

発作時の応急処置として，誤嚥を避けるため側臥位にして体幹を曲げた姿勢にして枕を置く．痙攣が持続するようなら静脈確保して抗痙攣剤を投与する．発作間欠期にもてんかん予防のための抗てんかん剤内服を継続しなければならない．ただし，てんかん既往がなくても脳挫傷，脳外科手術後などで予防的に抗てんかん剤内服を続ける場合がある．

7. ICUの役割

【定義】 ICU（intensive care unit, 集中治療部）とは，内科系，外科系を問わず呼吸，循環，代謝などの重篤で致命的な急性機能不全の患者を収容し，集中的・効率的な治療を行う中央診療部門である．多くの場合，麻酔科医が責任者となっている．ICUのなかで心臓疾患のみを専門にするものはCCU（cardiac care unit，心疾患集中治療部），脳卒中に特化したものをSCU（stroke care unit，脳卒中ケアユニット）という．

【対象疾患】 収容対象は，心肺蘇生後の患者，ショック状態の患者，急性心筋梗塞，急性心不全，心臓外科手術後，急性呼吸不全，広範囲熱傷急性期，急性薬物中毒，重症外傷，重症脳卒中（急性期）などである．死亡確実な患者や急性伝染病患者などは除外される．

【治療環境】 専任医師，看護師などの人材に加えて，救急蘇生用具，心肺モニター，人工呼吸器などの診療機器を常備しておく必要がある．ICUに収容される患者には種々のモニタープローブが付けられ，身動きが制限されるなどのストレスが大きい．長期の収容では孤独感や死の不安などから心理的問題を生じる．したがって，騒音を抑え，照明をなるべく暗くするなどの環境整備も重要となる．

（岡島康友）

●文献

1）高久史麿，井村裕夫（監訳），福島雅典（編）：メルクマニュアル—診断と治療—．第16版（日本語版第1版），メディカルブックサービス，1994．
2）岡島康友：PT・OTのための一般臨床医学，第2版（明石　謙編），医歯薬出版，2003．

2 外科総論

1．機械的損傷

1）非開放性損傷と開放性損傷

鈍的外力が加わった場合，皮膚には明らかな損傷を受けず，深部の臓器のみが損傷されることがあり，これが非開放性損傷（皮下損傷）である．とくに皮下の組織だけが損傷された場合を挫傷といい，多くは皮下出血を伴う．

一方，皮膚と深部組織がつながりをもって損傷され，深部組織が外界に露出する状態を開放性損傷（創傷）とよぶ．鋭器によるものとして切創，刺創，鈍器による挫創，裂創，咬創などがある．出血に加え，創傷感染を起こしやすいが，とくに骨折部が露呈する開放性骨折では注意を要する．銃弾創では皮膚入口部は小さいのに対して，深部組織の損傷は大きい．高速の運動エネルギーが深部で放射状に発散して弾丸の幾倍もの空洞をつくるからである．時には弾丸の射路から離れた位置の骨折を生じる．一方，動脈は弾力があるため，遠隔部損傷は少ない．組織内射路は陰圧で引き込まれた汚染物によって感染を起こす．

2）機械的損傷における症状

局所症状として出血と疼痛がある．非開放性損傷は開放性損傷に比べ周囲組織からの圧迫を受けるので出血量は少ないことが多い．ただし腹腔など大きな体腔に接する臓器（肝臓，脾臓，腎臓など）の非開放性損傷では大量の出血となる．疼痛は感覚神経に富む皮膚に損傷が加わる開放性損傷でより強い．とくに感染を合併すると疼痛は著しく，かつ持続する．

大きな損傷では全身症状を呈することがある．その１つに発熱があり，これは感染を伴わなくとも損傷組織が吸収される過程にみられ，吸収熱ともよばれる．また出血量が多く，全血液量の 30％に達するとショックに陥り，血圧低下，頻脈，呼吸促迫，意識混濁などを生じる．ただし出血量が多くとも出血速度がゆっくりであればショックにはならない．また脳や脊髄など損傷臓器によっては意識障害や麻痺が前景にでる．

3）機械的損傷に対する治療

小さな血管からの出血は自然に止血する．損傷による間隙は凝血で満たされ，凝血は収縮し間隙を狭くする．やがて血液は吸収され肉芽組織に置換され，結合組織として瘢痕化する．この自然治癒機転は感染や異物の混入によって阻害される．

大きな血管からの出血は圧迫するなどして止血しなければならない．止血後には創傷を洗浄する．もし挫滅などによる壊死組織が存在すれば，その部分を除去（デブリードマン）する．無菌的に行われた手術創は創面が平滑で創の縫合閉鎖によって１週間程度で癒合し，これは一期癒合（一次的治癒）といわれる．一方，感染創や組織欠損の大きい創では一期的な創の縫合閉鎖はできず，開放創として肉芽組織が出現し創を埋めるのを待つ．このような経過を二次的治癒という．なお創内の止血が不良で縫合閉鎖後にじわじわ出血する場合があり，これに対しては創内の一部にドレナージ管などの排液誘導路を設けて対処する．

全身的治療としてはショック対策，感染に対する抗生物質投与，疼痛に対する鎮痛剤投与などがなされる．創傷治癒を促進するためには十分な栄養摂取と十分な創への血流が必要である．

2. 非機械的損傷

1）熱　傷

【局所症状】 疼痛性の皮膚損傷を有する．皮膚損傷は程度によって，表皮のみの第Ⅰ度熱傷（紅斑性熱傷），真皮の一部に達する第Ⅱ度熱傷（水疱性熱傷），真皮全層から皮下に達する第Ⅲ度熱傷（壊死性熱傷）に分けられる．第Ⅰ度熱傷は毛細血管が拡張し皮膚に発赤と浮腫が出現するが2～3日で消退し疼痛も軽度である．第Ⅱ度熱傷では発赤と浮腫に加え水疱を生じる．治癒後には褐色の色素沈着を認める．第Ⅲ度熱傷では皮膚の再生能力はなく，周囲からの肉芽組織が増生し瘢痕を残して治癒する．

【全身症状】 全身体表面の30％以上の広範囲熱傷では，大量の体液と電解質の喪失から循環血液量減少性ショックを起こし，適切な補液が行われないとさらに急性腎不全や肺水腫を併発する．熱傷面積は図 2-1 に示すように四肢・体幹を区分けして足し合わせる方法（9の法則）で計算する．ショック以外に，皮膚からの細菌侵入で敗血症を起こしたり，ストレス性潰瘍による消化管出血も多い．また熱気の吸い込みで気道熱傷を起こし重篤な呼吸障害をきたすことも多い．

【局所的治療】 受傷後，ただちに水などで冷却することで疼痛を抑え創面を洗浄できる．第Ⅱ度・Ⅲ度熱傷では創面の消毒と保護が必要となる．抗生物質や抗菌剤入りの軟膏をワセリンガーゼやソフラチュールに塗って皮膚を保護する．第Ⅲ度熱傷では壊死組織を含めたデブリードマンを要する．そして早期治癒のために皮膚移植を行う．なお，リハビリテーションとして皮膚性拘縮予防のために超早期から関節可動域運動を行い，また肥厚性瘢痕予防のために圧迫療法を施す．

【全身的治療】 熱傷面積に応じて補液を行う．補液には血漿，血漿代用剤，次に大量の乳酸加リンゲル液を用い，さらに電解質の補正努力をする．

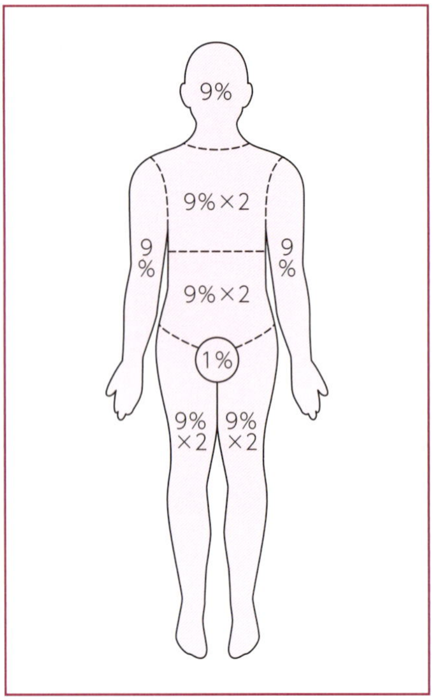

図 2-1　熱傷面積の概算法 [2)]
体表面を11等分する．おのおのは9％で例外として鼠径部が1％

急性期のショックを脱しても急性腎不全で透析を余儀なくされることもある．気道熱傷では頻回の気管分泌物の吸引，必要に応じて気管内挿管や気管切開での呼吸管理が必要な場合がある．感染予防のために強力な全身的抗生物質投与は必須である．

2）凍傷・凍瘡（しもやけ）

【局所症状】 熱傷とまったく同様に，表皮のみの第Ⅰ度凍傷（紅斑性凍傷），真皮に至る第Ⅱ度凍傷（水疱性凍傷），真皮全層から皮下に至る第Ⅲ度凍傷（壊死性凍傷）に分類する．軽度の凍傷を繰り返しているうちに軽い水疱や潰瘍に加えて，皮膚の浮腫とチアノーゼが残るようになり瘙痒感を伴う状態，すなわち凍瘡（しもやけ）となる．

【全身症状】 全身的凍傷では中心体温（直腸温）降下を伴い致死的となる．

【治療】 局所の急速な加温は激痛を伴うので微温湯で徐々に温める．全身的凍傷でも徐々に加温するが，直腸温が20℃以下になると心肺蘇生手技が必要となる．

3）電気的損傷

損傷程度にもよるが電撃傷ともよばれる．電気の流入部と流出部の皮膚には電気斑が現れる．局所の皮膚損傷は軽微な反面，皮下および筋膜下組織の損傷は著しく，広範な血栓を生じ，急性腎不全を起こしうる．また心室細動を惹起し致命的状態ともなる．局所治療は熱傷に準じる．全身的にはショック対策と急性腎不全に対する治療である．

4）化学的損傷

誤飲もしくは自殺目的で腐食性の化学物質を飲む，あるいは誤って皮膚に接触させることで受傷する．一般に，酸と重金属塩では組織蛋白質が凝固し，壊死組織上に硬い痂皮を形成するのに対して，アルカリでは蛋白質を融解して膠状になり痂皮も軟らかい．局所の治療は大量の水による洗浄が基本であるが，酸に対して重曹，アルカリに対して酒石酸，重金属塩に対して卵白を用いることもある．

5）熱 中 症

熱中症にはいくつかの病型がある．高温下あるいは直射日光の下で長時間，体を暴露することで水分の過剰な喪失による低循環血液量性ショック（熱疲弊）を起こすこともあれば，体温調節不全を惹起し高体温を起こし致命的な状態（熱射病あるいは日射病）ともなりうる．つまり熱疲弊と熱射病は同じ原因で生じるが，その病態は異なる．

熱疲弊の初期症状は徐々に増大する疲労感で，皮膚は蒼白で冷たく湿っている．体温は正常で血圧は降下し，失神を起こすこともある．多くの場合，軽症で患者の頭部を低くして，経口的な水分（わずかに塩を加えるとよい）補給で治療できることが多い．一方，熱射病では頭痛などを伴って急激に意識障害を呈する．40～41℃の高熱が特徴で皮膚は紅潮し乾いていることが多い．呼吸促迫と頻脈を示すが血圧は正常のことが多い．緊急入院させ体温を迅速に降下させなければならないが，逆に低体温とならないよう中心体温をモニターしながら治療する．

6）放射線障害

放射線医学の進歩と被曝管理によって医療従事者の放射線障害は激減したが，悪性腫瘍などで放射線治療を受けている患者にはみられることがある．局所の皮膚症状として，軽症では脱毛，重症になるに従って有痛性紅斑，水疱，皮膚潰瘍などを形成する．全身症状として，食欲低下，易疲労感，嘔吐，下痢などを呈する．骨髄抑制として白血球，とくに顆粒球の減少を起こし，感染症を誘発しうる．また神経への直接作用の結果，即時的もしくは少し遅れて神経炎を惹起しうる．晩発性障害として白血病や種々の悪性腫瘍の発症が関係する．皮膚症状に対しては熱傷と同様に治療する．

3. 感染性疾患

感染に対して生体はある潜伏期の後に防御反応を起こす．その結果，急性の局所炎症症状として，発赤，熱感，腫脹，疼痛の4大徴候を示す．すなわち，局所の血管が拡張して発赤，熱感を生じ，白血球や血漿成分の血管外への滲出が腫脹を起こし，末梢神経感覚枝を刺激し疼痛が生じる．細菌による感染症では，これら急性炎症徴候が顕著で，組織はしだいに変性・壊死・融解し，白血球などといっしょに膿を形成する．

全身症状として滲出物や毒素分解産物などが吸収されるために発熱を起こす．細菌性感染症では白血球が感染巣に多数集中するため，反応性に血液中の白血球は増加し，かつ白血球は多核幼若型が大半を占める（白血球の多核幼若化を核左方移動という）．また炎症の程度を反映して赤沈が亢進し，C反応性蛋白（CRP）が陽性化する．

1）化膿性炎症

【定義】 多くの細菌が膿を生じるが，皮膚・皮下ではブドウ球菌のような化膿性炎症によることが多い．

【特徴】 顔面・項部・背部などの毛嚢や皮脂腺に感染性炎症を起こし，有痛性の膨隆性硬結（癤，フルンケル）を形成する．多数の癤が融合して1つの大きな病巣（癰（よう），カルブンケル）となることもある．また疎性結合組織のなかではびまん性に拡大し境界の不明瞭な蜂巣織炎（フレグモーネ）を形成する．蜂巣織炎は時間とともに炎症が限局化し境界明瞭な膿瘍を生じる．化膿菌が局所病巣から血行に移行することを敗血症といい，致命的となりうる．

【治療】 局所の安静と抗菌剤や抗生物質の全身的投与を行うが，膿瘍に対して切開排膿が必須である．

2）破 傷 風

【定義】 破傷風菌（グラム陽性桿菌）の産生する外毒素によって引き起こされる随意筋の間欠性痙攣を主徴とする病態．この菌は嫌気性で芽胞を形成し土中に長期間生存が可能であり，土で汚染された創傷を通して感染する．産生された外毒素は血行もしくは末梢運動神経を経由して中枢神経内に入りうる．

【特徴】 通常，5～10 日の潜伏期を経て顎のこわばりで発症する．徐々に開口障害を起こし，顔面筋の痙攣によって笑ったまま眉がつりあがった特徴的な表情（痙笑）を呈する．痙攣は痛みを伴い，些細な刺激で誘発される．意識は清明に経過するが，呼吸・喉頭筋痙攣のため窒息を引き起こすことがあり，とくに若年あるいは高齢患者は致命的である．世界的にみた致死率は約 50％である．

【治療】 創傷時には破傷風トキソイドを接種することで，予防接種で免疫を有する患者と同等なレベルまでブースト効果で免疫を得ることができる．破傷風免疫グロブリンは破傷風免疫が不良と想像される患者に対して用いられる．破傷風が発症したら呼吸管理（気管内挿管あるいは気管切開）と筋攣縮の鎮静（筋弛緩剤）が治療の主体となる．創傷部が残存する場合は創のデブリードマンと抗生物質（ペニシリン G）の投与を行う．

3）ガス壊疽

【定義】 四肢の重篤な挫滅や貫通性の外傷に続発して嫌気性菌であるクロストリジウム属の局所感染を起こして進行性壊死性筋炎を惹起する．

【特徴】 毒素の産生により急速に拡大し，浮腫・疼痛を伴い，腎不全に陥る．褐色漿液性の滲出物を発生するが必ずしも悪臭を放たない．また病期後半ではガス産生のため皮下にパチパチッといった捻髪音を触知する．患者の意識は末期まで清明であるが，ショックを起こすと 20％以上の致死率である．なお，悪臭と早期からの捻髪音を呈する皮下だけのクロストリジウム蜂巣炎では，ガス壊疽（筋炎）に至ることは少なく治療にも反応する．

【治療】 創傷の切開排膿，壊死組織切除，抗生物質投与（混合感染のことが多いため広域スペクトルの抗生物質を用いる）である．高圧酸素療法は嫌気性菌であるクロストリジウム属の撃退には有用である．

4）MRSA

【定義】 メチシリン耐性黄色ブドウ球菌（methicillin-resistant *Staphylococcus aureus*）の略称で，多くの抗生物質に対して耐性を示す細菌である．

【特徴】 元来，健康な人の皮膚，鼻腔，咽頭などに常在する弱毒菌であるが，抗生物質の多用（とくに第 3 世代セフェム系）に伴って広範囲の抗生物質に耐性を有する本細菌のみが生存し蔓延する（菌交代現象）．とくに抗生物質を多用する病院内で免疫機能の弱い新生児，高齢者，術後患者が感染し，肺炎，腹膜炎，敗血症などを起こして致命的となる．

【治療】 MRSA に抗菌力を有するバンコマイシンなどの抗生物質の投与が必要であるが，栄養を含めた全身状態の改善も非特異的感染防御能として重要となる．

【対策】 院内感染源となることから，周囲への MRSA 拡散を予防する体制をとらなければならない．すなわち，患者の隔離，易感染者の逆隔離，訪室者の特定ガウン・手袋着用義務，診察・処置後の手指消毒（手袋をとった後）である．

5）AIDS

【病因】 AIDS（後天性免疫不全症候群）は HIV（ヒト免疫不全ウイルス）のリンパ系組織を主体とした感染によって引き起こされる．感染した細胞や血漿を含む体液が直接かつ濃厚に粘膜曝露することで伝播しうる．

【疫学】 当初は，同性愛行為や静注麻薬常用者内での注射針共有などが問題視されたが，異性間性交による感染が西欧でも急速に増加しつつある．また加熱処理技法が開発される以前に非加熱血液製剤を用いていた血友病患者，また経胎盤もしくは周産期伝播による母子垂直感染患者が社会問題化している．わが国では血友病と異性間性交での感染が大半を占める．肝炎ウイルスなどと比較して医療従事者内での針刺し事故による感染率はきわめて小さい．

【症候】 感染直後からしばらくはHIV抗体陰性の時期があり通常2～4週に急性伝染性単核症様症候群（発熱，発疹，関節痛，リンパ節腫大）を示し，その後1～3か月以内に抗体が陽性化し，抗体陽性無症候性キャリアとなる．無症候といっても，AIDS関連症候群としてリンパ節腫大，倦怠感，慢性下痢，体重減少などの軽い症状を示すことがある．HIVに感染してもAIDSを発症するまでには長時間を要し，通常感染後数年は年1～2%，その後も年5%と発症率は低い．AIDS発症は免疫不全状態に起因するカリニ肺炎，トキソプラズマ脳炎など，また脳内リンパ腫や皮膚のカポジ肉腫などの新生物で診断される．また無菌性髄膜炎，末梢神経炎も起こす．

【診断】 無症候性キャリアを含めHIV感染の診断にはHIV抗体が感受性が高く信頼される．一方，AIDS発症の目安として循環CD4Tリンパ球実数が用いられ，200～300/μl以下になると免疫不全状態による感染症を発症する．

【治療】 AIDSの発症を抑える多くの薬剤が開発され奏効している．いくつかの作用機序の異なる薬剤を併用して治療する．またAIDS発症直前と診断されればカリニ肺炎などの特異な感染症への対策がなされる．

4. 末梢血行障害

四肢の血行障害は動脈，静脈，リンパ管のいずれかに由来する．動脈では大きな動脈をおかす閉塞性動脈硬化症，中小の動脈の障害であるバージャー病，糖尿病性血行障害などがある．これらをまとめて末梢動脈疾患（peripheral artery disease：PAD）という．静脈系では深部静脈血栓症，血栓性静脈炎，慢性静脈不全（静脈瘤）などが含まれる．リンパ系障害ではリンパ浮腫を特徴とするが，その原因は先天性などの一次性のものとリンパ節郭清術後など二次性のものがある．

1）閉塞性動脈硬化症 (arteriosclerosis obliterans：ASO)

【病因】 アテローム動脈硬化症によって，主に下肢の主幹動脈で血流供給が慢性に途絶して症状を呈する．急性の動脈虚血は塞栓などによって惹起されるが安静時の激痛をもって発症し，救急処置を要する病態であり，閉塞性動脈硬化症とは異なる．

【症候】 閉塞性動脈硬化症の初期症状は間欠性跛行で，歩行中に徐々に下肢の疲労感や痛みを生じ，歩行続行不能となるが，数分間休息をとると再度歩行可能となる．大腿－腸骨動脈レベルでは股関節・ふくらはぎを中心とした痛みでインポテンツを伴うことも多く，大腿－膝窩動脈レベルではふくらはぎの痛みを訴える．慢性乏血の局所所見として爪の変形，足趾部体毛の欠落，末梢神経障害（感覚鈍麻など）などが認められる．重症下肢虚血では筋血流のみならず皮膚血流も低下し壊疽に陥る．

【診断】 脈拍は大腿動脈，膝窩動脈，足背動脈を触診もしくはドップラー超音波検査器でチェックして閉塞レベルを検討する．腕と足関節で血圧を測って足で低い場合に疑われる．なお脊柱管狭窄症も間欠性跛行を呈するが脈拍は正常であり，また体幹前屈で軽快する特徴がある．

【治療】 動脈造影の結果によっては経皮的バルーン血管形成術（PTA）がなされる．血栓内膜除去術，血管バイパス術，血管置換などの外科的方法もとられる．進行性壊疽には肢切断を余儀なくされる．保存的治療としては薬物療法に加え，側副血行促進のために毎日徐々に歩行距離をのばす努力が促される．日常生活では，患者は毎日必ず足を見て触って傷などの異常がないかチェックする習慣をつくるようにし，また足の熱傷やサイズの合わない靴などによる傷に注意する．動脈硬化進行予防のための禁煙も必要である．

2）バージャー病（閉塞性血栓性血管炎）

【病因】 20～40歳の男性に好発し，主に下肢の膝窩動脈以下の中小動脈の閉塞を起こす慢性疾患である．喫煙が病因と密接に関連し，煙草に対する遅発型アレルギーもしくは中毒性血管炎と考えられている．

【症候】 間欠性跛行などの動脈乏血症状に加え，しばしば非感染性の表在性静脈炎やレイノー現象を伴う．レイノー現象とは寒冷などによって手指の細動脈が攣縮して皮膚色が間欠的に蒼白化しチアノーゼとなり，その後反応性に充血し発赤する病態をいう．

【診断】 脈拍の触診，ドップラー検査，動脈造影などで診断される．閉塞性動脈硬化症と異なり，動脈閉塞は分節状で，側副血行は蛇行することが特徴である．

【治療】 治療も閉塞性動脈硬化症と同様であるが，病巣動脈が細いため外科的治療の成績はよくない．またバージャー病では禁煙が必須となる．

3）深部静脈血栓症と表在性血栓性静脈炎

【病因】 静脈内皮の損傷，血液凝固能の亢進，長期臥床などによる静脈系うっ血などを基礎として発症する．骨盤や大腿骨など大きな骨折，膝や股関節の人工関節置換後には深部静脈血栓が起こりやすい．

【症候と診断】 深部静脈血栓症では痛み，圧痛，浮腫，熱感，表在静脈の怒張などが患肢に出現する．立位・歩行で痛みは増悪し，患肢挙上で軽快する．腓腹部の圧痛（Homans徴候）は深部静脈血栓症によく認められるが特異的所見とはいえない．生命にかかわる肺血栓症を起こしてその存在に気付くこともある．線溶系の亢進状態を示すDダイマーが高値の場合には血栓の存在を念頭に置く必要がある．深部静脈血栓症の確定診断には超音波画像検査，MRI，静脈造影，アイソトープ静脈造影が用いられる．

表在性血栓性静脈炎では局所の痛み，圧痛，紅斑，熱感などの軽い炎症症状を有し，血栓は硬化した索状物として触知できることで診断される．

【治療】 深部静脈血栓症には強力な抗凝固療法と肺塞栓症の予防措置（血栓捕捉用下大静脈フィルター留置）をまず講じなければならない．その間は下肢可動域運動は禁忌となる．また急性期を過ぎると続発する慢性静脈不全に対処するため，弾性ストッキングを装着する．表在性血栓性静脈炎には局所の湿布と抗炎症剤投与を行う．なお，臥床を強いられる状態は常に静脈血栓を惹起しうるので，その予防として下肢の自他動運動，弾性ストッキング装着，間欠的空気圧迫器使用などを考慮する必要がある．

4）静 脈 瘤

【病因】 静脈の弁機能の不全状態から静脈血液の逆流とうっ滞を慢性に起こし，表在静脈が拡張・蛇行している病態をいう．

【症候と診断】 初期は静脈の緊張程度で，徐々に拡張と蛇行が進行する．下肢の疲労感・熱感と軽い痛みを伴い，これらは足の挙上で軽快する．女性では月経期間中に増悪する傾向がある．小外傷後に有痛性の潰瘍を形成し，慢性化すると色素沈着，浮腫，硬結などを伴う．深部静脈血栓症に続発しても起こる．

【治療】 治癒しがたく，合併症予防に焦点があてられ，弾性ストッキングが用いられる．外科的治療は再発性の静脈炎，疼痛を有する例や美容的意味で行われることがある．静脈硬化剤の注入療法は簡単で有効な治療法として定評がある．

5）リンパ浮腫

【病因】 リンパ管の閉塞，破壊，形成不全によるリンパ液の貯留と皮下組織の浮腫を有する病態をいう．先天性などの一次性のものと皮膚真菌症などの感染，悪性腫瘍リンパ節転移，リンパ節郭清術後（乳癌，子宮癌など）などに伴って二次性に起こる場合に分類される．

【症候と診断】 患肢全体の浮腫と軽度の不快感を有する．足背，手背などには圧痕性浮腫を呈する．感染を伴う二次性の例では皮膚紅潮，発熱，リンパ節腫脹圧痛などを有する．

【治療】 保存的には患肢の挙上と末梢からのエ

アーコンプレッション療法，圧迫下での運動や療法士によるマッサージを行う．これらをしていないときは弾性ストッキングやスリーブを装着する．また虫さされなどの後に細菌感染を起こした例には抗生物質を投与する．外科的治療は一次性の原因で発症した例に行われることがある．

5. 腫　瘍

1）良性腫瘍と悪性腫瘍

【定義】 腫瘍とは生体固有の組織・細胞が自律性をもって過剰に増殖したものをいう．自律性とは，正常細胞は周囲の細胞と関連しながら合目的増殖をするのに対して，腫瘍細胞は反目的で協調性がないことを意味する．

【発育形式】 腫瘍細胞は過剰増殖の結果，周辺組織を圧迫したり，侵入したりする．一般に良性腫瘍は膨張性にゆっくり発育し，悪性腫瘍は周囲組織に対して浸潤性・破壊性に速い発育を示す．良性腫瘍では周囲組織との境界が明瞭なため可動性は失われにくいが，悪性腫瘍では癒着して可動性は失われる．また悪性腫瘍の中心部はしばしば血流が途絶え壊死し，部位によっては潰瘍化する．悪性腫瘍の進行期には腫瘍細胞の過大発育とは対照的に，痩せ，貧血，低蛋白血症などで全身の正常細胞の低栄養状態が惹起される．

【組織分類】 大きくは上皮性か非上皮性細胞で分類される．両方が混在するものは混合性腫瘍といわれ，良性のものが多いが一部は悪性化しうる．嚢胞は病理学的には正常細胞であって腫瘍ではないが，臨床的に良性腫瘍と同様な扱いを受ける．表 2-1 のように癌とは悪性上皮性腫瘍，肉腫とは悪性非上皮性腫瘍をさす．

2）悪性腫瘍の転移

【定義】 腫瘍細胞が原病巣から遊離し離れた組織に到達し，そこで増殖し，新たな病巣をつくることを転移という．良性腫瘍では転移を認めず，悪性腫瘍の特徴ともいえる現象である．

【種類】 リンパ行性転移では腫瘍細胞はリンパ流によって近くのリンパ節から徐々に遠方へ転移していく．腹部臓器の悪性腫瘍のリンパ行性転移ではしだいに上行して胸管に入り，肺門部を経て，左鎖骨上窩のリンパ節に至り，ここに転移巣を形成（ウィルヒョウ転移）する．ここ以降は左頸静脈に合流するため，血行へ移行しうる．血行性転移としては腹部臓器の悪性腫瘍の門脈を介した肝転移，肺癌の脳転移，乳癌の骨髄転移などがあげられる．

腹膜腔や胸膜腔では，その内面に散在性に多数の小転移巣がみられることがあり，これを播種性転移という．胃癌のダグラス窩転移が播種性転移の例である．広範化すれば癌性腹膜炎となる．

3）腫瘍の治療

【外科的治療】 良性腫瘍は完全に摘出すれば根治的治療となるが，悪性腫瘍では完全な摘出ができたか否かの判断もむずかしく，とくに転移巣の存在は術後時間を経て初めて発見されることが多く，手術自体が根治的か否かはすぐには判定できない．したがって悪性腫瘍では腫瘍組織を転移巣を含めてすべて摘出できたとしても根治手術とはいわず治癒的切除手術という．悪性腫瘍では早期

表 2-1　腫瘍の種類

良性腫瘍	良性上皮性腫瘍	乳頭腫・腺腫・エナメル上皮腫・真珠腫
	良性非上皮腫瘍	線維腫・筋腫・脂肪腫・粘液腫・軟骨腫・骨腫・血管腫・リンパ管腫・神経腫・神経鞘腫・神経膠腫（悪性のものもある）
悪性腫瘍	悪性上皮性腫瘍	癌腫・類上皮腫・副腎腫・悪性絨毛上皮腫
	悪性非上皮性腫瘍	肉腫（悪性リンパ腫，骨肉腫など）
混合腫瘍および奇形腫		単純性混合腫瘍・類奇形腫・奇形腫
嚢胞		類皮嚢胞・粉瘤・ガマ腫

診断がなされれば治癒的切除が根治手術となる可能性は高い. 一方, 悪性腫瘍が切除可能な大きさ・範囲を越えている場合, 腫瘍による症状の緩和や短期間の延命目的で手術がなされることがある. 例えば, 末期の直腸癌に対して人工肛門を造設したり, 転移を有する胃幽門部癌に対して胃小腸吻合を行う場合などで, 姑息的手術とよぶ.

【放射線療法】　皮膚癌, 口唇癌, 舌癌などの扁平上皮癌では放射線療法の有効性が高い. しかし多くの場合, 手術的治療と併用される. 乳癌や子宮癌の術後照射, 食道癌の術前照射がよく行われる.

【化学療法】　いわゆる抗癌剤は, アルキル化剤（エンドキサンなど）, 代謝拮抗剤（フルオロウラシルなど）, 抗生物質（マイトマイシンなど）, 植物アルカロイド（ビンクリスチンなど）, その他（シスプラチンなど）に分類されるが, 悪性腫瘍細胞の発育段階に合わせて多剤併用療法が行われる. 全身的な悪性腫瘍である白血病や悪性リンパ腫の一部などで根治的な例もあるが, 多くは手術的治療に補足する治療もしくは姑息的治療として位置づけられる.

【ホルモン療法】　前立腺癌や乳癌などにおいては, 発育に性ホルモンが関与する. 前立腺癌には女性ホルモンの大量投与, 乳癌には男性ホルモンが用いられることもある. 同様の目的で精巣や卵巣摘出が行われることもある.

【免疫療法】　悪性腫瘍の抗原性が正常細胞と異なることに対して生体は免疫機能による防御機構を働かせる. 腫瘍に非特異的な免疫補強剤に加え, 最近では腫瘍に特異的な抗血清, 感作リンパ球などが試される.

4）乳腺腫瘍

【種類】　頻度の高い良性腫瘍として線維腺腫, 管内乳頭腫がある. 前者は10歳代に好発する境界明瞭な可動性のある腫瘤である. 後者は血性の乳頭分泌を伴う場合, 乳癌と誤診されやすい. 乳腺線維嚢胞症とよばれる病態は比較的不明瞭な凹凸を伴った乳房痛を有する腫瘤で乳房嚢胞を主体とした病変である. 悪性腫瘍としては乳癌, 葉状嚢胞性肉腫, 乳頭ページェット病などがある.

【乳癌の疫学】　乳癌の危険因子として, 高齢初産, 早い初経, 遅い閉経, 乳腺線維嚢胞症の既往などがあげられる. 一側の乳癌治療歴がある場合, 対側にも乳癌ができる危険性が高い.

【乳癌の症候と診断】　四分円で上外側に腫瘤として患者自身が見つけることがほとんどである. 血性乳汁も症候の1つである. 閉経前に発症する非浸潤期の小葉癌は腫瘤を形成しないため偶然見つけられる. この型は後に両側性に出現する浸潤癌となりうる. 一方, 非浸潤性の乳管癌は閉経前だけでなく後にも発症し, 腫瘤を形成しX線検査でしばしば微小石灰化像を呈する. えくぼ徴候はクーパー靱帯への癌の浸潤を示唆する. 進行した浸潤癌では胸壁や皮膚への癒着, リンパ節腫大, 皮膚紋理怒張などを呈する.

癌が疑われれば生検をすべきで, 細胞の形態学的評価に加え, ホルモン療法の有効性を検討する目的でエストロゲン・プロゲステロン受容体の有無をチェックする. 将来的には乳癌発症については遺伝子診断も行われる.

【乳癌の治療】　リンパ節を含めた乳房の根治的切除術がなされる一方, 放射線療法に加えて乳房の形を温存し腫瘍だけを切除する方法でもほぼ同等の治療成績をおさめている. 術後の補助的治療あるいは手術治療不可能例には化学療法, ホルモン療法がなされる. エストロゲン・プロゲステロン受容体を有する癌に対してはホルモン療法の有効性は高い. リンパ節郭清に起因する術後のリンパ浮腫には運動療法, 専門的マッサージ, 弾力スリーブ装着などの適応がある.

6.　臓器移植

臓器移植は臓器機能の終末状態に対する治療行為として近年, 急速に用いられるようになった. その背景には, 組織適合性の評価, 拒絶反応対策としての免疫抑制, 移植技術の進歩などによるところが大きい.

1）臓器移植の分類

骨欠損部位に対し他の部位の骨を移植するなど同一個体内での移植を自家移植という. 一方, 母親の腎臓を子どもに移植するなど同一種の異なった個体間では同種移植，ブタの心臓弁をヒトの弁置換に使うなど異種間では異種移植という．一卵性双生児間では同一種純系個体間での移植となることから同系移植とよぶ．

現在，腎臓，肝臓，膵臓，心臓，肺，骨，皮膚，角膜などが移植の対象となっている．多くは死体からの臓器供給によるが，脳死をヒトの死として受け入れることの国民的合意が不十分なわが国においては臓器供給の問題は大きい．なお生体からの移植は腎臓，骨髄，肝臓の部分移植などで行われている．

2）移植適合性

移植臓器の提供者をドナー（donor），受領者をレシピエント（recipient）という．臓器が移植可能か否かの判断はドナー臓器の細胞表面にある移植（組織適合性）抗原に対するレシピエントの細胞性および液性免疫反応の有無によってなされる．最も強い抗原性はヒト白血球A群（HLA）抗原とよばれ，臓器拒絶反応のほとんどを決定づけている．またABO式血液型の一致や交差適合試験陰性，すなわちドナー白血球とレシピエント血清の反応がないことも重要である．

3）拒絶反応と免疫抑制

移植後数分から数時間で移植臓器に血栓が多発する超急性期拒絶反応は液性免疫によるもので，反応が惹起されると現在の免疫抑制技術では進行を止められない．一方，よく問題となるのは数日から数か月後に起こる急性拒絶反応で，細胞性免疫が関与し，移植臓器に様々な程度の出血と浮腫を生じる．この反応は強力な免疫抑制剤投与などで中断可能である．慢性拒絶反応は免疫抑制治療を続けていた移植臓器に潜行性に進行するもので，徐々に組織乏血と線維化を呈する．なお，とくに骨髄移植では輸血後と同様，移植片の免疫組織が宿主を攻撃する移植片対宿主病（GVHD）がしばしば問題となる．

（岡島康友）

●文献
1）高久史麿，井村裕夫（監訳），福島雅典（総監修）：メルクマニュアル―診断と治療―．第16版（日本語版第1版），メディカルブックサービス，1994.
2）岡島康友：PT・OTのための一般臨床医学．第2版（明石　謙編），医歯薬出版，2003.

3 脳神経外科概論

脳神経外科とは，中枢神経／末梢神経および脊椎などの疾患の外科的治療を担う臨床医学の一分野である．中枢神経／末梢神経などに関する内科的疾患の診療は概ね神経内科が担い，外科的疾患に関しては脳神経外科が担うことが多い．脳外科手術の歴史は古く，新石器時代には脳外科手術の行われた形跡が認められ，紀元前 17 世紀の古代エジプトの外傷手術書には論文として記載がある．近代医学としての脳神経外科手術は，19 世紀末に脳の機能局在に関する知見が得られ始めた頃から英国で行われ始め，20 世紀初頭に大きく発展した．

本章では，リハビリテーション（以下リハ）医学に携わるものとして，脳神経外科分野で知っておくべき解剖・病態・検査法・主な疾患について概説する．

1．解　剖

1）頭蓋解剖

(1) 頭蓋軟部

最も重要な脳を納める頭蓋を包んでいる．頭蓋軟部は図 3-1 に示すとおり 5 層（⑥〜⑨）からなっている．頭部打撲時にみられる血腫（いわゆるたんこぶ）は，帽状腱膜下層の出血である．

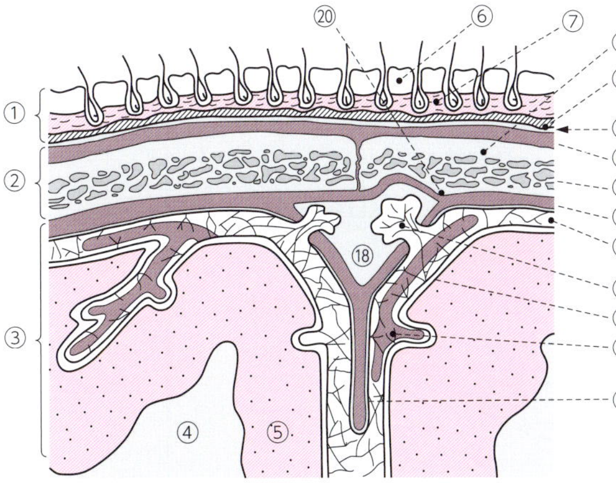

① 頭皮　scalp
② 頭蓋骨　skull
③ 頭蓋内腔　intracranial space
④ 大脳白質　white matter
⑤ 大脳皮質　cerebral cortex
⑥ 皮膚　skin（表皮，真皮）
⑦ 皮下組織　subcutaneous tissue
⑧ 帽状腱膜　epicranial aponeurosis
⑨ 帽状腱膜下層　subgaleal layer
⑩ 骨膜　periosteum
⑪ 頭蓋骨　skull
⑫ 硬膜　dura mater
⑬ くも膜　arachnoid
　くも膜下腔　subarachnoid space
⑭ くも膜顆粒　arachnoid granulation
⑮ 軟膜　pia mater
⑯ 脳表血管　vessel
⑰ 大脳鎌　cerebral falx
⑱ 上矢状洞　superior sagittal sinus
⑲ 外板　external table
⑳ 内板　internal table

図 3-1　頭蓋の構造[3]（一部改変）

(2) 頭蓋骨

15種23個の骨で構成され，うち6種8個が脳を納める神経頭蓋を，9種15個が顔面頭蓋を形成する．主たる頭蓋骨の構成を図3-2に示す．内頭蓋底は前・中・後頭蓋窩からなり，前／中頭蓋窩は蝶形骨縁が境界，中／後頭蓋窩は小脳テントが境界となっている．

(3) 脳被膜（脳膜）

脳は外側より硬膜，クモ膜，脳軟膜の3層の被膜で覆われている．硬膜は頭蓋骨内面の骨膜と本来の硬膜とが結合したもので，これら2層のあいだの隙間を静脈血が流れ，静脈洞という（図3-3）．硬膜は大脳正中裂のあいだに入り込み大脳鎌を形成，後方で左右に分かれ後頭葉と小脳のあいだを区切る小脳テントをつくる．脳実質が腫大すると大脳が小脳領域へ，小脳テントを越えてヘルニアを起こし生命的予後に重大な影響を及ぼす．硬膜の下に薄いクモ膜があるが大脳には付着せず脳回も飛び越える．その下にある脳軟膜は脳実質に付着する．クモ膜と脳軟膜のあいだ（クモ膜下腔）を脳脊髄液が流れる．

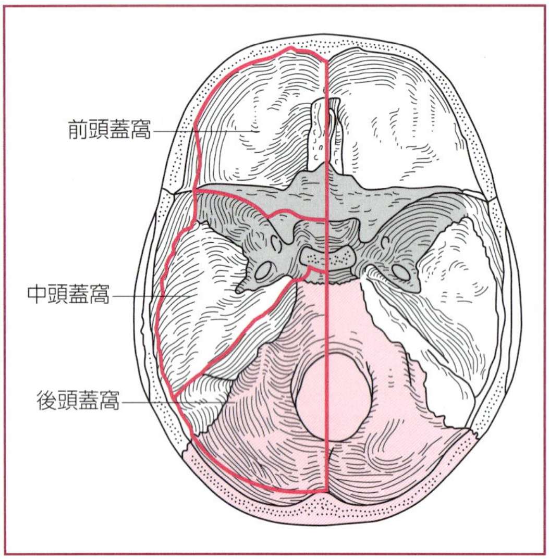

図3-2　内頭蓋底[5]（一部改変）

(4) 大　脳

基本構造として，左右の大脳半球とそれをつなぐ脳梁からなる．大脳半球は4つの主要な脳葉と島からなる．前頭葉は中心溝より前方で，頭頂葉は中心溝より後方かつ頭頂後頭溝より前方，側頭葉は外側大脳裂（シルビウス裂）の下方に位置する．島は外側大脳裂の深部にあり大脳半球表面からは確認できない（図3-4）．

(5) 小　脳

小脳は小脳半球・小脳虫部・小脳脚からなる．小脳も大脳と同じく皮質・白質・核からなっている．

(6) 脳の血管

脳へは左右の内頸動脈と左右の椎骨動脈から動脈血が供給されている．ウィリス動脈輪（大脳動脈輪）とは内頸動脈と椎骨動脈の連絡路であり，輪状もしくは六角形の吻合である．脳の主管動脈

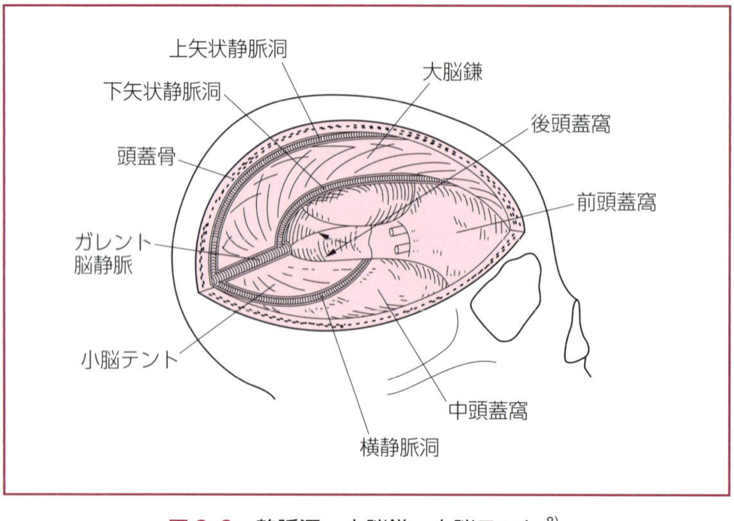

図3-3　静脈洞，大脳鎌，小脳テント[8]

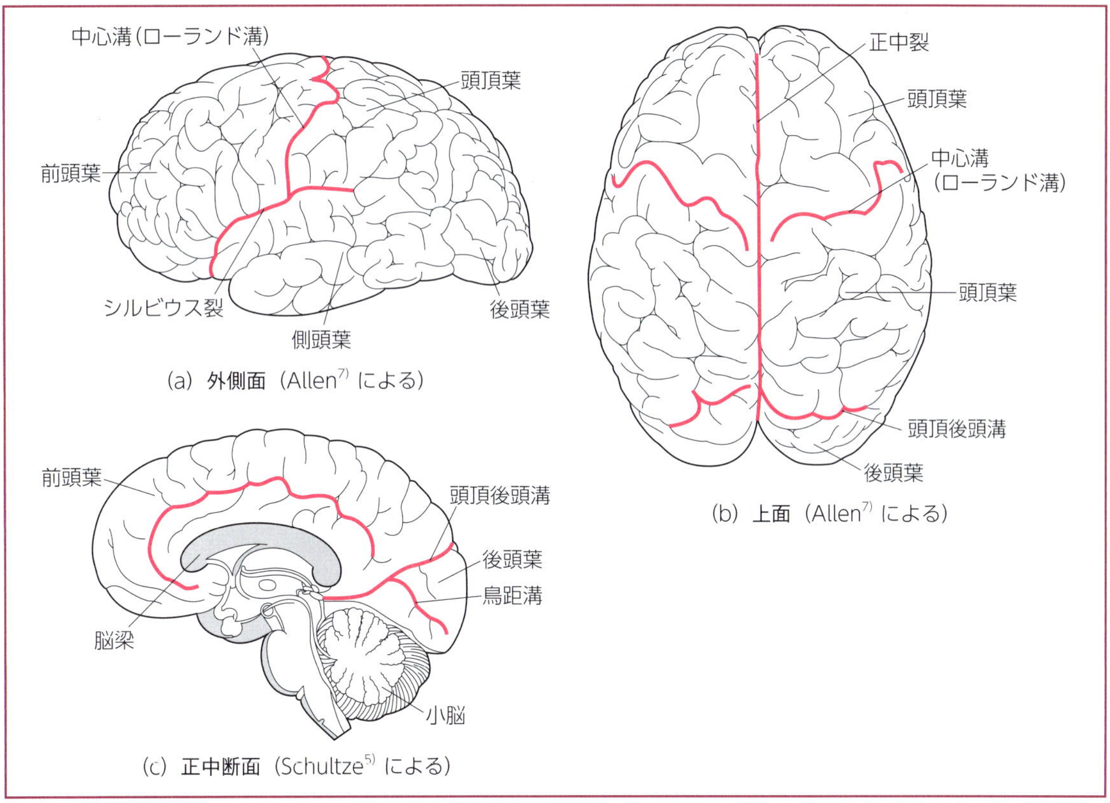

図 3-4　大脳[8]

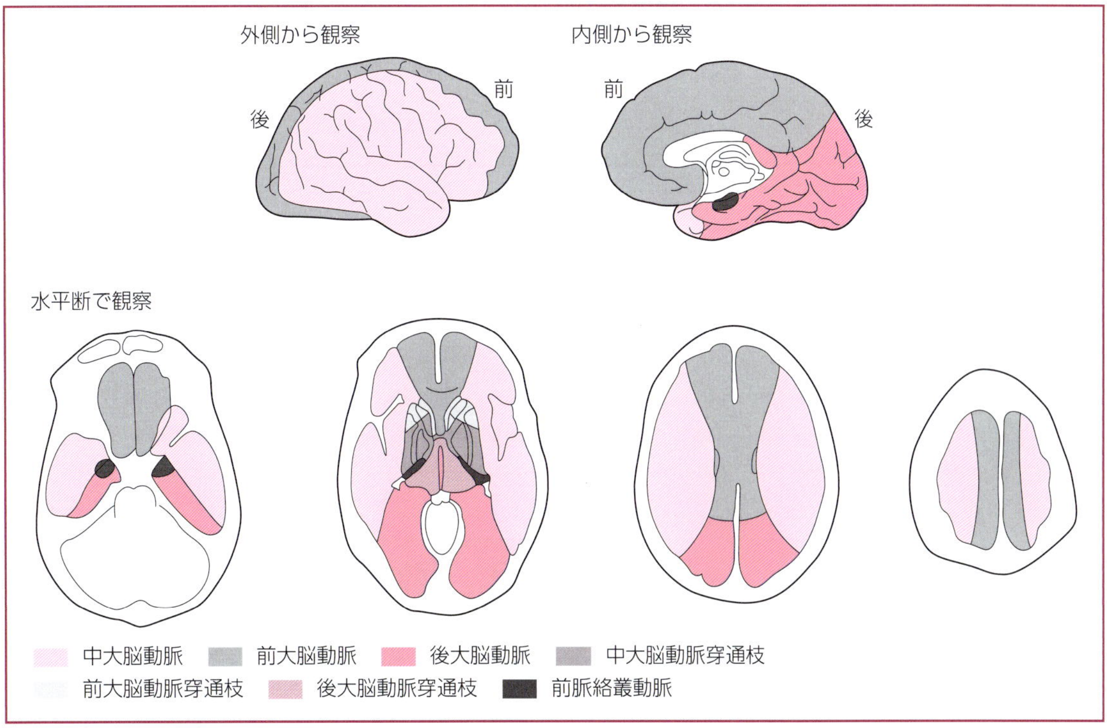

図 3-5　各主幹動脈および穿通枝の支配領域[3]（一部改変）

表 3-1　脳神経の役割

Ⅰ：嗅神経：感覚：臭いをかぐ（嗅糸）
Ⅱ：視神経：視覚：見る（視神経束）
Ⅲ：動眼神経：運動・自律：眼を動かす．上眼瞼をあげる，縮瞳，遠近調節
Ⅳ：滑車神経：運動：眼を動かす．上斜筋
Ⅴ：三叉神経：運動・体性感覚：咀嚼筋，頭部の前方の体性感覚
Ⅵ：外転神経：運動：眼を動かす．外側直筋
Ⅶ：顔面神経：運動・自律：顔面の筋，舌前方 2/3 の味覚，顎下腺，舌下腺，涙腺
Ⅷ：内耳神経：聴覚：聴く
Ⅸ：舌咽神経：運動・感覚・自律：咽頭，中耳，舌後 1/3 の味覚，耳下腺
Ⅹ：迷走神経：運動・感覚・自律：飲み込む（咽頭の筋），発声，内臓の感覚，胸・腹部臓器（副交感神経）
Ⅺ：副神経：運動：頸を傾ける，肩甲帯の引き上げ，胸鎖乳突筋，僧帽筋
Ⅻ：舌下神経：運動：舌を動かす，舌の筋

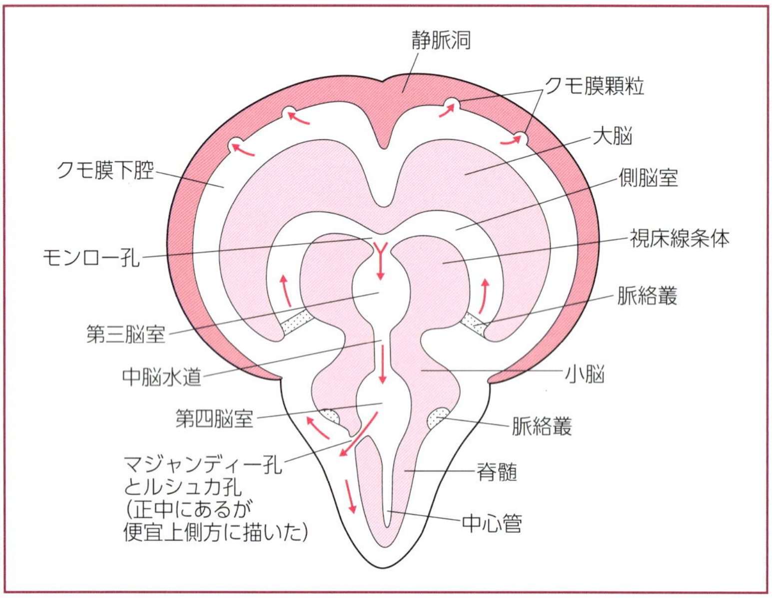

図 3-6　髄液の流れの模式図[8)]

ならびにその支配領域を図に示す（図 3-5）.

(7) 脳神経

12 対で構成されている（表 3-1）．記憶法として，〔嗅いで（Ⅰ）見る（Ⅱ）動く（Ⅲ）車（Ⅳ）の三（Ⅴ）の外（Ⅵ），顔（Ⅶ）聴く（Ⅷ）舌（Ⅸ）は迷（Ⅹ）う副（Ⅺ）舌（Ⅻ）〕や，〔嗅いで（Ⅰ）見る（Ⅱ）動く（Ⅲ）滑車（Ⅳ）が三つ（Ⅴ）あり，外（Ⅵ）の顔（Ⅶ）には聴（Ⅷ）と舌（Ⅸ），迷（Ⅹ）って副（Ⅺ）して舌の下（Ⅻ）〕などを利用すると忘れない．

(8) 脳室と脳脊髄液の循環

左右の側脳室内の脈絡叢から500 ml／日程度の脳脊髄液が産生される．産生された脳脊髄液はモンロー孔から第三脳室→中脳・橋の背面を通る中脳水道→小脳の前面にある第四脳室→マジャンディー孔とルシュカ孔を通りクモ膜下腔→一部は脊髄へ，他は脳の表面を灌流しクモ膜顆粒を通り静脈洞へ吸収されるというように循環している（図 3-6）．

2. 症候と病態

1) 頭　痛

脳領域では最も頻度の高い自覚症状のうちの一つであり，その原因は無数にある．その分類を表

表3-2に示す．

2）精神症状（高次脳機能障害）

脳神経外科領域でよくみられる精神症状としては，脳の損傷や疾病によって生じる高次脳機能障害が重要である．脳機能の局在のため，障害が起きた部位によって症状も異なる．交通事故などによる高エネルギー脳外傷などでは，前頭葉／側頭葉を中心に広範に障害をきたす．このようなびまん性脳損傷（びまん性軸索損傷）では，記憶／記銘力障害・注意障害・遂行機能障害・社会的行動障害などの障害が残存しやすく，社会復帰に際し問題となることが多い．代表的な大脳部位と障害された場合の高次脳機能障害について表3-3に示す．

表3-2　新国際頭痛分類（ICHD-Ⅱ）[3)]

Ⅰ．一次性頭痛
1．片頭痛
2．緊張型頭痛
3．群発頭痛と他の三叉神経・自律神経性頭痛
4．その他の一次性頭痛
Ⅱ．二次性頭痛
5．頭頸部外傷に起因する頭痛
6．頭蓋内および頸部血管障害に起因する頭痛
7．非血管性頭蓋内疾患に起因する頭痛
8．原因物質および離脱に起因する頭痛
9．感染症に起因する頭痛
10．恒常性障害に起因する頭痛
11．頭蓋骨，頸部，眼，耳，鼻，副鼻腔，歯，口または他の顔面・頭蓋組織に起因する頭痛または顔面痛
12．精神障害に起因する頭痛
Ⅲ．頭部神経痛，中枢・一次性顔面痛，その他
13．頭部神経痛，中枢性顔面痛
14．その他の分類されない頭痛

3）痙　攣

痙攣は全身または限局された身体の一部の筋に起こる一過性の不随意収縮を指す．痙攣＝てんかんではないので用語の使用には注意する．全身性痙攣の主な原因を表3-4に示す．

4）意識障害

清明度（覚醒度）ならびに意識の広がり・内容が常識的で自己や周囲の認識に問題がない状態を意識清明という．臨床上意識障害は清明度を重要視する傾向がある．意識状態の測定には，Japan Coma Scale（JCS）とGlasgow Coma Scale（GCS）が用いられることが多い．両者はすでに表1-1，2（p.10）に示したが，JCSでは覚醒している，閉眼状態だが刺激で覚醒する，刺激しても覚醒しない，の3群に大別し，それらを各3段階に分けた分類である．ゆえに別名3-3-9度方式ともよばれており，わが国では使用頻度が高い．GCSは意識レベルを，開眼，言語による応答，運動による応答の

表3-3　大脳局所と高次脳機能障害[3)]

局在部位	左側（優位側）	右側（劣位側）	両側
前頭葉			
眼窩内側（orbitomedial）			近時記憶障害，易興奮性感情鈍麻
背外側（dorsolateral）	超皮質性運動性失語		
後外側（posterolateral）	運動性失語	運動性韻律障害	
頭頂葉			
背外側（dorsolateral）	超皮質性感覚性失語		
縁上回側（supramarginal）	伝導性失語，流暢性失語	伝導性韻律障害	
角回（angular）	失名辞失語（健忘性失語），失読失書，Gerstmann症候群	半側身体空間失認	
側頭葉			
内側（medial）	聴覚性記憶障害		易興奮性，短期全健忘
後上側（posterior-superior）	感覚性失語	感覚性韻律障害	
後頭葉			
背外側（dorsolateral）		半側空間失認	
腹側（ventral）	純粋失読（聴覚失認性失読）		相貌失認

表 3-4　全身痙攣の主な原因疾患 [3)]

てんかん
・全般発作 ・部分発作の二次性全般化発作
器質性脳障害
・脳腫瘍：原発性，転移性 ・感染症：髄膜炎，脳炎，脳膿瘍 ・頭部外傷：脳挫傷，頭蓋内出血 ・脳血管障害：脳動静脈奇形，脳出血，脳梗塞 ・先天性奇形：結節性硬化症，Sturge-Weber 症候群 ・変性疾患：多発性硬化症
機能性脳障害
・水電解質異常：低カルシウム血症，低ナトリウム血症，水中毒，低マグネシウム血症 ・循環不全：高血圧性脳症 ・代謝・内分泌性：糖尿病（低血糖），肝不全，腎不全，尿毒症 ・呼吸不全：低酸素血症 ・外因性中毒：アルコール中毒，薬物，毒物，破傷風 ・熱性痙攣 ・心因性：ヒステリー，過換気症候群

3 項目についてそれぞれ独立して観察記載し，その合計点で評価する．意識障害の原因と徴候を表 3-5 に示したが，特殊型では以下の 4 型が重要である．

(1) 閉じ込め症候群（locked-in syndrome）

患者は覚醒しており感覚も正常だが全身の運動麻痺がある．眼球運動に意味をもたせ意思の伝達が可能である．中脳と橋の間の皮質脊髄路の両側性の障害で起こる．

(2) 無動性無言（akinetic mutism）

患者は動かずほとんど話すことがない．睡眠−覚醒のリズムは保たれている．意識があるようにみえるが，自発的な運動や発話がない．意識障害が軽度に存在するとされている．

(3) 植物状態（persistent vegetable state）

遷延性意識障害ともいう．大脳の高度の損傷や機能不全により自己を認識する精神活動が失われるが，間脳や脳幹の機能は残るので呼吸・循環・自律神経機能は保たれる．

(4) 脳　死（brain death）

広範囲の不可逆性脳損傷により正常な呼吸，体温や，心臓血管機能が維持できない状態をいう．人工呼吸器を使用することで心臓の動きが保たれ，他の身体の臓器には機能障害がない状態をいう．ヒトの死は生物学的，倫理学的，宗教的な諸問題を含みわが国でも多くの議論が積み重ねられ，現在のところ一定の諸条件が満たされたうえで脳死の判定をくだしうることになった．

5）頭蓋内圧亢進

正常の頭蓋内圧は 5～10 mmHg で，上限は約 15 mmHg である．これ以上の圧が続くと，脳圧亢進症状（頭痛，嘔吐，うっ血乳頭など）が認められるようになる．原因は脳実質や脳脊髄液・血液などの容積増大もしくは腫瘍などの頭蓋内占拠性病変があげられる．

6）脳ヘルニア

頭蓋内は，小脳テント／大脳鎌とよばれる硬膜で，それぞれテント上下／テント上腔を左右のコンパートメントに分けられている．頭蓋内コンパートメントの一つが，出血や腫瘍などで容積を増すと，他のコンパートメントとの間に圧格差を生じ，その圧格差に応じて隣接するコンパートメントに脳組織が逸脱する現象を脳ヘルニアという．その発生部位により，テント切痕ヘルニア（鉤ヘルニア／中心性ヘルニア）・大脳鎌ヘルニア・大後頭孔ヘルニアなどに分類される．テント切痕へ

表 3-5　意識障害の原因と徴候 [8)]

1. 急性アルコール中毒：呼気のアルコール臭．普通，昏睡には至らない．血中アルコール濃度が高い
2. 頭部外傷：外傷のエピソードあり，昏睡の発現は急，骨折部の浮腫，画像診断
3. 脳卒中：だいたい 40 歳以上，心疾患，高血圧，糖尿病の既往あり，顔面はしばしば非対象，画像診断
4. てんかん：既往あり，突然発症，ときどき失禁あり，舌の咬傷
5. 糖尿病性アシドーシス：ゆっくり起こる．皮膚乾燥，呼気に果物臭，糖尿，高血糖，過呼吸，ケトン尿
6. 低血糖：急性発症，痙攣，発汗，悪心，嘔吐，湿った皮膚，低体温，発作中は低血糖
7. 失神：急性発症，しばしば心疾患に合併

ルニア・大後頭孔ヘルニアでは，逸脱した脳組織が脳幹を圧迫するため致命的となる．

7）血液脳関門と脳浮腫

血液脳関門（blood-brain barrier：BBB）は脳内に有害物質が入り込むのを防ぐシステムであるといわれるが，グルコースやアミノ酸などの脳が必要とする物質はBBBにかかることなく上手く脳内に取り込まれる仕組みとなっている．脳に必要な物質はそれぞれに特異的なトランスポーターで輸送され，脳内に取り込まれる．BBBの破綻により水や血漿成分が脳内に異常に増加することで頭蓋内圧が亢進した場合には，脳浮腫が起こる．脳浮腫とは脳組織内に水が異常に貯留した状態を指し，原因としては血管障害・外傷・感染・腫瘍などがあげられる．浮腫を分類すると，前述のようなBBBの破綻による毛細血管透過性の亢進が原因となる血管原性浮腫のほか，細胞毒性浮腫や水頭症性脳浮腫などがあるが，詳細は成書に譲る．脳浮腫の診断においては，CT／MRIなどの画像診断が有益である．CTでは浮腫部で低吸収像，MRIではT2強調画像／diffusion weighted image：DWI/FLAIR画像で高信号像（白く写る），T1強調画像では低信号像（黒く写る）を示す．実際のリハ臨床場面でもよく目にする画像であるため理解しておく必要がある．リハ臨床現場では，外傷性脳浮腫／虚血性脳浮腫／腫瘍性脳浮腫などをよく目にする．外傷性脳浮腫／虚血性脳浮腫などでは通常発症／受傷後3～7日で最も浮腫がひどくなる．治療は脳浮腫の軽減を目的に，浸透圧利尿薬（グリセオールやD-マンニトール）やステロイドが使用される．

8）脳循環代謝異常

脳血流は恒常性が保たれ，脳には常時グルコースと酸素が供給され続けている．脳の重量は体重のたった2%であるのに対し，酸素およびグルコース消費量に関しては全酸素消費量の20%，全グルコース消費量の25%と非常に多くのエネルギーを消費している．

40～60 ml/100 g/minの脳血流があれば，脳は正常に機能するが，何らかの原因で脳血流が低下した場合，20～30 ml/100 g/minで高次脳機能障害や意識障害などの機能障害が始まり，15 ml/100 g/minが3時間以上持続すると脳梗塞（不可逆的変化）をきたすといわれている．10～12 ml/100 g/min以下だともっと早く壊死に陥るため脳梗塞が疑われた場合には1分1秒でも早く病院を受診することが重要である．脳梗塞巣中心部を取り囲むように脳血流量が16～30 ml/100 g/min程度のペナンブラ（penumbra）が存在する．ペナンブラは血流が再開すれば可逆的に回復が期待できるため注目されている．

3. 補助診断法

1）頭部単純X線撮影

コンピュータ断層撮影（CT）の普及に伴い，頭部単純X線撮影が第一選択として行われることはほとんどない．しかし骨折や骨腫瘍などの頭蓋骨の変化をみる際には，いまだ非常に有用であるといえる．前後／側面／ウォータース法（上顎洞・前顎洞・眼窩縁をみる）／頭蓋底撮影／Towne法（後頭蓋窩・大後頭孔をみる）などの方法がある．

2）CT（computed tomography：コンピュータ断層撮影）

多数のX線検出器で検出されたX線をコンピュータにより小区画に分け線量により白黒の濃淡で図示される．ピクセル数が多い（一般に1断面を512ピクセル四方の格子に分割する機種が多いが，1,024ピクセル四方に分割し処理できる空間解像度の高い機種もある）．空間分解能が高く，濃淡も多くの階調で表す，つまり濃度分解能が高いほどCTの画質はよくなる．CTにより脳の実質，出血，梗塞，腫瘍，石灰化などの断層をみることができる．欠点は頭部単純X線撮影と比べ，小区画の目が粗く微細な変化がとらえにくい，被曝X線量が比較的大きい，時間がかかるなどがあげられるが，近年の技術の進歩により高速高性能のCTも大病院を中心にみられるようになっている．また近年画像処理技術の向上により，単なる輪切りではなく三次元グラフィックスとして表示できたり，さらには時間的要素も加えた四次元技術も実用化されており，リハの分野では嚥下の動態解析などにすでに利用され始めている．

3）MRI（magnetic resonance imaging：磁気共鳴画像）

原理の詳細は成書に譲るが，磁気共鳴現象を利用して生体内の情報を画像化する方法である．生体内水素の原子核内の陽子から発せられる電波をとらえ電算機処理を行って得られた画像がMRI画像で，回転した陽子が元の回転軸へ返るのに2通りの過程があり，それぞれT1／T2，それらで得られた画像をT1／T2強調画像とよび，まったく異なった色調となるので多くの情報が得られる．MRIでは放射線の被曝はまったくない．また画像は鮮明で血管撮影も可能である．検査に時間がかかる，強力な磁場のためペースメーカー患者や脳動脈用クリップ使用患者は撮影できない，撮影部位に金属があるときは画面に歪みが生じる，骨の情報量が少ない，などの欠点がある．

T1強調画像で高信号（白）は，脂肪／亜急性期出血／銅や鉄の沈着物／メラニンなどであり，逆に低信号（黒）のものは，水／血液などである．T2強調画像で高信号（白）のものは，水／血液／脂肪などであり，低信号（黒）のものは，出血／石灰化／線維組織／メラニンなどである．

拡散強調画像（DWI：diffusion weighted image）とは，拡散係数が低い水を鋭敏に検出する方法である．拡散係数が低下すると高信号を示す．急性期虚血性病変や腫瘍を鋭敏に検出する．古い梗塞巣は低信号となるため，T2と比較することで脳梗塞の新旧の区別が可能となる．

4．主な疾患

1）頭部外傷

頭部外傷は脳・頭蓋骨以外の頭皮損傷，頭蓋骨骨折，脳損傷の3つに分類される．頭皮損傷は頭部皮膚の裂傷，皮下血腫を含み，その部位で頭部へ加わった外力の大きさ，性質についても知ることができる場合がある．頭蓋骨骨折を伴えば，緊急脳外科的処置が必要となる場合が多い．

表3-6　頭部外傷の合併症，後遺症[8)]

1. 骨折：陥凹骨折，偽性髄膜瘤，髄液漏，頭蓋内気腫
2. 感染症：髄膜炎，脳膿瘍，頭蓋骨骨髄炎，脳炎
3. 血管障害：動静脈瘻，慢性硬膜下血腫
4. 脳神経損傷：動眼神経麻痺，顔面神経麻痺
5. 脳損傷：神経精神障害，遷延性昏睡
6. 外傷性てんかん

（1）頭蓋骨骨折

①**線状骨折**：最も多く，骨折線は外力の働いた方向に一致する．骨折線が中硬膜動脈，上矢状静脈洞，横静脈洞を横切っている場合には，硬膜外血腫を発症する．神経症状を示さなければ自然治癒する場合もあるが，通常24〜48時間の入院経過観察が必要である．

②**陥凹骨折**：ハンマーで叩かれたあるいは硬い机の角で頭を打ったなど，外力が限局的に作用した場合に起こる．頭皮に外傷がなければ単純性陥凹骨折，外傷があれば開放性（複雑性）陥凹骨折という．後者は感染の危険が高いため注意を要す．

③**頭蓋底骨折**：前頭蓋底骨折では眼窩出血のためパンダの眼徴候を，中頭蓋底・乳様突起部の骨折では耳後部の腫脹を，斜台・後頭蓋底の骨折では咽頭後壁に粘膜下出血をきたす．頭蓋底骨折では脳神経麻痺が合併することがあり，とくに第Ⅲ／Ⅳ／Ⅵ脳神経，次いで第Ⅶ／Ⅷ／Ⅴ／Ⅱ脳神経の麻痺が多いとされる．また，ときに耳／鼻から髄液が漏出することがあり，それぞれ髄液耳漏／髄液鼻漏という．いずれも脳外科的診断や処置が必要となる（表3-6）．

（2）脳損傷をきたす外力の種類

脳は強い頭蓋骨に保護されているが，加えてその外側の毛髪／頭皮による力学的緩衝作用も有する．さらには髄液のプールに浮かんだ状態で外力の影響を受けにくい構造となっている．

①**介達外力**：頸椎を中心に頭部が回転したときに受ける外力で，頭蓋骨と脳との回転速度のずれによる脳損傷である．びまん性軸索損傷（DAI：diffuse axonally injury）や静脈損傷が多い．

②**鋭的外力**：鋭い角に頭を打ち付けた場合など．陥凹骨折の直下にのみ脳損傷をきたす．

③鈍的外力：

直撃損傷（coup injury）：外力を受けた側に損傷を生じる．骨がまだ軟らかいため小児に多くみられる．

反衝損傷（contre coup injury）：外力と反対側の損傷であり，骨の硬い成人に多い．

(3) 脳の損傷

①脳振盪：外傷後の一過性意識消失であり，ほとんど痕跡なく治癒する．頭痛などが2〜3日続くこともある．微小脳挫傷が起こるとされ，度重なると機能障害が認められる場合もある．

②脳挫傷：肉眼で脳血管／脳神経組織などの損傷が認められる．意識喪失の時間は数時間から数日に及び，さらに脳の二次損傷により長引くこともある．意識障害の時間が長いほど高次脳機能障害などの後遺症が重篤になるとされる．

(4) 頭部外傷の合併症・後遺症

合併症・後遺症には重篤なものも多く注意を要する．

①骨折に関するもの：陥凹骨折，髄液漏．

②感染：頭蓋骨骨髄炎，髄膜炎，脳炎，脳膿瘍，硬膜外膿瘍．

③血管障害：動静脈瘻，動脈瘤，脳動脈閉塞，静脈洞閉塞．

④血腫（慢性硬膜下血腫）

（ⅰ）病因：外傷性であるがその程度は軽度であることが多く，約10〜20％には外傷の既往がないものもある．60歳代以上の男性で飲酒する人に多く，前頭・側頭・頭頂部にわたる場合が多い．

（ⅱ）特徴：外傷の数週〜3か月後に発生，頭蓋内圧亢進症状，意識障害，知能障害などが複合的に現れる．画像検査などで血腫が証明される．

（ⅲ）治療：脳外科的に血腫の除去が行われる．術前の意識がはっきりしていれば術後の予後は良好で，再発は警戒を要するが少ないとされる．

⑤脳神経損傷：（前述）

⑥外傷性てんかん：頭部外傷後1週間以内に発症するものを早期てんかん，それ以後に発症するものを後期てんかんという．小児は約2倍の発症率で早期てんかんは後期てんかんよりはるかに多いといわれる．発作の型としては大発作，焦点性発作，その他様々な型が起こりうる．

2) 脳血管障害

神経内科学領域でもあるため，ここでは簡単に触れる．

(1) 虚血性病変

一過性脳虚血発作（transient ischemic attack：TIA）は，脳動脈のアテローム性動脈硬化や先天奇形あるいは心臓疾患（まれに血液疾患でも）による血栓などにより動脈血流が中断され脳の虚血が起こるもののうち，ごく短時間（数分〜数時間）で後遺症を残さずに治癒するもののこと．それ以上の時間血流が途絶えると，脳は不可逆性変化を起こし脳梗塞となる．高血圧，糖尿病，脂質異常症，心臓病，アテローム性動脈硬化などの既往のある高齢者に発生しやすい．

(2) 出血性症候群

脳血管障害のうち脳組織や髄膜腔へ出血するものをいう．

①頭蓋内出血：外傷によるもの以外は一般に長期間にわたる高血圧が既往にあったり，血栓／虚血状態の部位が破裂して起こる．ある程度の好発部位はあるものの，脳内出血はどの部位でも起こりうる．基底核，内包，視床，小脳，脳幹など出血の起きた部位に応じそれぞれ特徴のある症状が出現する．血腫が大きいと脳室内に穿破したり，テント切痕ヘルニアを生じ生命的危機を招くこともある．一般に出血は急激な症状の進行を示すが，出血巣が小さいと虚血性病変と区別がつきにくいため補助診断法が重要な役割を果たす．

②クモ膜下出血：クモ膜下腔への出血で，先天性頭蓋内動脈瘤破裂によることが多いが，動脈硬化性動脈瘤や動静脈奇形，出血性疾患も原因としてあげられる．破裂前の動脈瘤による圧迫症状があることもあるが，普通は「バットで殴られた」と表現されるような激しい頭痛が急激に始まり，嘔吐，失神，昏睡などを認めることが多い．しかしときには反応が鈍いだけのように，症状がはっきりしないこともある．

③動静脈奇形（arterio-venous malformation：AVM）：脳の動脈と静脈の間に毛細血管を介さない短絡がみられるものを脳動静脈奇形という．動静脈奇形は，流入動脈（feeding artery）／異常血

管がとぐろを巻いて腫瘤状となったナイダス（nidus）／流出静脈（draining vein）で構成される．先天奇形であり，血液は輸入動脈から直接輸出静脈へ流入するため血管は肥大し，そこからの出血で神経症状が発現する．好発部位は，前頭側頭部，前頭葉，小脳外側葉，その上を覆う後頭葉である．出血症状（脳実質内出血やクモ膜下出血），焦点てんかん，進行性局所性感覚運動症候群（動静脈奇形が塊として，または進行性虚血病変としての症状）など3つの症状がよくみられる．

3）水頭症

何らかの原因で脳室に異常に大量の髄液が貯留し脳室の拡大がみられる状態をいう．水頭症の発生メカニズムはいくつかあるが，通過障害が最も多い(非交通性水頭症)．急性に閉塞が起こると数時間で閉塞部より上の脳室拡大が始まるといわれるが，慢性期に移行するにつれて拡大の進行は遅くなる．髄液が脳室系とクモ膜下腔の間を自由に交通する場合を交通性水頭症という．クモ膜下腔の感染や髄膜炎で起こる場合が多い．

（1）小児の水頭症

新生児／乳児期に発症するものと，1歳以降の小児期発症のものに大別できる．前者の代表的なものは先天性水頭症であり奇形病変が原因のことが多い．後者の原因は腫瘍，出血，髄膜炎によるものが多い．

①症状：頭蓋内圧亢進症状と脳室拡大による脳実質，脳神経障害によるものが多い．乳幼児では頭囲の拡大，大泉門の拡大，頭を打診すると生じる破壷音などがある．確定診断にはCTやMRIが威力を発揮する．治療は脳室ドレナージ，シャント術など，脳外科的治療が選択される．

②予後：乳幼児の水頭症は適切な治療を受けると80％以上が生存し，生存者の70％は正常知能あるいは学校教育を受ける能力を有するとされる．言語性IQが動作性IQよりも高いV-Pギャップがみられるといわれている．

（2）正常圧水頭症（normal pressure hydrocephalus：NPH）

画像上著明な脳質拡大を認めるにもかかわらず，脳脊髄圧が180 mmH_2O 以下と比較的低くシャントで症状（下記の三徴）が著明に改善するものを正常圧水頭症という．成人とくに高齢者においてクモ膜下出血，外傷，炎症などに引き続いて起こるが原因不明のものもある．原因不明の正常圧水頭症を特発性NPHという．

症状：歩行障害，認知症症状，尿失禁が三徴である．歩行障害はバランス障害に基づくもので，不安定で歩幅は狭く歩隔が広い．重度になると後方へ転倒する傾向を示す．安静中の患者では歩行障害については長く気づかれないこともある．認知症症状はとくに最近の出来事を忘れることが多く，何となくボーッとしていることが多い．尿失禁は前二者に比し比較的遅くに出現する．出現頻度も前二者に比較し少ない．治療はシャント術が唯一の方法である．

4）脳腫瘍

脳腫瘍とは，頭蓋内に発生する新生物および頭蓋内にみられる転移性腫瘍をさす．つまり原発性頭蓋内腫瘍と転移性腫瘍に分けられる．原発性腫瘍で小児に発生しやすいものは髄芽腫，上皮腫，血管芽腫，類上皮腫などであり，成人に発生しやすいものは，神経膠腫，下垂体腺腫，髄膜腫，神経鞘腫などである．転移性腫瘍は小児では神経芽腫／白血病が，成人では気管支癌，乳房腺癌，悪性黒色腫などがあげられる．発生部位が頭蓋内の限られた空間内なので脳腫瘍の致死率は大きさ，部位，成長率，組織的悪性度で決まり，良性腫瘍でも部位や大きさによっては悪性腫瘍よりも予後が悪いことがある．

（1）症　状

一般に頭蓋内圧亢進症状として，うっ血乳頭，頭痛，嘔吐，痙攣発作，精神症状（傾眠，人格変化，異常行動，脱抑制など）や，腫瘍による脳組織の圧迫による巣症状がある．

①前頭葉腫瘍：片麻痺，進行性麻痺，痙攣，精神変化，失見当識．

②頭頂葉腫瘍：全身性痙攣，感覚性および焦点性発作，反対側四半盲，失行，失認．

③側頭葉腫瘍：精神運動発作，幻臭，優位半球の場合は失語症，劣位半球の場合は痙攣発作．

④後頭葉腫瘍：同名半盲．

⑤トルコ鞍部腫瘍：視野障害，尿崩症.

⑥脳幹腫瘍：脳神経核の破壊によるⅤ，Ⅵ，Ⅶ，Ⅷ，Ⅹ脳神経の一側性または両側性麻痺.

⑦後頭窩腫瘍：脳圧亢進症状，小脳機能不全症状として失調，企図振戦.

⑧小脳角腫瘍：耳鳴り，一側性聴覚障害，眩暈，顔面神経麻痺.

(2) 治　療

脳外科的な摘出手術が基本だが，とくに悪性腫瘍では放射線療法，化学療法，免疫療法など複合的治療が必要となる場合が多い.

5) 感 染 症

(1) 細菌性髄膜炎（化膿性髄膜炎）

脳／脊髄髄膜の化膿性炎症をいう．起炎菌は髄膜炎菌，インフルエンザ菌，肺炎球菌，A群連鎖球菌，大腸菌などが多い.

①感染経路：不明な場合が多い．菌血症，副鼻腔炎，中耳炎，乳様突起炎などからの直接感染が原因の場合もある.

②症状：頭痛，発熱，嘔吐，意識障害，項部強直など，いわゆる髄膜刺激症状や痙攣を生じる．検査上は，白血球増多，赤沈亢進，CRP陽性などを認める．画像では髄膜炎の確定診断はできないが，他の疾患との鑑別診断として重要である.

③治療：抗菌剤の投与や免疫能改善のためのγグロブリンの投与などが行われる．死亡率は約10%で，新生児や高齢者においては予後不良である.

(2) 脳膿瘍

脳内の皮膜で囲まれた膿の貯留をいう.

①感染経路：頭蓋骨の炎症（乳様突起炎，副鼻腔炎など）や菌血症から生じるものが多い．起炎菌は黄色ブドウ状球菌，嫌気性菌などが多い.

②症状：髄膜炎症状，脳圧亢進症状，局所症状（焦点てんかんなど）がある．診断にはCTやMRIなどの画像診断が有用である.

③治療：大量の抗菌剤の投与，外科的には穿刺排膿／全摘出術／減圧ドレナージなどが行われる．死亡率は約10%で機能障害を残すものは30%以下とされる.

(3) 髄液短絡術の術後感染

短絡は脳室-腹腔，脳室-心耳，脳室-胸腔，腰椎-腹腔などが行われ，約13%に術後感染が起こるといわれる．症状は発熱，腹膜炎および髄膜炎症状，シャント機能不全などがあげられる．治療はシャント抜去，シャントの取り換え，シャント内への抗菌剤注入などである.

（平岡　崇）

●文献

1）高久史麿，井村裕夫（監訳），福島雅典（総監修）：メルクマニュアル―診断と治療―．第16版(日本語版第1版)，メディカルブックサービス，1994.
2）太田富男，梶川　博（編）：脳神経外科要説．第4版，金芳堂，1998.
3）児玉南海雄（監修）：標準脳神経外科学．第12版，医学書院，2011.
4）杉浦和朗・他：脳外科疾患と看護．医歯薬出版，1996.
5）Schultze, Oskar：Atlas und Grundriss der Topographische Anatomie. Lehmann's Medizinische Atlanten, Ⅱ Band, Muenchen, 1909.
6）Merk Manual. 14 ed, Merk & Co, NJ, 1982.
7）Allen, Harrison：A system of human anatomy, Henry C Lea's Son & Co, Philadelphia, 1883.
8）明石　謙；PT・OTのための一般臨床医学（明石　謙編)．第2版，医歯薬出版，2003.

4 皮膚疾患

1．解剖・生理

1）皮膚の組織構造と役割

皮膚（skin）は，体表面より，①表皮，②真皮，③皮下組織の３層に分けられる（図 4-1）．表皮はさらに，角質細胞層，顆粒細胞層，有棘細胞層，基底細胞層の４層よりなる．表皮の主な細胞である表皮角化細胞（ケラチノサイト）は，真皮に接する基底細胞層の基底細胞より分化する．分裂により生まれた娘細胞は有棘細胞層へ移動し，さらに顆粒細胞層を経て角化し，体外へと脱落する．約１か月間で繰り返されるこの過程において，細胞の形態や性状が変化する．角質細胞層では細胞が死亡し，ケラチンという蛋白を合成するが，この過程を角化とよぶ．角化することにより，体外からの保護作用を行う．

角化細胞以外の表皮の細胞には，基底細胞層にあるメラノサイトや有棘細胞層に多いランゲルハンス細胞などがある．メラノサイトはメラニン色

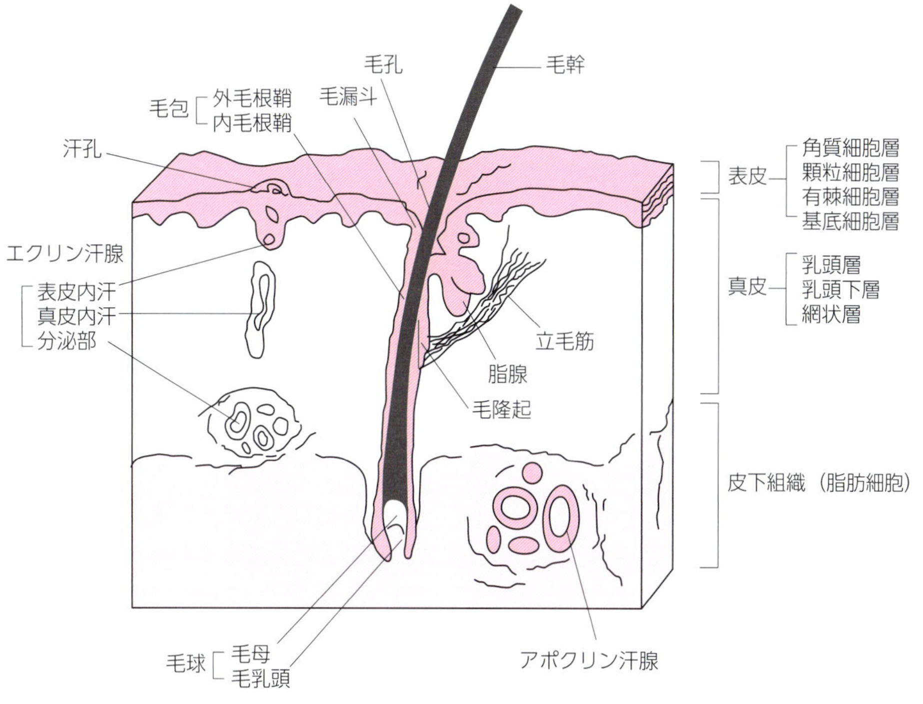

図 4-1　皮膚の組織[4)]

素を産生する樹枝状の細胞で，産生されたメラニン顆粒は角化細胞へと転送され，紫外線から細胞核の破壊を防御する役割を担う．ランゲルハンス細胞も樹枝状の細胞で，免疫反応や貪食作用に関与する．

真皮は，乳頭層，乳頭下層，網状層の 3 層より構成される．真皮の間質成分は，豊富な膠原線維（コラーゲン）と弾性線維（エラスチン），基質よりなる．細胞成分としては，間質成分を産生する線維芽細胞や，炎症などで増殖する組織球，アレルギーに関与する肥満細胞などがある．また，血管やリンパ管，神経も存在する．

皮下組織は，大部分は脂肪細胞で占められている．エネルギー代謝の役割を担うほか，保温や外力に対する緩衝作用として重要である．

2）皮膚の付属器

皮膚には，毛，脂腺，汗腺，などの特殊な機能をもつ器官が存在する（図 4-1）．胎生期にできた毛器官は，生後に成長期→退行期→休止期→成長期という毛周期を繰り返す．毛器官の最深部は膨隆して毛球とよばれ，成長期には下端より血管を含む結合組織が陥入し，毛乳頭を形成する．これを囲むように毛母があり，ここで分裂した細胞が上行して何層もの細胞層を形成し，角化して毛となる．毛母にはメラノサイトが散在する．毛を包む構造物を毛包といい，外毛根鞘と内毛根鞘よりなる．脂腺開口部より上方の外毛根鞘は，毛漏斗とよばれる．

立毛筋は，真皮上層と外毛根鞘の毛隆起を結ぶ平滑筋束である．収縮すると鵞皮（鳥肌）となる．

脂腺はトリグリセリドを主とする皮脂をつくる外分泌腺で，毛包上部に開口する．トリグリセリドは常在菌によって分解され，脂肪酸となる．頭部・腋窩・頸部・陰股部など皮脂の多い部位は，脂漏部位といわれる．

汗腺にはエクリン汗腺とアポクリン汗腺とがあり，汗をつくり体表外に送り出す．エクリン汗腺は口唇や亀頭，陰核以外の全身皮膚に分布し，とくに手掌や足底，額に多い．温度刺激や精神的緊張，味覚刺激などで発汗する．アポクリン汗腺は腋窩や乳房，外陰などに分布し，性機能との関連が推測されている．

3）皮膚の神経支配

表皮基底細胞層から真皮にかけて，自律神経系と知覚神経系が分布する．自律神経系としては，エクリン汗腺の分泌部に分布するコリン作働性線維と立毛筋や血管の近傍に存在するアドレナリン作働性線維が知られている．

知覚神経系の受容器としては，以下の器官がある．

（1）自由神経終末：真皮上層（乳頭層）に分布し，痛覚に関与する．

（2）メルケル細胞：表皮の基底細胞層に存在する触覚受容細胞で，指や口唇，歯肉，口蓋に多い．

（3）有被膜神経終末：触覚や圧覚，振動覚の受容器である．手掌や指腹，口唇，外陰部の真皮乳頭層に存在するマイスネル小体，真皮深層～皮下組織に存在するパチニ小体のほか，クラウゼ終末や陰部小体，ルフィニ小体が知られている．

（4）毛包周囲神経終末：毛包に沿って上行し，毛峡部周囲に柵状に配列する神経線維である．

4）皮膚表面の状態

皮膚表面には，皮溝とよばれる溝が走行する．浅く細い皮溝で囲まれる隆起は，皮丘といわれる．また，皮丘はいくつか集まり，やや深く太い皮溝で囲まれる多角形の領域を形成するが，この領域を皮野という．毛は太い皮溝の交わる部分に生え，エクリン汗腺の汗孔は皮野に開口する．

2. 症状・病態生理

1）皮疹の特徴

皮膚疾患を診断するにあたっては，瘙痒（そうよう）（かゆみ）や疼痛などの症状に加えて，皮膚の病変を観察することが不可欠である．皮膚病変は総称して，皮疹または発疹（eruption）といわれる．皮疹は一次性に生じる原発疹と，それに続発して時間的経過とともに変化した続発疹とに分けられる．以下に種々の皮疹について，その特徴を記す．これは肉眼的観察に基づく所見であり，診断名ではな

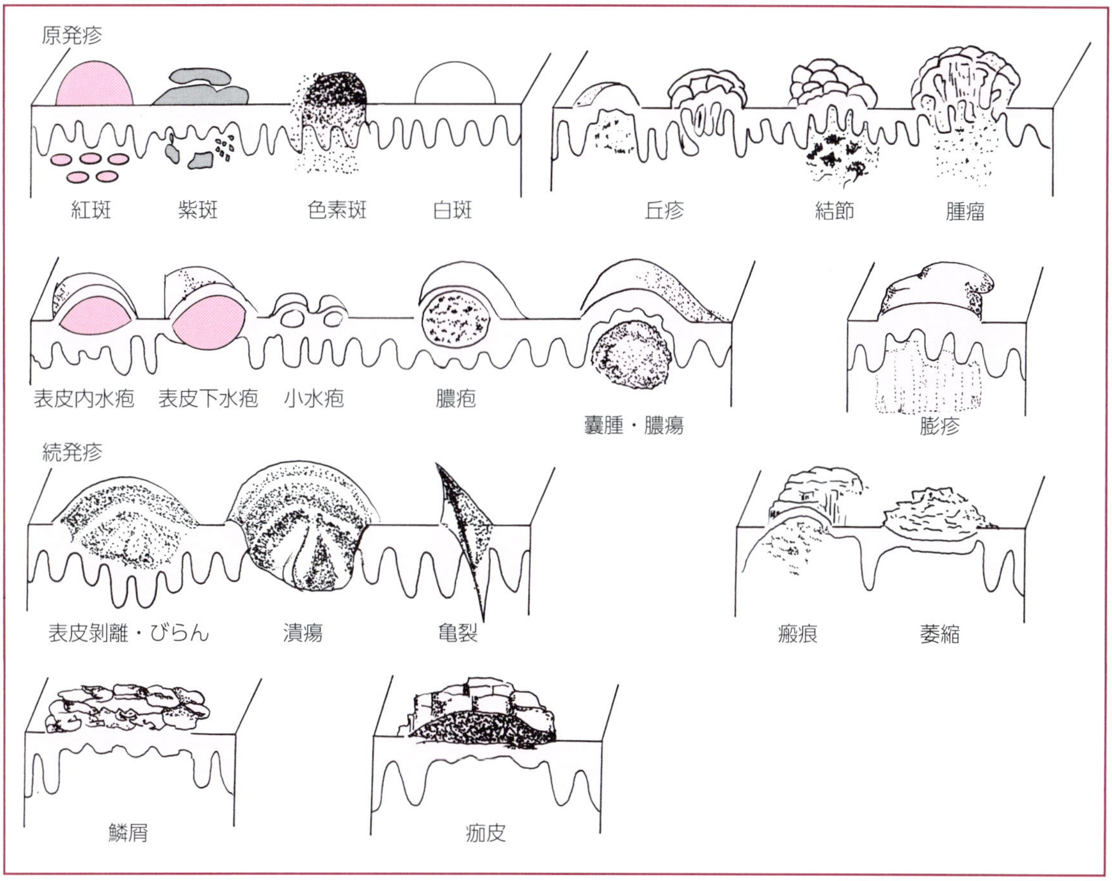

図 4-2　皮疹の特徴[4]（一部改変）

いが，その形状を覚えておくことが重要である（図 4-2）．

（1）原発疹

（1）斑：限局した皮膚色の変化で，隆起のない病変である．色調により，紅斑（erythema），紫斑（purpura），色素斑（pigmented spot），白斑（leukoderma）などに分けられる．

（2）丘疹（papule）・結節（nodule）・腫瘤（tumor）：表皮からの半球状，円錐状または扁平な隆起のうち，直径が 2 mm～1 cm の皮疹は丘疹，1～3 cm の皮疹は結節，3 cm 以上のものは腫瘤とよばれる．

（3）水疱（bulla）・膿疱（pustule）・嚢腫（cyst）・膿瘍：内容物が貯留する隆起性の病変のうち，水疱は表皮内に透明な水溶液を有するものである．単核球が主体である．水疱の内容物に多核白血球が遊走し，混濁した膿汁が含まれるものは，膿疱といわれる．嚢腫は，真皮内に空洞を形成したものである．嚢腫が化膿して膿が貯留した状態は，膿瘍とよばれる．

（4）膨疹（wheal）：短時間で消える一過性，限局性の境界明瞭な隆起で，瘙痒を伴う皮疹をいう．真皮内に滲出液が貯留した病変である．

（2）続発疹

（1）表皮剝離（excoriation）・びらん（erosion）・潰瘍（ulcer）・亀裂（fissure）・瘢痕（scar）：掻破によって表皮の角質細胞層・顆粒細胞層に欠損を生じたもの（通称，擦過傷）は表皮剝離，有棘細胞層に達するものはびらんといわれる．表皮の再生は正常に行われ，瘢痕を残さない．潰瘍は，基底細胞層を越えて真皮に及ぶ欠損である．治癒過程においては瘢痕となり，欠損部を埋めた肉芽組織の上を表皮が覆った状態となる．表皮深層または真皮に達する細い線状の切れ目は，亀裂といわれる．治癒した場合，瘢痕は残さない．

(2) 胼胝（callus）・鶏眼：表皮角質細胞層が限局性に肥厚した状態で，皮膚表面より隆起して硬い胼胝と，皮内へ楔入し，痛みを伴う鶏眼とに分類される．

(3) 萎縮（atrophy）：皮膚表面より陥入した状態で，皮膚が菲薄となり，表面に光沢を有したものをいう．

(4) 鱗屑（scale）：病的な角質が皮膚の上に乗っている状態である．鱗屑がはがれて脱落する状態は，落屑といわれる．雲母状で白色の鱗屑は乾癬，乾燥したウロコ状で固着性の鱗屑が皮野に一致して並んだ状態は魚鱗癬とよばれる．

(5) 痂皮（crust）：滲出液や血液，膿，壊死組織が角質に凝固した状態をいい，びらんや潰瘍の表面に出現する．通称“かさぶた”といわれる．

(6) 苔癬（lichen）：同じ丘疹が永続的に存在するものをいう．

(7) 苔癬化（lichenification）：皮膚が限局性に浸潤して硬くなり，著明な皮野形成を示した状態をいう．

(8) 痤瘡（acne）：毛孔に一致して，丘疹や膿疱を生じたものをいう．通称“にきび”といわれる．

(9) 毛瘡（sycosis）：毛包に結節または膿疱を生じたものをいう．

(10) 局面（plaque）：皮膚の表面より隆起する病変が，比較的大きな面積となっている状態をいう．

(11) コンジローム（condyloma）：外陰部に，乳頭状ないし顆粒状の柔らかい小結節が群生した状態である．

(12) 疱疹（herpes）：小さな水疱または膿疱が群生した状態をいう．

(13) 硬化（sclerosis）：コラーゲンまたは基質の増生により，皮膚が硬く触れる状態をいう．

(14) 脂漏（seborrhoea）：皮脂分泌が過剰な状態の皮膚をいう．

2）皮膚疾患の原因と診断

皮膚の疾患には免疫・アレルギー反応に関連するものが多いが，原因を特定することが困難な疾患も少なくない．そのため，原因別に疾患を分類することは容易でなく，分類方法は著書により異なる．

免疫・アレルギー反応は，一般に血清免疫（液性免疫）反応によるⅠ～Ⅲ型ならびにⅤ型と細胞性免疫反応によるⅣ型に分けられる（クームス分類）．血清免疫反応では，体外から侵入した抗原に対してBリンパ球（B細胞）が反応し，抗体である免疫グロブリン（Ig）が産生される．細胞性免疫反応は抗体が関与しない免疫応答で，抗原刺激によってTリンパ球（T細胞）が活性化される．

Ⅰ型アレルギーは，IgE抗体が肥満細胞（マスト細胞）や好塩基球に結合したのち，抗原が結合してヒスタミンやセロトニンを放出することで血管拡張や血管透過性亢進を生じる即時型反応である．Ⅱ型アレルギーは，抗原として認識した自己の細胞にIgGまたはIgM抗体が結合し，それを白血球が攻撃して細胞融解を生じる反応である．Ⅲ型アレルギーは，IgG，IgM，IgA抗体と抗原および補体が結合した免疫複合体が毛細血管壁や組織に沈着することで引き起こされる反応である．Ⅳ型アレルギーは，抗原が反応したTリンパ球がマクロファージを活性化し，インターロイキン2やリンフォカインなどのサイトカインを放出する遅延反応である．Ⅴ型アレルギーはⅡ型類似の反応で，受容体に対する自己抗体が受容体を刺激することで，細胞から物質が分泌され続けて起こる反応である．

アレルギー性疾患として知られているものには，Ⅰ型反応による蕁麻疹やアトピー性皮膚炎，Ⅱ型反応による血小板減少性紫斑病や天疱瘡，Ⅲ型反応によるアレルギー性紫斑病，Ⅳ型反応による接触皮膚炎などがある．

アレルギー性疾患のほかに重要なものとしては，皮膚感染症，先天性・遺伝性疾患，外傷・中毒に基づく状態，代謝異常による障害，血行障害によるもの，腫瘍，皮膚分泌異常などがある．

リハビリテーション（以下リハ）医療従事者としては，とくに皮膚感染症に精通し，他の患者に伝染しないよう，厳重な注意が必要である．また，感染しない疾患については，患者が必要以上に神経質とならないよう，十分な配慮を行うことが重要である．本項では，リハ医療従事者にとって遭遇する機会の多い疾患を中心として概説する．

3. 湿疹・皮膚炎

湿疹あるいは皮膚炎（eczema）は体外からの刺激物に作用して皮膚に炎症反応をきたす疾患であり，皮膚科疾患のなかで最も多い．皮疹の状況は湿疹反応とよばれ，まず浮腫性の紅斑を形成し，その紅斑上に丘疹を生じる．さらに，小水疱や膿疱，びらんを形成し，最後に痂皮や鱗屑を続発して治癒に向かう．急性期には，これらの皮疹が単一あるいは混在した状態であり（急性湿疹），慢性期に移行すると皮膚の肥厚や苔癬化が併発する（慢性湿疹）．

原因となる外的刺激は化学物質や花粉，細菌，ハウスダストなど種々で，直接的あるいはアレルギー反応を介して発症する．療法士が知っておくべき疾患は，以下のとおりである．

(1) 接触皮膚炎（contact dermatitis）

【病因と症候】 外的刺激物が接触した場合に生じる湿疹反応で，接触した部位にのみ限局性に瘙痒性の皮疹を生じる．通称“かぶれ”といわれる．原因によって，Ⅳ型アレルギー反応に基づくアレルギー性接触皮膚炎と，強い刺激であれば誰にでも生じる一次刺激性皮膚炎とに分類される．アレルギー性接触皮膚炎の接触源として頻度の高いものには，クロム・コバルト・ニッケルなどの重金属のほか，うるし，ぎんなん，マンゴー，医薬品，化粧品，染毛剤，防腐剤などがあげられる．初回の接触により感作され，2回目以降の接触で発症する．リハ医療においては，装具や自助具，その他の器具の接触が原因となる可能性がある．一次刺激性皮膚炎は乳児のおむつかぶれなどがこれに該当し，尿や便が接触源となる．

接触皮膚炎の特殊なものとしては，接触した外的刺激物に光線照射が加わって発症する光接触皮膚炎があるが，これについては後述する．

【検査と診断】 問診による接触源の調査が重要で，これに基づいて貼布試験（patch test）を行う．貼布試験には，接触源と考えられる物質を希釈して基材に混ぜて，パッチ絆で24～48時間固定して皮膚反応を判定する．

【治療と予後】 接触源を同定し，これを除去することが治療上最も重要である．脱感作療法は，本症にはほとんど行われない．皮疹に対してはステロイド剤の外用療法が有効で，瘙痒に対しては抗ヒスタミン剤の内服治療が行われる．苔癬化した局面には，ステロイド軟膏の密封療法（ODT療法）が適応となる．

(2) アトピー性皮膚炎（atopic dermatitis）

【病因と症候】 抗原に対してIgE抗体を産生しやすい遺伝的体質をアトピーという．アトピー性皮膚炎は，アトピー素因を有する人がある種の抗原に曝露して発症する全身性の湿疹である．強度の瘙痒を呈する．家族歴に気管支喘息やアレルギー性鼻炎・結膜炎，アトピー性皮膚炎などが高率に検出され，IgE抗体産生の抑制機序の障害が考えられる．皮膚は生直後より生理機能的に弱く，発汗異常や皮脂分泌異常などを伴い，乾燥している．

①乳幼児期，②小児期，③思春期・成人期に分けられ，年齢とともに皮疹が変化する．生後2か月～4歳の乳幼児期には，顔面に湿潤性の湿疹反応が初発し，頸部や胸部に拡大する．成長とともに，体幹や四肢に乾燥性の湿疹を多発し，四肢屈側の苔癬化局面を形成するようになる．

【検査と診断】 既往歴および家族歴の聴取や，末梢血中の好酸球増多ならびに血中IgEの上昇を確認することがアトピー素因の診断に重要である．また，皮膚血管反応異常の検査として，皮膚を爪で擦過して蒼白となる現象（白色皮膚描記症）を確認したり，アセチルコリン皮内注射による遅延蒼白反応を調べる．抗原を特定するためには，皮内反応検査を行う．花粉や食物，ハウスダストなどの抽出液を皮内注射し，15～30分後に紅斑や膨疹の有無を判定する．特異抗原に対する血中IgEを定量する方法も有用である．

【治療と予後】 アトピー素因を治癒させることは，不可能である．発汗を放置せずに皮膚を清潔に保つこと，瘙痒に対して掻破行為を避けることが肝要である．生活空間を清潔にし，同定された抗原の曝露から逃れることによって，皮疹の発症を回避することができる．抗アレルギー剤や抗ヒスタミン剤の内服治療は，有用である．ステロイド剤は外用にとどめ，内服は避ける．

乳幼児期・小児期に大半が自然治癒する．成人期に移行した場合は，難治性である．

(3) 主婦湿疹・手湿疹（進行性指掌角皮症）(housewive's eczema)

【病因と症候】 主婦や水仕事の多い調理師・美容師などにみられ，指腹に落屑を生じることにより皮膚の菲薄化が起こる．それに引き続いて，湿疹様の変化をきたす．温水や石鹸の使用によって，脂肪膜・角質細胞層の離脱が繰り返されて発症する．指腹から手掌へ拡大することもある．水治療法に携わる医療従事者が罹患する場合もある．

【検査と診断】 問診と視診により診断される．アレルギー性接触皮膚炎を併発することが多く，その診断のために貼布試験が行われる．

【治療と予後】 手袋の着用により，手を防御することが重要である．外用としてワセリンが使われるが，強い炎症症状にはステロイド剤の外用療法が適応となる．

(4) 老人性乾皮症（皮脂欠乏性湿疹）(senile xerosis)

【病因と症候】 高齢者の殿部や四肢伸側に生じる皮膚乾燥症である．冬季には発汗や皮脂分泌が低下し，皮膚が乾燥化するため，浅い亀裂を生じて瘙痒を感じる．さらに，掻破行為によって湿疹反応をきたす．高齢な脳血管障害患者で多くみられ，リハ医療の阻害因子ともなりうる．

【検査と診断】 問診と視診により診断される．

【治療と予後】 油性基材製剤の外用療法や尿素含有軟膏が使用される．瘙痒が強いために不眠となる場合には，抗ヒスタミン剤の内服治療が必要となる．一般に，春になると自然治癒する場合がある．

(5) 自家感作性皮膚炎 (autosensitization dermatitis)

【病因と症候】 接触皮膚炎やアトピー性皮膚炎，貨幣状皮膚炎，貨幣状湿疹，うっ滞性皮膚炎などの原発巣がある場合に，二次的に体幹や四肢に散布疹を併発するものをいう．原因として，掻破行為により外来刺激物質が血流を介して全身散布されたことが考えられる．皮疹の形状は丘疹，漿液性丘疹，小水疱，小膿疱などであるが，散布されているのは一種類であることが特徴である．対称性で，瘙痒を伴う．発熱，倦怠感をきたす場合もある．

【検査と診断】 問診と視診により，原発巣を診断することが重要である．

【治療と予後】 原発巣の治療や掻破行為を避けることが重要である．また，皮疹に対してはステロイド剤の外用療法が行われ，瘙痒には抗ヒスタミン剤の内服治療が必要となる．しばしば，短期間のステロイド剤の内服が行われる．

(6) その他

湿疹にはほかに，脂漏性皮膚炎，貨幣状湿疹，ヴィダール苔癬，うっ滞性皮膚炎などがあるが，省略する．

4. 蕁麻疹・皮膚瘙痒症

(1) 蕁麻疹 (urticaria)

【病因と症候】 瘙痒を伴った一過性・限局性の膨疹を蕁麻疹という．湿疹とは異なり，数分～数時間で消失し，健常な皮膚に戻るものである．日本人の5～6人に1人が罹患したことのある，普遍的な疾患である．原因の究明が困難な場合が少なくないが，一般にアレルギー性と非アレルギー性とに分けられる．アレルギー性ではⅠ型反応が関与し，マスト細胞がヒスタミンや好酸球遊走因子などを遊離することによって発症する．アレルギー機序に基づかない非アレルギー性蕁麻疹では，原因物質のなかにヒスタミンやセロトニン，アセチルコリン，その他の作用物質を含んでいる場合が多い．

蕁麻疹を生じる原因としては，食事（魚介類・肉類・卵・牛乳・酒など），薬剤，生活環境因子（ハウスダスト・ダニ・カンジダ・昆虫・植物など），物理的刺激（寒冷・温熱・光線・機械的刺激など），病巣感染（副鼻腔炎・扁桃炎など）があげられ，ほかに心因性によっても生じる．温熱療法や寒冷療法，紫外線治療などの物理療法によって蕁麻疹が誘発される場合もあり，リハ医療従事者はその可能性を考慮する必要がある．

【検査と診断】 診察時には皮疹を伴わないこと

が多いので，問診が重要である．検査としては，皮膚を爪で擦過して紅潮と浮腫を生じる現象（赤色皮膚描記症）を確認したり，末梢血中の好酸球増多ならびに血中IgEの上昇を調べることが有用である．各種抗原に対する皮内反応や，コリン性蕁麻疹ではアセチルコリンの皮内反応検査が行われる．抽出液を皮内注射し，15～30分後に紅斑や膨疹の有無を判定する．最近では，特異抗原に対する血中IgEの定量が一般的である．

【治療と予後】 原因が特定された場合には，原因となる作用物質や環境因子を除去することに努める．対症的には，抗ヒスタミン剤や抗アレルギー剤の投与が行われる．汎発したり，発熱を伴う場合には，ステロイド剤の全身投与が行われる．

1か月以上にわたって繰り返し起こるものは慢性蕁麻疹といわれるが，難治性となることが少なくない．特異的抗原の皮内注射による減感作療法や，ヒスタミン加ヒト免疫グロブリンなどによる非特異的減感作療法が行われることもある．

(2) 皮膚瘙痒症（pruritus cutaneus）

【病因と症候】 瘙痒のみで，皮疹のみられない状態をいう．瘙痒が全身に及ぶ全身性瘙痒症と陰部や肛門，頭部などに限局する局所性瘙痒症とがある．発症の機序は不明であるが，腎疾患や代謝性疾患，肝障害，血液疾患，悪性腫瘍，精神・心理的異常などの全身性疾患の前駆症状である場合が少なくない．局所性瘙痒症では，前立腺炎や尿道炎，卵巣機能低下などと関連する場合もある．

掻破により，表皮剥離や苔癬化などの湿疹反応を生じる．高齢者に多い老人性瘙痒症では，強い瘙痒のため，夜間不眠となることもある．

【検査と診断】 問診ならびに視診上，皮疹を認めないことによって診断される．

【治療と予後】 合併する疾患のある場合には，その治療が重要である．強い瘙痒や不眠に対しては，抗ヒスタミン剤や鎮静剤の内服治療が適応となる．皮膚は常に清潔を保つ必要がある．湿疹反応を併発した場合には，その治療を行う．軽症のものもあるが，一般に難治で予後不良な場合が少なくない．

5. 皮膚感染症

皮膚に感染症を起こす疾患は，その原因から，①細菌性，②真菌性，③ウイルス性に分けられる．細菌性感染症のうち，最も頻度の高いものはグラム陽性球菌であるブドウ球菌と化膿性連鎖球菌によるもので，膿皮症とよばれる．次いで皮膚結核症，梅毒の順で，そのほかはまれである．梅毒は性行為感染症ともよばれる．癩菌感染症（ハンセン病）は，日本での新規発症はきわめて少ない．真菌性感染症は，葉状体植物のうち葉緑素を欠く菌類に属する病原性真菌が原因である．皮膚糸状菌による白癬のほか，カンジダ症，癜風，スポロトリコーシスなどが主な疾患である．ウイルス性感染症は，DNAウイルスによるものとRNAウイルスによるものに分類される．DNAウイルスに属するものは，ヘルペスウイルス群・ポックスウイルス群・パポバウイルス群の3種類である．RNAウイルスに属するものは，ピコルナウイルス群・パラミクソウイルス群で，伝染性の高い疾患が多い．

リハ医療従事者は，患者がどんな皮膚感染症に罹患しているかを知り，他の患者に伝染しないよう配慮しなければならない．とくに，経気道性に感染する疾患の場合には，ベッドサイドでの訓練に変更する必要性がある．

1) 膿皮症（pyoderma）

皮膚内に化膿性球菌が侵入し，限局性に化膿性炎症をきたすものである．掻破の傷や虫刺症から侵入する表皮性膿皮症と深在性膿皮症とに分けられる．後者には，毛包周囲やアポクリン汗腺に炎症を起こす毛包性膿皮症と，エクリン汗腺とその周囲に炎症を起こす汗腺性膿皮症がある．近年，メチシリン耐性黄色ブドウ球菌（MRSA）による感染が重要視されている．多くの抗生物質に対して，治療抵抗性を示す．とくに深在性膿皮症に多く，免疫機能低下がある患者では問題となる．抗生物質の投与をむやみに行うことがMRSAの拡大の誘因となる．アトピー性皮膚炎を有する人では，とくに抗生物質の使用には注意が必要である．

(1) 伝染性膿痂疹（impetigo contagiosa）

【病因と症候】 夏季に乳幼児に好発する表皮性膿皮症で，黄色ブドウ球菌やA群連鎖球菌による感染が原因である．俗に“とびひ”といわれ，直接接触や衣類，寝具などを介して伝染する．顔面・四肢・体幹に1～2 mmの紅斑を生じ，数時間で小水疱となる．水疱は徐々にくるみ大に拡大し，その後破れてびらん面を形成し，痂皮を生じる．健常な皮膚面に機械的圧迫を加えると表皮剥離や水疱を生じる現象（ニコルスキー現象）は，陰性である．

【検査と診断】 問診ならびに視診によって診断される．A群連鎖球菌による感染は腎炎の原因となりうるため，水疱の培養が重要である．

【治療と予後】 抗生物質の全身投与を行い，局所的には殺菌消毒剤や抗生物質軟膏を使用する．機能訓練に際しては，他の患者への伝染に配慮する．予後は良好で，1～2週間にて瘢痕を残さず治癒する．MRSAによる感染は，まれに認められる．

(2) 毛包性膿皮症

【病因と症候】 毛包一致性の膿疱を毛包炎，さらに深部に及んで膿瘍と膿栓を形成したものを癤，癤が集合性に生じたものを癰（よう）という．主として黄色ブドウ球菌の経毛孔性感染で，掻破や不潔・多量の発汗が誘因となる．40％前後において，起因菌がMRSAである．癤や癰（よう）では，毛孔周囲に浮腫と潮紅を生じ，自発痛や熱感を伴う．所属リンパ節の腫脹や発熱を生じることもある．顔面に発症した癤は面疔，睫毛のものは麦粒腫（通称“ものもらい”）とよばれる．

【検査と診断】 問診と視診により診断される．病巣からは菌が検出され，抗生物質の選択のために薬剤感受性テストを行う．

【治療と予後】 癤や癰（よう）では，局所的な切開・排膿を行う．ただし，面疔では血流性に頭蓋内に菌が流入する危険性があるため，切開は禁忌とされる．重症例では，抗生物質の全身投与が必要である．本症は伝染性の疾患ではないが，皮膚を清潔に保つことが重要である．予後は良好であるが，癰（よう）では瘢痕を残す．

(3) その他

膿皮症にはほかに，ブドウ球菌性熱傷様皮膚症候群，丹毒，化膿性汗腺炎などがあるが，省略する．

2) 皮膚結核症（tuberculosis cutis）

【病因と症候】 抗酸菌である結核菌が，外来性あるいは内因性に皮膚に病巣を形成するものを真性皮膚結核といい，多くは限局性である．病巣からの結核菌の検出率は高い．頻度の高いものとしては，尋常性狼瘡と皮膚疣状結核があげられる．前者は顔面や頸部に多く，淡紅色の小丘疹および紅斑として始まり，多発性の小結節と潰瘍を形成し瘢痕化する．後者は四肢末端や関節部，肛門，殿部に好発し，疣状に角質増殖し，周囲に紅暈をめぐらす．潰瘍は形成しない．

臓器の結核病巣に存在する結核菌によるアレルギー反応として，皮疹を生じるものを結核疹という．散在性であり，結核菌は病巣からは検出されない．頻度の高いものとしては，バザン硬結性紅斑があげられる．若い女性に多く，下腿伸側に好発する暗褐色紅斑で，一部に硬結を触れる．徐々に潰瘍化する．

【検査と診断】 真性皮膚結核では，病巣からの結核菌の検出に加えて，生検による病理組織像（結核結節の形成）が決め手となる．結核疹では，病理組織像の確認が重要である．また，他の臓器に存在する結核症の検索が必要である．ツベルクリン反応は，いずれの場合においても陽性を示すことが多い．

【治療と予後】 抗結核剤による全身投与が必要である．予後は比較的良好であるが，潰瘍形成を認める場合には，瘢痕を残す．ツベルクリン反応が陽転していないリハ医療従事者は，自らが経気道的に感染することに注意せねばならない．

3) 癩（らい）菌感染症（leprosy）（別名：ハンセン病）

【病因と症候】 病原体である癩菌は結核菌と同じ抗酸菌に属する．菌は皮膚や粘膜の創傷から侵入するが，病原性が弱いために大半は自然治癒する．しかし，細胞性免疫が未発達な乳幼児期では末梢神経に親和し，2～7年間潜伏する．免疫機能が発達するとともに治癒する場合が多いが，末梢神経障害と種々の病型の皮疹を呈する場合がある．

臨床分類として，癩腫型，類結核型，境界群，未定型群，反応期に分けられる．癩腫型では境界不明瞭な紅斑と扁平な隆起が認められ，顔面は獅子面となる．潰瘍化することがある．前頭や眉毛は脱毛し，眼球や鼻腔，咽頭の粘膜が侵されることもある．類結核型では境界明瞭な板状紅斑が顔面や四肢に生じ，知覚障害と神経の肥厚が併発する．

【検査と診断】 癩腫型は皮疹の滲出液から癩菌が検出されるが，抗原に対する遅延型アレルギーの検査であるレプロミン反応は陰性である．類結核型では癩菌は検出されないが，レプロミン反応が陽性である．末梢神経障害の有無を調べることも重要である．

【治療と予後】 抗結核性抗生物質であるリファンピシンをはじめとして，全身的な化学療法を長期間行う．末梢神経障害に対してリハ医療が行われるが，医療従事者が神経質となる必要はない．化学療法治療を開始している患者から健康者への感染は認められない．療養所への入院等を規定した「らい予防法」は1996年に廃止された．

4）梅　毒（syphilis）

【病因と症候】 スピロヘータの一つである梅毒トレポネーマを病原体とし，ほとんどが性行為によって感染する．トレポネーマは空気に触れると死滅するため，経気道的には感染しない．

病期は4期に分けられ，顕症期と潜伏期を交互に繰り返して進行する．第1期は3週間の潜伏期の後，陰部や口唇などトレポネーマの侵入部位に一致して初期硬結を生じる．やがて自潰して，無痛性の硬性下疳（性病性潰瘍）となる．周辺のリンパ節は無痛性に腫大する．硬性下疳は自然に消退して，第2期に入る．

第2期は感染後3か月～3年で，トレポネーマが血流性に全身に広がり，菌血症となる．初期には，梅毒性バラ疹とよばれる爪甲大の淡紅色斑が全身性に生じる．数日後に消失し，2～3週間後に小豆大～指頭大の淡褐色の硬い丘疹（丘疹梅毒）が全身散在性に出現する．ときとしてコンジロームや膿疱となるが，自然消退と再発を繰り返す．

感染後3年を経ると，第3期に入る．皮疹としては，結節性梅毒とゴム腫がみられる．前者は，全身性に生じる指頭大の真皮内浸潤性結節で，しだいに潰瘍化する．ゴム腫は，額や鼻，胸骨などに好発する紅褐色の皮下結節で，自潰して腎形の潰瘍を形成する．

第4期は感染後10年以上の状態で，心血管系病変として梅毒性大動脈炎，脊髄病変として脊髄癆，脳病変として進行麻痺を生じる．

【検査と診断】 問診と視診に加えて，ガラス板法や緒方法などの梅毒血清反応（STS），感作血球凝集反応（TPHA）を行う．梅毒血清反応は感染後4～6週間で陽性となる．皮疹からのトレポネーマの検出は第1期と第2期には可能であるが，第3期には困難となる．

【治療と予後】 できるだけ早期に，ペニシリン系抗生物質の全身投与を行う．第1期では半年～1年，第2期では1～4年で梅毒血清反応が陰性化する．性行為以外には感染せず，リハ医療従事者が神経質となる必要はない．身体から出血や滲出液を認める患者においては，注意が必要である．

5）皮膚真菌症（dermatomycosis）

（1）白　癬（tinea）

【病因と症候】 種々の皮膚糸状菌による皮膚・皮膚付属器官の感染症であるが，原因として高頻度なものは紅色菌と毛瘡菌である．外因性感染で，接触によることが多い．

表在性白癬としては，頭部白癬（しらくも），体部白癬（ぜにたむし），股部白癬（いんきんたむし），足・手白癬（みずむし），爪白癬がある．頭部白癬は学齢期男児に多くみられる類円形の脱毛局面で，一般に無症状である．菌種により，炎症性紅斑や膿疱，痂皮形成，瘙痒を伴う場合がある．体部白癬は，輪状に並ぶ紅色漿液性丘疹あるいは紅斑を伴う小水疱の連なりを形成する．顔面・前腕のほか，どの部位にも発症する．股部白癬は鼠径部や外陰部，大腿内側部に生じる境界明瞭な湿疹様局面で，瘙痒を伴う．辺縁が堤防状隆起を示す境界明瞭な丘疹・紅斑で，中心治癒がみられる．陳旧病変では，色素沈着や苔癬化を伴う．夏季増悪，冬季軽快が特徴的である．足・手白癬は，足の趾間に紅斑・小水疱・落屑・膨化した角質増殖を発症する趾間型，手掌や足底に瘙痒を伴った集簇性の小水疱を生じる小水疱型，手掌や足底のびまん性紅斑と角質増殖・落屑を特徴とする角化型に分けられる．爪白癬は爪甲尖端や側縁の白色混濁に始まり，爪根部に及ぶ．爪甲表面は肥厚・変形し，尖端の崩壊をきたす．

代表的な深在性白癬としては，ケルスス禿瘡がある．これは頭部白癬から続発したもので，菌の毛包内侵入によって毛包壁が破壊し，真皮に膿瘍を形成したものである．自潰してびらん・潰瘍を生じ，毛髪は脱落する．

皮膚糸状菌の先行感染がある場合に，菌体成分や菌の産生物質がアレルギー反応を引き起こして生じた皮疹を白癬疹という．原発巣の急性増悪時に突発的に対側性に出現する．

【検査と診断】 問診ならびに視診によって診断される．真菌症の診断を確定するには，分泌物や排出物の直接検査法が必要である．菌の同定には，分離培養を行う．深在性白癬や白癬疹の場合には，皮内反応の一つであるトリコフィチン反応が強陽性となる．

【治療と予後】 抗真菌剤の外用療法と内服治療がある．体部白癬や股部白癬では，2～5 週間の外用療法で治癒する．頭部白癬や足・手白癬，爪白癬，ケルスス禿瘡では長期間の内服治療が必要である．短期間で治癒したかのようにみえても，80 %以上の菌が角質細胞層内寄生を示す．ときに，1 年以上の治療継続を必要とする．リハ医療従事者は，患者から患者へ菌を伝染しないよう，手洗いに注意する．

(2) カンジダ症（candidiasis）

【病因と症候】 カンジダは口腔や咽頭，腟，糞便などに常在する菌で，抵抗力の減弱に伴って日和見感染を生じる．全身的要因としては糖尿病や妊娠，免疫不全，低栄養など，局所的要因としては皮膚の湿潤やステロイド外用剤の多用などがあげられる．乳幼児のおむつ使用部位，女性の外陰部や乳房下，水仕事従事者の指間や爪周囲などにみられる．落屑を伴う紅斑で，丘疹やびらん，膿疱を伴う場合もある．皮疹は，圧痛と瘙痒を伴う．

【検査と診断】 問診と視診によって診断される．診断の確定には，水酸化カリウム直接鏡検法によって，病的材料中に菌要素を証明する．

【治療と予後】 全身的要因の改善と病変部の清潔・乾燥が重要である．抗真菌剤の外用療法や内服治療が行われる．

(3) その他

皮膚真菌症にはほかに，癜風（でんぷう），スポロトリコーシスなどがあるが，省略する．

6) ヘルペスウイルス群感染症

(1) 単純疱疹（herpes simplex）

【病因と症候】 単純疱疹ウイルス（HSV）による感染症で，Ⅰ型による口唇疱疹とⅡ型による陰部疱疹が多い．口唇疱疹は紅暈を伴った小水疱が口唇や口囲に集簇し，びらんと痂皮を形成した後，1～2 週間で自然治癒する．ぴりぴりする痛みを伴う．陰部疱疹は成人の包皮や亀頭，陰唇，腟前庭などに単発性または多発性に発症する小水疱で，性行為によって感染する．小水疱は破れて潰瘍となり，2～4 週間で治癒する．

【検査と診断】 問診と視診によって診断される．

【治療と予後】 消毒剤であるポピドンヨードゲルや抗ウイルス剤の外用療法が行われる．他の患者に伝染して広まることはほとんどない．

(2) 帯状疱疹（herpes zoster）

【病因と症候】 水痘・帯状疱疹ウイルス（VZV）による感染症である．小児期に水痘の既往歴のある患者が抵抗力に減弱をきたした場合に，神経節に潜伏していたウイルスが再燃すると考えられる．肋間神経や三叉神経，頸部・腰部などの神経領域に神経痛様疼痛が持続し，その後突然に紅暈を伴った小水疱が集簇性に出現し，帯状に配列する．膿疱となり，3～4 週間で治癒するが，疼痛はしばらく持続する．

【検査と診断】 問診と視診のほか，血清ウイルス抗体価の測定によって診断される．

【治療と予後】 抗ウイルス剤の点滴治療と外用療法が行われる．疼痛に対しては消炎鎮痛剤が使用されるが，重度の場合にはステロイド剤の全身投与が行われる．予後は良好であるが，顔面神経を侵すものは Ramsay-Hunt 症候群とよばれ，機能障害を残すことが多い．他の患者に伝染することはない．

(3) 水 痘（varicella）

【病因と症候】 水痘・帯状疱疹ウイルス（VZV）の初感染症で，通称“みずぼうそう”といわれる．幼児・学童期に罹患し，2 週間の潜伏期を経て，前駆症状として軽度の発熱と食欲不振を呈する．その後，全身に紅暈を伴った小水疱が出現し，3～4 日で痂皮を形成する．

【検査と診断】 問診と視診によって診断される．

【治療と予後】 安静と対症療法にて治癒する．他人への伝染防止のため，外出を禁止する．成人発症では，一般に重症である．予防のためには，水痘ワクチンが有効である．

(4) カポジ水痘様発疹症（Kaposi's varicelliform eruption）

【病因と症候】 多くは単純疱疹ウイルス（HSV）の感染によって生じ，疱疹性湿疹ともいわれる．元来からアトピー性皮膚炎を発症していた乳幼児に多く，全身の湿疹に一致して，突然に小水疱が多発し，高熱と所属リンパ節の有痛性腫脹を生じる．小水疱は膿疱となり，痂皮を形成した後，治癒する．

【検査と診断】 問診と視診のほか，ウイルスの分離・同定や細胞診によって診断を確定する．

【治療と予後】 抗ウイルス剤の点滴治療と外用療法が行われる．重度の全身症状には補液や免疫グロブリンの投与が必要で，かつては死亡例が少なくはなかった．

7）ポックスウイルス群感染症

(1) 痘 瘡（variola）

【概要】 突然の高熱と全身性の丘疹・水疱・膿疱をきたし，出血性となれば死に至る痘瘡ウイルス感染症である．通称“天然痘”とよばれ，法定伝染病に指定されていたが，1980 年に絶滅宣言が出された．予防接種である種痘も行われなくなった．

(2) 伝染性軟属腫（molluscum contagiosum）

【病因と症候】 伝染性軟属腫ウイルスの感染症で，通称“みずいぼ”といわれる．2～5 mm の半球状に隆起した柔らかい小結節で，身体のどの部位にも発症する．淡紅色の光沢があり，中心に臍窩を形成する．中から粥状物質が排出される．小児に多く，プールなどを通じて接触感染する．自家感染によって，他の部位へ広がる．

【検査と診断】 問診と視診によって診断される．

【治療と予後】 内容物を排出した後，40％硝酸銀液を塗布して拡散を防止する．

8）パラミクソウイルス群感染症

(1) 麻 疹（measles）

【病因と症候】 麻疹ウイルスによる小児感染症で，通称“はしか”といわれる．経気道的に感染し，約 10 日間の潜伏期を経て 39℃前後の発熱を生じる．2～3 日目に頬粘膜のコプリック斑が現れ，同時に鼻炎，上気道炎，結膜炎を併発する．4～5 日目に 40℃前後の発熱をきたし，全身性に帽針頭大の小紅斑が出現する．融合して爪甲大となり，8～10 日目には解熱するとともに落屑を生じる．

【検査と診断】 問診と視診によって診断される．末梢血中の白血球は減少する．

【治療と予後】 約 4 週間にて，色素沈着を残して自然治癒する．成人では脳脊髄炎を併発する場合もある．一般に予防接種が行われる．

(2) 風 疹（rubella）

【病因と症候】 風疹ウイルスによる経気道的感染症で，通称“三日ばしか”といわれる．2～3 週間の潜伏期を経て，軽度の発熱と全身倦怠感を生じる．1～2 日後に全身性に帽針頭大の淡紅色斑が出現し，3 日で消退する．同時に，後頭や耳後，頸部，腋窩のリンパ節腫脹を生じる．

【検査と診断】 問診と視診によって診断される．末梢血中の白血球は減少し，風疹抗体価は上昇する．

【治療と予後】 予後良好で，自然治癒する．妊娠前半期に罹患した場合には，先天性風疹症候群児（聴力障害・網膜症・心奇形などを合併する疾患）を出産する可能性がある．

9）その他のウイルス感染症

皮膚感染症にはほかに，尋常性疣贅や青年性扁平疣贅，尖圭コンジローム，などのパポバウイルス群感染症，手足口病に代表されるピコルナウイルス群感染症，B型肝炎ウイルスの家族内感染によるGianotti病，パルボウイルスB19型による伝染性紅斑，ヒトヘルペスウイルス（HHV）6型による突発性発疹症，EBウイルスによる伝染性単核症，A群溶連菌感染症による猩紅熱などがあるが，詳細は省略する．

6. 動物寄生による疾患

細菌類よりも大きい原生動物や節足動物のある種のものは，皮膚の刺し口から侵入することによって，皮膚疾患を発症する．抗生物質や殺虫剤の普及と衛生環境の改善に伴って，減少の傾向はあるが，海外から持ち込まれる危険性は増えている．主な疾患について簡単に記す．

（1）疥癬（かいせん）（scabies）

【病因と症候】 ダニの一種であるヒゼンダニの寄生によって，指間や腋窩，肘窩，女性乳房下部，下腹部，陰部など，皮膚の柔らかい部位に皮疹を生じる．患者との密接な接触や性行為，寝具や衣類を介して伝染する．環境衛生状態の悪化に伴って流行するが，入浴回数の少ないリハ治療中の患者から医療従事者が伝染することもまれではない．皮疹は紅色丘疹，漿液性丘疹，小水疱，膿疱，痂皮形成，結節などが混在し，夜間には激しい瘙痒を伴う．雄虫が角質細胞層内に潜入し，疥癬トンネルとよばれる線状隆起を形成するのが特徴である．

【検査と診断】 問診と視診に加えて，疥癬トンネル内や漿液性丘疹から虫体や卵を検出することによって診断される．

【治療と予後】 イベルメクチンの内服治療のほか，クロタミトン軟膏や安息香酸ベンジル液，有機硫黄軟膏の外用療法が有効である．

（2）毛ジラミ症（pediculosis pubis）

【病因と症候】 陰毛や腋毛，眉毛などの毛包に毛ジラミが寄生することによって，皮疹を生じる．下腹部や大腿，胸部の刺し口に，暗青色斑が認められる．強い瘙痒を伴い，掻破による二次的な湿疹やリンパ節腫脹を認める．

【検査と診断】 問診と視診によって診断される．毛幹から虫卵が検出されやすい．

【治療と予後】 剃毛した後，クロタミトン軟膏の外用療法が行われる．

（3）一般虫刺症

【概要】 ノミや蚊，ブユ，蜂による虫刺症のほか，ダニの種類としては，ネズミに寄生するイエダニがヒトを刺す．瘙痒を伴い，紅色丘疹や膨疹を生じる．シラミの種類としては，アタマジラミやキモノシラミ，南京虫があげられる．

（4）リケッチア症

【概要】 リケッチアによる皮膚感染症のうち，わが国にみられる疾患は恙虫病と紅斑熱リケッチアである．恙虫病は発熱と全身のリンパ節腫脹を伴い，皮疹は全身性に紅斑を生じる．紅斑熱リケッチアも症状は酷似するが，リンパ節腫脹は刺し口の所属リンパ節に限局する．いずれもテトラサイクリン系抗生物質が著効を呈する．

7. 物理的皮膚障害

物理的刺激によって発症する皮膚障害は，リハ医学とも関連が深い．温熱療法をはじめとして，種々の物理療法を遂行するにあたっては，その副作用として発症する皮膚障害の可能性を常に念頭に置く必要がある．

1）光線による皮膚障害

（1）光線皮膚障害（cutaneous disorders due to light）

【病因と症候】 太陽から送られる電磁波のうち，光線には紫外線，可視光線，赤外線などがある．皮膚に対して悪影響を及ぼすのは主に紫外線で，長波長紫外線（UVA）・中波長紫外線（UVB）・短波長紫外線（UVC）に分けられる．皮膚には紫外線防御機能が存在するが，その許容量を超える光線が照射された場合に光線皮膚障害を生じる．急激に過度な日光照射を浴びて発症する日光皮膚炎と慢性的な照射によって生じる慢性光線皮膚症に分けられる．前者はいわゆる“日焼け”で，光線照射数時間後に紅斑と灼熱感・疼痛をきたし，重度な場合には浮腫や水疱形成に至る．数日後に落屑し，色素沈着を残す．多量のメラニンが貯留した状態である．

慢性光線皮膚症の主なものとしては，屋外労働者にみられる項部菱形皮膚や，高齢者の顔面・手背に生じる光線角化症などがある．項部菱形皮膚は農夫皮膚，水夫皮膚ともよばれ，皺襞形成や，表皮の萎縮，乾燥，色素異常，皮野形成などが著明となる．光線角化症は老人性角化症と同義語で，角化性鱗屑を伴った紅褐色局面である．疣状丘疹や角状に突出する角質塊（皮角）を呈する場合があり，病理学的には表皮内癌（前癌状態）の所見を呈する．

【検査と診断】 問診と視診によって診断される．光線角化症では有棘細胞癌への移行がみられるため，病理学的診断が重要である．

【治療と予後】 日光皮膚炎では，冷湿布やステロイド剤の外用療法が行われる．水疱形成の場合には，熱傷治療に準じて水疱内容を吸引した後，ワセリンと抗生物質軟膏の外用療法を行う（p.14 参照）．項部菱形皮膚や光線角化症では，日光の遮断が重要である．光線角化症では皮疹を切除し，局所化学療法が行われる．

(2) 光線過敏症（photosensitive dermatitis）

【概要】 皮膚の紫外線防御機能に異常があるか，光線を吸収しやすい標的物質が皮膚組織に存在することにより，許容量の光線照射に対して異常な反応を示す場合を光線過敏症という．前者は原因が明らかでない場合が多く，顔面などの日光露出部に発症する．膨疹を生じる日光蕁麻疹や，瘙痒を伴った紅斑丘疹と苔癬化局面が生じる多形光線疹などがある．

光線によって活性化される物質は，一般に光感作物質といわれる．光線過敏症のうち光接触皮膚炎は，種々の植物やタール剤などの光感作物質が皮膚に接触した後，同部に光線（主としてUVA）が照射されて紅斑と浮腫（光毒性反応），または湿疹（光アレルギー反応）をきたす疾患である．また，サイアザイド系利尿剤やテトラサイクリン，サルファ剤その他の薬剤が全身投与されている場合に，光線照射を受けて発症する湿疹や蕁麻疹，紅斑などは光線過敏症薬疹とよばれる．光感作物質であるかどうかは，光線貼付試験によって確認する．

リハ医療の場において，光線過敏症の患者に対する紫外線治療は禁忌となるため，注意が必要である．紫外線以外の電磁波による皮膚障害に関しては，不明な点が少なくない．近年，コンピュータ画面や携帯電話から発生する電磁波について，話題となっている．極超短波治療や超音波治療による障害の有無に関しても，検討の余地がある．

2）放射線皮膚障害（radio dermatitis）

【概要】 各種の放射線照射によって生じる皮膚の病変で，短期間に大量の照射を受けて発症する急性放射線皮膚炎と，少量の照射を反復的に長期間受けて発症する慢性放射線皮膚炎とに分けられる．前者は軽症の場合には紅斑と浮腫のみであるが，重症では小水疱やびらん，潰瘍を形成する．治療は，熱傷治療に準じて行う．後者の症状としては，徐々に落屑や萎縮，脱毛，色素沈着が進行する．潰瘍を形成する場合もあり，ときに皮膚癌へ移行する．

3）温熱・寒冷による皮膚障害

【概要】 熱傷（burn）は，熱湯や火焔，過熱金属などの高熱が皮膚に作用して発症する．深度によってⅠ度，Ⅱ度，Ⅲ度に分けられ，熱傷面積と気道損傷の有無などによって生命的予後が異なる（p.14 参照）．

0℃以下の寒冷による組織の凍結は，凍傷（frostbite）とよばれる．加温により発赤と疼痛を生じ，水疱形成やびらん，潰瘍へと移行する．重症な場合には，壊死に陥る．凍瘡（chilblain）は，気温3℃程度の寒冷刺激を繰り返した場合に生じる紫紅色斑と浮腫で，通称“しもやけ”といわれる．

電流の通過による人体の損傷は，電撃傷（electric burn）とよばれる．皮膚では電気の出入部に，熱傷と同様の発赤や潰瘍，壊死を生じる．

主に皮膚科治療として使用される機器として，レーザー光線療法や1メガサイクル以上の高周波交流を用いる電気乾固法，液体窒素による凍結療法などがある．これらの治療機器も使用法を誤れば，皮膚障害を生じる危険性がある．

4）機械的刺激による皮膚障害

(1) 褥　瘡 (pressure sore)

【病因と症候】 褥瘡は通称“床ずれ”といわれ，身体を動かさないことによって二次的に生じる病態（廃用症候群）の一つであり，生命に危険を及ぼす可能性がある．発症の原因としては，皮膚への圧迫，低栄養や貧血，皮膚の不潔・細菌感染，浮腫，末梢循環障害，知覚の異常などが考えられるが，なかでも皮膚への圧迫が直接的原因として最も重要である．すなわち，皮膚が長時間圧迫されることによって血流が遮断され，紅斑と浮腫，水疱形成，さらに潰瘍と壊死を引き起こす．とくに，骨が隆起していて皮膚に近く，さらに皮下組織に乏しい部分に生じる．骨と身体外の物質（ベッドなど）との間に挟まれると，皮膚や皮下組織が局所的な阻血状態に陥りやすいためである．皮膚の感染を併発することはしばしばで，起因菌がMRSA である場合も少なくない．

褥瘡の発症する部位は，患者の姿勢によって異なる．例えば，仙骨部や肩甲骨部，後頭部，踵骨部の褥瘡は，長時間の背臥位を強いられた場合に発症する．坐骨結節部や殿裂部の褥瘡は，椅子座位を長く保つことによって生じる．坐骨結節部は座面との圧迫により，殿裂部は皮膚の剪断力により発症する．また，大転子部は側臥位のほか，車椅子座位にてスカートガードに圧迫を強いられて褥瘡となる．

【検査と診断】 問診と視診によって診断される．

【治療と予後】 褥瘡の部位に応じて，圧迫の姿勢を回避することが最も重要である．例え優れた潰瘍治療剤を使用しても，圧迫が持続する間は治癒しない．仙骨部の褥瘡では背臥位を禁止するとともに，積極的に車椅子座位を推奨する．逆に，坐骨結節部の場合には座位を禁止する．

圧迫の姿勢を回避したうえで，褥瘡部の消毒とその周囲の皮膚の清潔に心がける．入浴は褥瘡部の清潔に加えて，末梢血行を増大させる．また，褥瘡周囲の皮膚のマッサージや低周波治療，高蛋白質食の摂取，日光浴による乾燥も有効な手段である．潰瘍形成に対しては潰瘍治療剤の外用療法，壊死組織・不良肉芽の除去が行われる．感染を伴う場合には，抗生物質の外用療法が行われる．褥瘡が広範囲で皮下組織に到達する場合には，植皮術が行われる場合もある．

褥瘡は予防が重要で，臥床の際は頻回（2～3時間に1回）の体位交換が必要である．車椅子座位の場合には，プッシュアップまたは片側殿部挙上を行う．重度の知覚障害の場合には褥瘡による痛みが感じられないため，皮膚の入念な観察を行うことを教育する．

(2) 胼胝（べんち）と鶏眼（けいがん） (callus & clavus)

【概要】 胼胝は，表皮角質細胞層が限局性に肥厚し，皮膚表面より隆起して硬くなった状態で，通称“たこ”といわれる．皮内へ楔入した角質増殖は鶏眼あるいは“うおのめ”とよばれ，足底や趾間に生じる．鶏眼は芯があり，圧痛を有する．胼胝には芯も圧痛もない．

8．紅 斑 症

紅斑は，毛細血管の可逆的な拡張の結果，血流量が増大して生じる．透明な硝子棒で圧迫すること（硝子圧法）によって血管内の血液が追い出されると，紅斑は消失する．炎症性の皮膚疾患の多くの場合において紅斑を伴う．紅斑を主体とする疾患には多形滲出性紅斑，結節性紅斑，手掌紅斑などがあるが，詳細については省略する．

9．紫 斑 症

【概要】 皮膚や粘膜における微小血管の出血を紫斑（purpura）といい，5 mm 以下の点状出血とそれ以上の斑状出血とに分けられる．硝子圧法によって消失しないことは，紅斑と異なる点である．その原因から，①血液異常による紫斑，②血管障害による紫斑，③原因不明の紫斑に分類される．

血液異常による紫斑としては，血小板の産生障害や血小板消費によって生じる血小板減少性紫斑病のほか，血友病やビタミン K 欠乏症，肝疾患など凝固因子異常に基づく紫斑，播種性血管内凝固症候群（DIC）に基づく紫斑，免疫グロブリンの異常による紫斑などがある．

血管障害による紫斑としては，アレルギー性血管性紫斑病や症候性血管性紫斑などの血管炎によるものと，老人性紫斑や女子深在性紫斑，ステロイド紫斑などの血管支持組織の脆弱性によるものがある．

10. 色素異常症

【概要】 メラノサイトの機能低下による色素脱失症と，メラノサイトの機能亢進による色素増加症，異物沈着による色素異常がある．

色素脱失症の代表としては，尋常性白斑がある．本疾患は，抗メラニン抗体および抗メラノサイト抗体による自己免疫疾患と考えられる．青壮年に好発し，種々の大きさで境界明瞭な完全脱色斑が身体のあらゆる部位における表皮角化細胞に生じる．臨床的には，汎発型，分節型，限局型に分けられ，PUVA 療法やステロイド剤の外用療法が行われる．

色素増加症としては，通称“そばかす”といわれる雀卵斑，通称“しみ”といわれる肝斑，主に化粧品によるリール黒皮症がある．いずれも顔面などの日光露出部に生じる．雀卵斑は小豆大までの類円形，淡褐色の小色素斑で，遺伝的要因が関与する．肝斑は左右対称性，淡褐色の色素斑で，日光照射が誘因となる．リール黒皮症はびまん性，紫褐色の網状色素斑で，鉱物油を含んだ化粧品が原因と考えられる．ビタミン C や還元型グルタチオン剤の内服治療が行われる．

異物沈着による色素異常としては，蜜柑や南瓜などのカロチン含有食物の過剰摂取による柑色皮症，皮膚に色素や墨を人為的に注入する刺青などがある．柑色皮症はカロチンからビタミン A への転換障害によっても生じ，手掌や足底，顔面が著明に黄色調となる．

11. 角 化 症

角化症は表皮の角化過程の異常を主病変とする疾患の総称で，遺伝性角化症と非遺伝性角化症に分けられる．後者は炎症性疾患と非炎症性疾患の 2 つに分けられる．

(1) 乾　癬（psoriasis）

【病因と症候】 乾癬は表面に鱗屑を伴った紅斑で，四肢の伸側に好発する炎症性角化症である．遺伝的素因に加えて光線や細菌感染，外傷その他の因子が作用して発病するといわれる．表皮角化細胞の異常増殖の結果，銀白色の鱗屑を形成する．臨床的に多くみられる疾患としては，尋常性乾癬がある．これは肘頭や膝蓋部，殿部，被髪頭部などの機械的刺激を受けやすいところに皮疹を生じる．原発疹は類円形の紅色丘疹または紅斑で，膜様の鱗屑が付着する．やがて境界鮮明な隆起性紅斑が銀白色の鱗屑に取り囲まれるようになる．一般に瘙痒を伴わない．尋常性乾癬のほかには，乾癬が全身に広がり，びまん性潮紅状態を呈する乾癬性紅皮症や，発熱・全身倦怠感を伴って紅斑上に無菌性の小膿疱が多発する膿疱性乾癬などがある．

【検査と診断】 鱗屑を擦ると蝋（ろう）がはがれるようにはげ落ちる現象（蝋片現象）が認められる．次々削ると毛細血管が露出し，点状の出血斑が生じる（アウスピッツ現象）．また，健常な部位の皮膚に外傷や日光照射などの刺激を加えると人工的に乾癬を起こすことができる（ケブネル現象）．

【治療と予後】 ステロイド剤の ODT 療法のほかに，コールタール軟膏の塗布と紫外線照射を組み合わせるゲッケルマン療法や，ソラレンの内服または外用と紫外線照射を組み合わせる PUVA 療法などがある．悪性化はなく，治療に反応性であるが，一生涯にわたって再発を繰り返す難治性疾患である．

(2) 進行性指掌角皮症（主婦湿疹）（keratodermia tylodes palmaris progressiva）

【概要】 炎症性角化症に属するが，主婦湿疹と同一疾患といわれる（p.40 参照）．

(3) その他

角化症にはほかに，尋常性魚鱗癬，ダリエー病，扁平苔癬，ジベルバラ色粃糠疹（ひこうしん），毛孔性苔癬，黒色表皮腫などがあるが，詳細は省略する．

12. 水疱性・膿疱性疾患

皮膚疾患のうち，水疱や膿疱を生じる疾患は数多く，すでに細菌やウイルスの感染に基づく疾患については述べた．本項では，それ以外の疾患で，水疱や膿疱を主症状とするものについて述べる．免疫異常による疾患には，天疱瘡や，類天疱瘡，ジューリング疱疹状皮膚炎などがある．遺伝性疾患としては，家族性良性慢性天疱瘡や先天性表皮水疱症がある．

(1) 天疱瘡（pemphigus）

【病因と症候】 抗表皮細胞間抗体による自己免疫疾患と考えられる．Ⅱ型アレルギー反応が関与する．表皮細胞の細胞間橋が破壊され，細胞間の結合が失われた状態（棘融解）となり，表皮内に水疱を形成する．臨床型は棘融解性水疱を形成する部位によって，表皮基底細胞層直上の尋常性天疱瘡と増殖性天疱瘡，角質細胞層下から顆粒細胞層内の落葉状天疱瘡と紅斑性天疱瘡に分けられる．

尋常性天疱瘡では，口腔粘膜の難治性びらんとして始まり，数か月後には健常な皮膚に大小の水疱が多発する．水疱は破れて，疼痛性のびらんを形成するが，表皮形成が生じがたく，拡大・融合する．背部や腋窩，鼠径部をはじめ，全身に広まる．

【検査と診断】 問診ならびに視診に加えて，病理組織像と病変部の IgG や C3 の表皮細胞間沈着によって診断される．ニコルスキー現象が陽性である．

【治療と予後】 ステロイド剤の大量全身投与，免疫抑制剤や金製剤の併用が行われる．適切な治療を行わなければ全身に広まり，全身衰弱や感染症の併発により死に至る．死亡率は約 10％である．治療を中止すると再燃する．

(2) 類天疱瘡（pemphigoid）

【病因と症候】 60 歳以上に多く，抗基底膜抗体による自己免疫疾患で，Ⅱ型アレルギー反応によって発症すると考えられる．表皮下に水疱と紅斑が多発性に生じ，瘙痒を伴う．大腿内側，鼠径部，腋窩，前腕内側などが好発部位である．天疱瘡と異なり，破れにくい．破れてびらんを形成した場合でも疼痛はなく，表皮形成も速やかに行われる．

【検査と診断】 問診ならびに視診に加えて，病理組織像と病変部の IgG や C3 の基底膜部沈着によって診断される．

【治療と予後】 ステロイド剤の内服治療，免疫抑制剤や金製剤の併用が行われる．生命に対する予後はよいが，再燃を繰り返す．

(3) その他

水疱性・膿疱性疾患にはほかに，ジューリング疱疹状皮膚炎，家族性良性慢性天疱瘡，先天性表皮水疱症，掌蹠（しょうせき）膿疱症などがあるが，詳細は省略する．

13. 母斑・母斑症

母斑は胎生期に細胞の分化過程の異変をきたしたもので，出生後に生じたものとして腫瘍と区別することができる．その由来から，上皮細胞系の母斑と神経堤起源細胞系の母斑とに分けられる．前者には表皮母斑と脂腺母斑がある．神経堤起源細胞は正常では表皮の基底細胞層にあるメラノサイトや末梢神経のシュワン細胞へと分化するが，異常分化すると母斑細胞となる．母斑細胞を主体とする母斑には色素性母斑と若年性黒色腫（母斑細胞母斑）があり，メラノサイトを主体とする母斑には扁平母斑，青色母斑，太田母斑，蒙古斑などがある．放置にて悪性化する可能性のあるものは，脂腺母斑や色素性母斑，青色母斑である．

母斑症は皮膚の病変のみでなく，他の器官にも同一の病変が出現する疾患である．レックリングハウゼン病や結節性硬化症などがある．

(1) 表皮母斑（epidermal nevus）

【概要】 出生時または幼小児期に発症し，疣状丘疹が集簇して列序性に並ぶ．表皮の過形成で，全身に及ぶ場合もある．

(2) 脂腺母斑（sebaceous nevus）

【概要】 顔面有毛部皮膚に好発する脂腺・表皮を含む多組織の過形成で，出生時または幼小児期に円形脱毛様の黄色調局面として発症する．成長とともに隆起し，疣状となる．成人期に基底細胞腫などへの移行が多い．

(3) 色素性母斑（pigmented nevus）

【概要】 日常最も多くみられる褐色ないし黒色の色素斑で，1.5 cm 以下の小型色素性母斑は，通称“ほくろ”といわれる．2.0 cm 以上の巨大型色素性母斑は有毛性であることが多く，悪性黒色腫への移行が多い．

(4) 若年性黒色腫（juvenile melanoma）

【概要】 顔面に好発するそら豆大までの半球状赤褐色の小結節で，通常は単発性である．悪性化することはない．

(5) 扁平母斑（spilus nevus）

【概要】 メラノサイトが表皮の基底細胞層で増加したもので，思春期に生じる扁平な褐色色素斑である．

(6) 青色母斑（blue nevus）

【概要】 メラノサイトが真皮内で腫瘍性に増殖したもので，顔面や手背，足背，殿部に好発する．通常 2～10 mm の青色ないし黒色調小結節で，出生時から幼小児期に発症する．大きくなると，まれに悪性化する．

(7) 太田母斑（nevus of Ota）

【概要】 真皮内メラノサイトの増殖と基底細胞層のメラニン沈着による母斑で，片側の顔面に青色の色素斑として生じる．生後まもなく発症する早発型と思春期前後に発症する遅発型があり，日本人女性に多い．悪性化することはないが，自然消失もない．

(8) 蒙古斑（mongolian spot）

【概要】 胎生期の真皮メラノサイトが残存したもので，東洋人乳児にふつうにみられる．仙骨部や殿部の青色斑で，10 歳前後で消失する．

(9) レックリングハウゼン病（[von] Recklinghausen's disease）

【概要】 皮膚の神経線維腫と褐色の色素斑（カフェ・オレ斑），神経系の腫瘍を主徴とする疾患で，常染色体優性遺伝である．色素斑は扁平母斑様で，全身に 6 個以上ある場合には本症が疑われる．5 歳以降に初発し，徐々に進行する．神経系の腫瘍は末梢神経に生じる神経鞘腫のほか，脊髄腫瘍，脳腫瘍，視神経膠腫など多彩で，それに伴って骨変形をきたす．生命予後は，比較的良好である．

(10) 結節性硬化症（tuberous sclerosis，Bourneville-pringle disease）

【概要】 顔面血管線維腫，てんかん発作，知能障害を 3 徴とする疾患で，常染色体優性遺伝である．顔面血管線維腫は両側の鼻唇溝部に多発する半米粒大の小丘疹で，本体は血管線維腫である．その他の皮疹として，殿部に好発する結合組織母斑（粒起革様皮），四肢の木葉様白斑，爪囲線維腫などを呈する．

14. 皮膚腫瘍

腫瘍は出生後に細胞の突然変異をきたしたもので，その起源がどこにあるかによって，①上皮細胞系，②神経堤起源細胞系，③間葉組織系に分類される．また，腫瘍細胞の分化の状態によって，良性腫瘍と悪性腫瘍とに分けられる．この項では，主な腫瘍について述べる．

1）上皮細胞系良性腫瘍

(1) 老人性疣贅（ゆうぜい）（脂漏性角化症）（verruca senilis）

【概要】 表皮の加齢性変化で，有棘細胞と基底細胞が疣状に増殖した状態である．高齢者ではごく一般にみられ，顔面や体幹の脂漏部位に多い．まれに，内臓悪性腫瘍の合併症状として，短期間に多発し瘙痒を伴う場合がある．

(2) 粉 瘤（atheroma）

【概要】 表皮の陥入による半球状の角質囊腫で，その内容物は腐臭を伴う黄白色の粥状物質である．ときに二次感染を起こして，発赤，腫脹，疼痛を伴う．治療としては，囊腫壁を残すことなく摘出する．

2）上皮細胞系悪性腫瘍

(1) ボーエン病（Bowen's disease）

【概要】 境界明瞭な扁平ないし軽度隆起性の紅褐色局面で，表面に鱗屑を伴う．体幹や四肢，陰部に好発し，慢性湿疹や尋常性乾癬と誤診されやすい．病理学的には皮膚や粘膜の表皮内癌（前癌状態）の所見を呈し，放置すると有棘細胞癌に移行する場合が少なくない．多発性の場合には砒素の摂取が病因と考えられ，子宮癌や消化器癌などの内臓癌との合併が多い．治療としては，皮膚病変の切除を行い，局所化学療法や放射線治療が適応となる．

(2) パジェット病（Paget's disease）

【概要】 乳房内やアポクリン汗腺の多い外陰部・肛門部・腋窩にみられ，境界明瞭な湿疹性紅斑を伴ったびらん性局面である．病理学的には，表皮内に大型細胞（Paget 細胞）が散在性，集簇性にみられる．進行すれば，所属リンパ節の腫脹を伴う．治療としては，所属リンパ節を含めた腫瘍の広範切除を行う．

(3) 老人性角化症(光線角化症)(senile keratosis)

【概要】 慢性的紫外線曝露によって，角化性鱗屑を伴った紅褐色局面を生じる．表皮内癌であり，放置すれば20～25%が有棘細胞癌に移行する．老人性角化腫ともよばれるが，脂漏性角化症とは別の疾患である．

(4) 有棘細胞癌（squamous cell carcinoma）

【病因と症候】 皮膚癌のなかで最も代表的なもので，中年以降の男性に好発する．先行病変に紫外線照射や砒素，タール，放射線などの誘因が加わって発症する場合が多い．先行病変としては，老人性角化症やボーエン病などの表皮内癌のほか，熱傷瘢痕，慢性放射線皮膚炎，尋常性狼瘡などがある．小丘疹ないし結節として始まり，急速に増大して腫瘤・潰瘍を形成する．二次感染を伴って，悪臭を放つ．

【検査と診断】 問診と視診によって診断される．

【治療と予後】 腫瘍の切除と放射線治療，化学療法の全身投与が行われる．早期にリンパ行性転移をきたすため，予後は不良である．

(5) 基底細胞腫（basalioma）

【概要】 有棘細胞癌と同程度に多い皮膚癌であり，40～60 歳代に好発する．80%以上が顔面有毛部に発症し，正中部に多い．臨床型としては結節潰瘍型が多く，日本人では黒色調を呈する．病理学的には基底細胞様細胞の増殖で，異型性は低い．局所侵襲性は強いが，転移はまれであるため，予後は良好である．

3) 神経堤起源細胞系悪性腫瘍

(1) 悪性黒色腫（malignant melanoma）

【病因と症候】 メラノサイト系の悪性腫瘍で，転移しやすく，悪性度が高い．黒褐色の皮疹としてみられ，易出血性である．臨床型としては，結節型，表在拡大型，悪性黒子型，末端黒子型の 4 型に分類される．結節型は丘疹・結節病変で潰瘍化しやすいが，周囲には色素斑を伴わない．他の 3 型では，周囲に黒褐色の斑や局面が認められる．表在拡大型は扁平隆起性で，背部や下肢に多い．悪性黒子型は黒褐色斑状皮疹（悪性黒子）として初発し，後に結節を生じる．好発部位は，顔面である．末端黒子型は，足底や指趾爪部に多く認められる．日本人では末端黒子型が最多であり，白人には表在拡大型，黒人には結節型と末端黒子型が多い．

【検査と診断】 問診と視診(ルーペによる拡大)によって診断される．病理学的診断の目的で部分的に生検することは腫瘍の播種につながるため，禁忌である．鑑別すべき疾患としては，色素性母斑や，若年性黒色腫，老人性疣贅，皮膚線維腫などが重要である．

【治療と予後】 広範囲切除ならびに化学療法の全身投与が行われる．予後は，皮膚腫瘍中最悪である．腫瘍の厚さが 0.75 mm 以下の早期のものでは，良好である．

4) 間葉組織系良性腫瘍

(1) 皮膚線維腫（dermatofibroma）

【概要】 真皮内での膠原線維または組織球の増殖で，数 mm～2 cm の黒褐色の隆起性結節である．成人の四肢に単発ないし多発する．悪性化することはないが，悪性黒色腫との鑑別が重要である．

(2) 肥厚性瘢痕・ケロイド(hypertrophic scar & keloid)

【概要】 皮膚損傷後の変化で，結合組織の増殖による境界明瞭な扁平隆起である．程度によって，①肥厚性瘢痕，②瘢痕ケロイド，③真性ケロイドに分類される．肥厚性瘢痕は健常者の創傷治癒遷延の結果で，創面に一致して隆起する紅色調の硬い瘢痕で，増大時には圧痛や瘙痒を伴う．1～数年以内に萎縮性瘢痕となる．瘢痕ケロイドは難治性で自然消退が期待できないもので，全身的素因が関与する．真性ケロイドは，さらに重度の病変である．創部を越えて健常皮膚に拡大し，腫瘤状・蟹足状の盛り上がりを生じる．

初期治療としては，スポンジなどの柔らかい物で圧迫する．ステロイド剤によるODT療法が有効である．ケロイドでは切除後に，形成術や植皮術が必要である．

(3) 脂肪腫（lipoma）

【概要】 皮下脂肪の増殖したもので，全身のどの部位にも生じる．半球状の柔らかい腫瘤で，可動性がある．単発または多発し，大小も種々である．悪性化はまれである．

(4) 血管腫（angioma）

【概要】 血管の拡張を主体とするものと，血管内皮細胞の腫瘍性増殖を呈するものとがある．前者には単純性血管腫（ポートワイン母斑）や海綿状血管腫など，後者には苺状血管腫やカサバッハ・メリット症候群などがある．

単純性血管腫は真皮浅層の毛細血管の拡張と増加で，全血管腫の約半数を占める．出生時にみられる隆起のない赤色斑で，顔面正中部の血管腫以外は自然消退しない．海綿状血管腫は，皮面に紅斑を伴う柔軟な皮下腫瘍である．出生時より存在し，加齢とともに多少増大する．苺状血管腫は毛細血管内皮細胞の腫瘍性増殖が主体で，顔面に好発する．生後1週間～3か月に発症し，学童期までに消失する．カサバッハ・メリット症候群は，苺状血管腫よりさらに未分化な段階にとどまった淡紅色の腫瘍で，合併症状として血小板減少症を有する．幼児期に皮下硬結として発症し，巨大血管腫となる．腫瘍内出血からDICを引き起こして，死亡することが多い．

5）間葉組織系悪性腫瘍

(1) カポジ肉腫（Kaposi's sarcoma）

【概要】 血管内皮細胞の増殖と脈管の増生が，皮膚および他の臓器に生じる疾患である．発症の要因として，地域的ならびに人種による好発傾向，免疫不全との関連がある．近年，後天性免疫不全症候群（AIDS）による本症の併発が知られている．皮膚病変は褐色ないし暗紫紅色の紅斑や浸潤局面・結節で，四肢遠位部から中枢部へと拡大する．有痛性で，易出血性である．AIDSに伴うものでは急速に進展し，予後不良である．放射線療法や化学療法などが行われるが，限局性の場合には外科的に切除する．

(2) 悪性リンパ腫（malignant lymphoma）

【概要】 皮膚に原発する悪性リンパ腫は，T細胞リンパ腫である．その代表疾患には，菌状息肉症とセザリー症候群がある．菌状息肉症は体幹や四肢の多発性の紅斑（紅斑期）として初発し，数年から10数年を経て浸潤性の扁平隆起（扁平浸潤期），暗紅褐色の半球状結節（腫瘍期）へと進展する．セザリー症候群は，全身性の瘙痒を伴う剥脱性の紅皮症として発症し，表在リンパ節の腫大を併発する疾患である．両疾患ともに皮膚病変にはステロイド剤の外用療法，PUVA療法などが行われる．腫瘍期以降には多剤併用化学療法が行われるが，予後は不良である．

白血病や全身性のリンパ腫など多彩な病型を示し，高率に皮膚病変を生じる疾患として，成人T細胞白血病・リンパ腫がある．ヒトT細胞白血病ウイルス（HTLV-Ⅰ）の感染が病因と考えられ，特異疹は紅色丘疹ないし小結節のほか，紅斑や紫斑，紅皮症の形態をとる．

15. 紅皮症

【概要】 紅皮症（erythroderma）は全身の皮膚におけるびまん性の潮紅で，落葉状または細かい鱗屑を伴う状態をいう．疾患名というよりも，症候の一つである．遺伝性または後天性疾患が，種々の原因により急速に拡大し，12～48時間で全身に及んだものとされる．汎発化の誘因として，自己免疫異常や素因，異常蛋白血症，電解質異常，下垂体副腎機能不全などが考えられる．

原疾患として多いものは，湿疹や薬疹，乾癬，腫瘍などである．湿疹性紅皮症は約半数を占め，60歳以上の男性に好発する．既存の湿疹が増悪した後，全身の皮膚が潮紅し，落屑が著明となる．しだいに，湿潤，肥厚，色素沈着をきたす．皮疹は著明な瘙痒を呈し，発熱と悪寒，全身倦怠感を併発する．表在性リンパ節が無痛性に腫脹する．

治療としては，補液による全身状態の管理と，原疾患に対する治療に専念する．また，感染症併発の予防に心がける．皮疹に対しては，ステロイド剤の外用療法や抗ヒスタミン剤の内服治療が行われる．ステロイド剤の全身投与は，行わないほうが予後がよい．

16. 中毒疹・薬疹

【概要】 中毒疹（toxicoderma）とは，体内の諸器官の異常によって生成された物質や，体外から入った物質（食物・薬物など），感染症として侵入した細菌やウイルスなどが原因となって皮疹を生じたものを総称する．しかし，一般的には感染症や自己免疫疾患などは除外される場合が多く，その中心となる疾患は薬疹である．

皮疹の発症機序は，アレルギー反応に基づくものと，そうでないものとに分けられる．前者は，血清免疫反応によるⅠ～Ⅲ型と細胞性免疫反応によるⅣ型のうち，1つないしは重複によって生じる．Ⅳ型反応のうち特殊なものとして，光アレルギー反応がある．非アレルギー性の場合は，薬理学的作用によるものや，特異体質などの生体側の条件によるもの，薬剤の間接作用，光毒性反応などがある．

皮疹の発現型は多種多様で，薬疹では同一薬剤でも個体によって異なる場合が少なくない．ピリン系などの薬剤の摂取で生じる固定薬疹のほか，播種状紅斑丘疹型，湿疹型，紅皮症型，蕁麻疹型，多形滲出性紅斑型，水疱型，結節性紅斑型，光線過敏型，扁平苔癬型など，種々である．固定薬疹では数分～数時間で，粘膜と皮膚との移行部や四肢関節部，手足に貨幣大以上の帯紫紅色斑が生じる．ときに水疱を形成し，びらんとなる．色素沈着は，数年間残存する．播種状紅斑丘疹型はペニシリンなど多くの抗生物質によって生じ，数時間～数日で体幹に対称性の紅斑・小丘疹を発症する．発熱や全身倦怠感を伴う．

薬疹は一般に，薬剤の中止によって治癒するが，粘膜皮膚眼症候群型や中毒性表皮壊死剥離症型（Lyell型）に移行した場合には重症となり，死に至ることもある．Lyell型はⅡ型反応によって発症するといわれ，急激に全身性の紅斑を生じ，発熱や関節痛，全身倦怠感を伴う．数日中に，第Ⅱ度熱傷と同様の水疱と表皮剥離をきたす．

17. 皮膚付属器の疾患

1）脂腺の疾患

（1）尋常性痤瘡（acne vulgaris）

【概要】 思春期に発症する脂腺性毛包の慢性炎症性疾患で，通称“にきび”といわれる．脂腺機能の亢進と毛漏斗の角化亢進を発症の基盤として，なんらかの誘発因子が加わって面皰が形成される．さらに常在菌の作用によって，炎症が引き起こされる．好発部位は顔面で，ほかに胸骨部や肩甲間部，頸部にもみられる．治療としては，硫黄剤や抗生物質含有ローションの外用療法が行われる．

（2）痤瘡様発疹（acneiform eruptions）

【概要】 ステロイド剤や種々の薬剤によって生じる，痤瘡類似の皮疹である．丘疹と膿疱を主体とし，面皰は形成されない．体幹や殿部，上肢など広範囲に発症する．薬剤を中止すれば，治癒する．

2）汗腺の疾患

（1）汗　疹（miliaria）

【概要】 エクリン汗腺の汗管が閉塞し，汗の流出が妨げられることによって発症する皮疹で，通称“あせも”といわれる．角質細胞層内あるいはその直下に汗が貯留する水晶様汗疹，角質細胞層以下の表皮内に貯留する紅色汗疹，真皮内に貯留する深在性汗疹の3型に分けられる．水晶様汗疹は1～2mmの表在性小水疱で，乳児の顔面や有熱者の体幹に好発する．紅色汗疹は瘙痒と炎症を伴った紅斑性丘疹や水疱で，多汗症や高温下での作業者に多くみられる．深在性汗疹は熱帯地方にみられる皮疹で，蒼白色の硬い丘疹として発症する．

（2）臭汗症（bromhidrosis）

【概要】 アポクリン汗が皮表細菌によって分解

され，種々の低級脂肪酸を遊離して臭気を放つ状態で，腋窩に生じる腋臭症は通称“わきが”といわれる．アポクリン汗腺の発達が活発となる思春期に多いが，人種による差も著明である．

3）毛髪疾患

(1) 円形脱毛症（alopecia areata）

【概要】 先行病変や誘因なしに，被髪頭部に直径2〜3 cmの円形ないし卵円形の脱毛斑が突然に生じる疾患である．頭髪全体に及ぶ全頭脱毛症や，全身の毛が侵される汎発性脱毛症，境界明瞭な不整な脱毛局面が広範囲に生じる蛇行性脱毛症などもある．原因は明らかではなく，自然治癒の傾向が強いが，再発も多い．

(2) 壮年性脱毛症（alopezia praematura）

【概要】 思春期以降の男性に生じる脱毛で，通称“若禿げ”といわれる．前頭部から生え際が後退する型と頭頂部から脱毛する型がある．男性ホルモンが毛包に作用して発症すると考えられるが，遺伝的要因も関与する．

18. 内科的疾患に伴う皮膚病変

全身性の疾患，とくに膠原病や血管炎，代謝異常症，自己免疫疾患の一症状として皮疹を伴うことは少なくない．本項では，代表的な疾患について記す．

(1) エリテマトーデス（lupus erythematosus）

【概要】 膠原病の代表的疾患として全身諸臓器を広く侵す全身性エリテマトーデス（SLE）と，皮膚限局型とに分けられる．前者に特徴的な皮疹としては，両側頬部に対称性に発症する蝶形紅斑，顔面や口唇，耳などにみられる円板状皮疹，手掌紅斑，脱毛，粘膜疹，皮下硬結などがある．皮膚限局型の代表としては慢性円板状エリテマトーデスがあり，顔面や頭部，耳介部に紅斑と落屑，萎縮を特徴とする皮疹が生じる．

(2) 強皮症（scleroderma）

【概要】 原因不明の皮膚硬化を主徴とする膠原病性の疾患群で，食道や十二指腸，肺，腎などの全身諸臓器に線維化を生じる進行性全身性硬化症（PSS）と，限局性強皮症とに分けられる．皮疹としては，顔面および手指の浮腫性硬化から始まり，強い拘縮や閉口障害となる．手指にはレイノー現象がみられる．硬化は下肢，足趾にも生じる．やがて，皮膚は色素沈着や毛細血管拡張などが著明となる．

(3) 皮膚筋炎（dermatomyositis）

【概要】 皮膚と筋肉を侵す膠原病の一疾患で，筋炎が主体となる場合には多発性筋炎とよばれる．皮疹としては，上眼瞼にみられる紫紅色の浮腫性紅斑（ヘリオトロープ皮疹）や，指関節背面の紫紅色丘疹（ゴットロン徴候），頸部から上胸部の多形皮膚萎縮などがある．

(4) ベーチェット病（Behçet's disease）

【概要】 口腔粘膜の再発性アフタ性潰瘍と皮膚症状，眼症状，外陰部潰瘍を主症状とする原因不明の慢性疾患で，ほかに関節症状や消化器症状，血管系症状，神経症状などを伴う．皮疹としては，下肢や前腕に好発する結節性紅斑様皮疹，体幹や顔面の毛包性無菌性小膿疱が生じる．

(5) 壊死性血管炎（necrotizing vasculitis）

【概要】 多くは，血管壁に免疫複合体が沈着して引き起こされるⅢ型アレルギー反応が原因とされる．真皮深層から皮下脂肪組織の動脈が主として侵される結節性多発動脈炎や，真皮上層から真皮中層の小血管に病巣を有する皮膚アレルギー性血管炎などがある．前者は腎や消化管，筋肉，神経など全身諸臓器を広く障害する．皮疹としては，下肢の表在性動脈の走行に一致して，皮下結節，紫斑，潰瘍が認められる．一方，皮膚アレルギー性血管炎は，全身の諸臓器が侵されることはまれである．下腿下部に対称性に紅斑，蕁麻疹，紫斑，丘疹，皮下結節，水疱，膿疱，びらん，潰瘍など多彩な皮疹がみられる．

(6) サルコイドーシス（sarcoidosis）

【概要】 原因不明の全身性肉芽腫症で，両側肺門リンパ節腫脹が特徴的病変である．皮診は，丘疹型，大結節型，皮下型，局面型，紅斑型，紅皮症型，瘢痕サルコイドーシスなどに分類される．

(7) ビタミン欠乏症

【概要】 種々のビタミン欠乏症において，皮膚の病変を呈する．代表的なものとして，ニコチン酸やニコチン酸アミドの欠乏によるペラグラでは，露光部に日光皮膚炎に類似した皮疹を生じる．ビタミン B_2 欠乏症では口角びらん症，ビタミンC欠乏による壊血病では毛孔周囲の紫斑や角化がみられる．

（椿原彰夫）

●文献

1）佐藤良夫（監修）：標準皮膚科学．第4版，医学書院，1994.
2）西山茂夫，他（編）：必修皮膚科学．第4版，南江堂，1991.
3）上野賢一：皮膚科学．第6版，金芳堂，1990.
4）椿原彰夫：PT・OTのための一般臨床医学（明石　謙編），第2版，医歯薬出版，2003.

5 泌尿器・生殖器疾患

1. 解剖・生理

1）泌尿器の解剖

泌尿器は，尿を生成する臓器である腎（kidney）と尿を運搬する尿路（urinary tract）からなる．尿路は腎の中にある腎杯（calyx）・腎盂（renal pelvis）に始まり，尿管（ureter），膀胱（bladder），尿道（urethra）へと続く（図 5-1）．

腎は左右の後腹膜腔内にそれぞれ 1 個ずつある

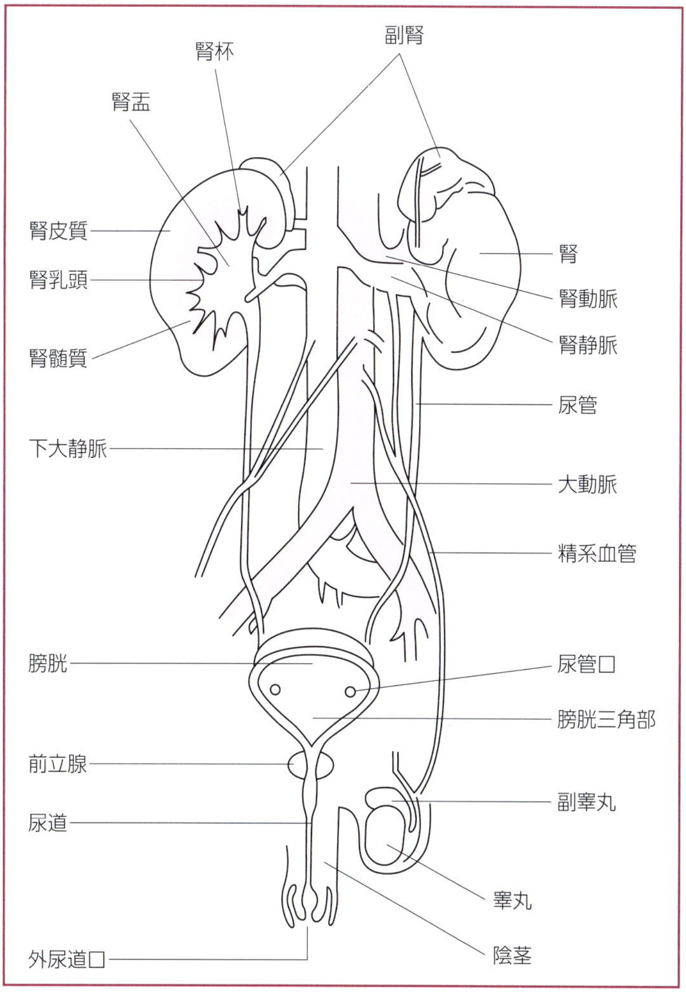

図 5-1　泌尿器の解剖[6)]

空豆状の実質臓器で，長径11 cm，幅5 cm，厚さ3 cm前後である．重量は120 g前後であり，左側のほうがやや大きい．高位は第12胸椎から第3腰椎の間に位置し，左側のほうがやや高い．尿の生成に関与する部分は腎被膜の内側にある腎実質で，外層の腎皮質と内層の腎髄質からなる．腎髄質と腎杯の境界部は，腎乳頭とよばれる．腎乳頭の突出によって形成される小腎杯は，8個前後集まって大腎杯となる．大腎杯は片腎当たり平均3個存在し，集合して腎盂となる．腎盂は腎実質の内側に位置し，尿管へと移行する．

尿管は長さ約25 cmのS字状の管腔臓器で，膀胱壁を斜めに貫通し，膀胱底部に開く．尿管は単なる管ではなく，蠕動運動により尿を輸送する．

膀胱は恥骨結合後方の腹腔外にある中腔臓器で，その容量は250〜500 mlである．一般に，頂部・体部・底部の3つの部位に分けられる．頂部は上前方に突出した腹壁に近い部分で，底部は左右の尿管口と内尿道口の存在する周辺をいう．その他の部分が体部である．左右の尿管口と内尿道口に囲まれる二等辺三角形は，膀胱三角部と称する．内尿道口の付近は，臨床的に膀胱頸部とよばれる．膀胱壁には膀胱収縮に関与する3層（内縦・中輪・外縦）の筋層（排尿筋）が存在するが，これは平滑筋である．尿管は膀胱壁を斜めに貫通し，尿管口が弁状となるため，膀胱へ輸送された尿は逆流しない構造となっている．

尿道は内尿道口から外尿道口に至る管腔臓器で，その長さは男性で18〜20 cm，女性で2.5〜4 cmである．内尿道口から外尿道括約筋の存在する膜様部までの後部尿道と，外尿道口までの前部尿道とに区分される．後部尿道は膀胱頸部より連続する平滑筋に包まれ，尿の貯留と排出に関与する．前部尿道は単なる導管としての機能しかなく，男性では膜様部に続いて球部，陰茎部，亀頭部となる．球部は尿道のなかで最も内径が大きい．

2）尿の生成

腎実質には糸球体とそれに続く尿細管が1つの単位（ネフロン）として存在し，尿の生成に関与する．ヒトの場合，ネフロンの数は片腎当たり130万個といわれる．糸球体はBowman囊とよばれる袋の中に毛細血管が陥入した構造で，輸入細動脈から流れ込んだ血液が毛細血管から尿細管へと濾過される．正常では心拍出量の約20％の血液が腎に流れるため，腎血流量は1〜1.2 l／分，腎血漿流量は0.5〜0.6 l／分となる．糸球体濾過量は，〔毛細血管内静水圧－(Bowman囊内静水圧＋血清蛋白による膠質浸透圧)〕によって規定される．濾過される溶液量は，血漿の約20％（0.1〜0.12 l／分）である．糸球体毛細管壁は水や小分子量物質は通過できるが，分子量が大きい物質ほど通過しにくい．したがって，アルブミンはほとんど濾過されない．尿素窒素やクレアチニンなどの蛋白代謝によって生じる含窒素化合物は，糸球体にてほぼ100％濾過される．濾過される溶液の成分は血漿に類似するが，尿細管内を流れる間に電解質や水，その他の物質の再吸収と分泌が生じ，組成が変化して尿となる．含窒素化合物は，再吸収も分泌もされずに排泄される．

尿細管は近位尿細管とHenle係蹄（下行脚・上行脚），遠位尿細管からなる．近位尿細管は長さ約15 mmで，遠位尿細管は約5 mmである．近位尿細管の最も重要な機能は，Na^+の能動輸送による再吸収と，それに追従するCl^-と水の再吸収である．ここでは液量は減少するが，浸透圧には変化が生じない．さらに，糸球体で濾過された小分子の蛋白質やペプチドホルモンも，すべてが近位尿細管で再吸収される．Henle係蹄上行脚から遠位尿細管では，水の再吸収を伴わずに尿濃縮が行われる．

遠位尿細管はいくつも集まって集合管を形成し，腎乳頭へと移行する．成人では，1日に生成される尿量は，1〜2 lである．

3）排尿機構と神経支配

腎実質で生成された尿は，尿管を経て膀胱へと輸送される．正常な膀胱には，2つの重要な機能がある．尿を「貯留すること」と「排出すること」である．排尿筋（detrusor）と尿道平滑筋（内尿道括約筋，internal urethral sphinctor)・外尿道括約筋（external urethral sphinctor）の相互作用を調節することによって，両方の機能を維持することができる．

排尿機構の調節には，主に3つの神経系統が作用する．すなわち，副交感神経系に属する骨盤神経と，交感神経系に属する下腹神経，体性神経である陰部神経の3つが関与する（図 5-2）．骨盤神経は膀胱知覚と排尿筋収縮，下腹神経は膀胱頸部と尿道平滑筋の収縮，陰部神経は外尿道括約筋の収縮に関与する．

膀胱内にある程度以上の尿がたまると，膀胱三角部に多く集まっている伸展受容器から求心性インパルスが骨盤神経・仙髄排尿中枢（S 2〜S 4）を経て大脳へ送られ，尿意として自覚される．尿の貯留に際しては，排尿筋に分布する骨盤神経叢を抑制するとともに，胸腰髄交感神経中枢（Th 11〜L 2）を出て尿道平滑筋に分布する下腹神経叢（α_1 交感神経）ならびに，仙髄排尿中枢から出て外尿道括約筋に分布する陰部神経叢を興奮させる．排尿筋には下腹神経叢（β 交感神経）の支配も存在するといわれ，その興奮によって筋は弛緩する．尿の排出に際しては，尿の貯留とは逆のメカニズムが働き，骨盤神経叢の興奮と下腹神経叢・陰部神経叢の抑制が起こる．

外尿道括約筋の収縮は随意的に行うことができるが，排尿筋や尿道平滑筋の収縮は反射によって生じる．

4）男性生殖器の解剖と機能

男性生殖器は，陰茎（penis）・陰嚢（scrotum）・前立腺（prostate）・精嚢（seminal vesicles）よりなる（図 5-3）．陰茎は1個の尿道海綿体と左右1対の陰茎海綿体よりなり，尿道海綿体の中央部には前部尿道が位置する．先端の円錐状の部分は亀頭（glans）とよばれ，外尿道口が開く．亀頭は，小児期には包皮に包まれている．

陰嚢は腹壁の延長で，陰茎根部の下方で肛門と

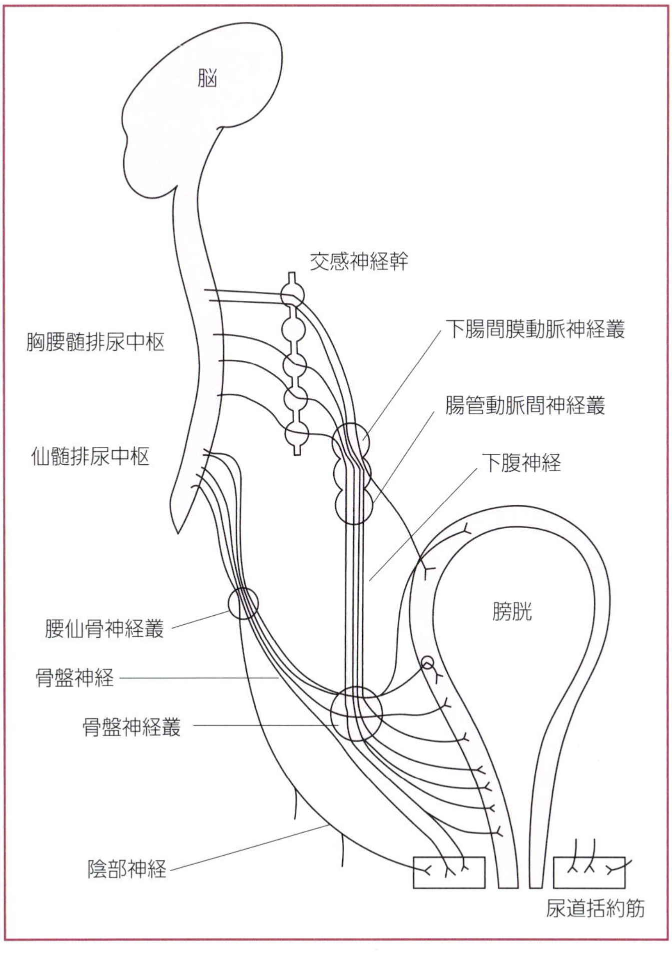

図 5-2　泌尿器の神経支配[6)]

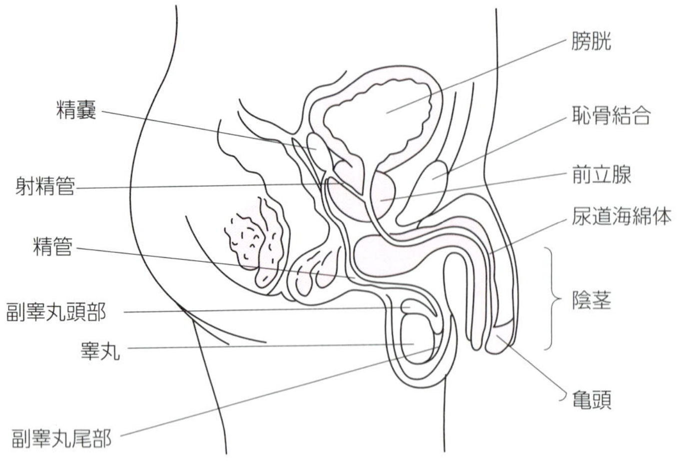

図 5-3　泌尿生殖器の位置関係[6)]

の間に位置する．その内容物としては，睾丸（精巣）(testis)・副睾丸（精巣上体）(epididymis)・精管（spermatic duct）などで，それぞれ左右1対ずつ存在する．睾丸は12〜18 gの白い被膜に包まれた構造物で，男性ホルモンを分泌するLeydig細胞と，精子の形成を行う精細管よりなる．副睾丸は，睾丸の側後面に付着する細長い器官である．睾丸から輸送された精子は，副睾丸の頭部・体部・尾部を通過する間に運動性と受精能を獲得する．副睾丸の尾部は内腔が広くなり，連結する精管とともに精子を貯蔵する役割を担う．精細管において形成された精子は，精管に到達するまでに12日を要するといわれる．精管は上行して動静脈・神経・リンパ管とともに精索を形成し，鼠径管を通って膀胱後部に達する．その後，尿管と交差して下行し，膨大部を経て射精管となる．左右の射精管は前立腺の中に位置し，後部尿道に開口する．

前立腺は，膀胱頸部から尿道膜様部までの後部尿道を取り囲むように存在する栗実大の実質性腺臓器である．前立腺の分泌液は精液の成分であり，多数の前立腺管を通じて後部尿道に開口する．前立腺内には，すでに述べた射精管が貫通する．

精嚢は前立腺の上部で，膀胱底部に位置する左右1対の細長い嚢状臓器で，精管の膨大部と合流する．精嚢からの分泌液は精液の主要成分を占め，射精管を経て後部尿道に輸送される．精子の運動性促進に関与するといわれるが，詳細は不明である．

陰茎の勃起は海綿体が血液で充満して生じるが，これには2種類ある．主として生じるのは反射性勃起で，陰部神経からの求心性インパルスがS2〜S4の勃起中枢に伝えられ，遠心性には副交感神経系に属する骨盤神経を介する．心因性勃起は，交感神経系に属する下腹神経を介するといわれる．射精中枢はTh11〜L2にあり，遠心性インパルスは下腹神経を介して精管や精嚢，前立腺に伝えられる．

5）副腎の解剖と機能

副腎（adrenal gland）は両側の腎の上内方で，腎に接して位置する臓器である．副腎皮質と副腎髄質からなり，内分泌臓器としての役割を果たしている．すなわち，副腎皮質からは糖質コルチコイド（コルチゾール・コルチコステロン）と電解質コルチコイド（アルドステロン），性ホルモン（アンドロゲン）などを分泌する．糖質コルチコイドは，炭水化物と蛋白質，脂質の代謝に関与する．主な作用は，肝のグリコーゲン生成と糖新生の増大，蛋白質の分解の促進などである．電解質コルチコイドは，Na^+平衡と細胞外液量の維持に不可欠である．すなわち，尿や汗，唾液，胃液などからNa^+の再吸収を促進し，筋や脳の細胞内K^+濃度を増大させる．性ホルモンは，生殖機能に対して多少の影響を与える．これらの副腎皮質ステロイドの分泌については下垂体が関与し，前葉ホルモンの一つである副腎皮質刺激ホルモン（ACTH）が調節の役割を担っている．

副腎髄質の役割は，カテコールアミンを分泌することである．その80％はエピネフリンであり，ほかにノルエピネフリンやドーパミンが分泌される．カテコールアミンは，主として循環器系に作用する．心臓に対しては心筋収縮力を高め，心拍数を増加させる．血管に対しては，骨格筋への血管や冠状血管を拡張し，皮膚やその他の臓器に存在する末梢血管を収縮させる．循環器系以外の作用としては，肝や骨格筋のグリコーゲン分解の促進に関与し，代謝率を高める作用や遊離脂肪酸の放出作用などを有する．カテコールアミンの分泌量は，自律神経系との協調によって調節されている．

2. 診断・検査法

1）泌尿生殖器疾患の症状

（1）排尿の異常

（1）頻尿と尿意減少症（pollakisuria & oligokisuria）：排尿の回数は，成人では日中4～6回，夜間0～1回である．1日に10回を越すものを頻尿という．とくに夜間に多いものは，夜間頻尿とよばれる．また，末梢神経障害などにより尿意が減少した場合には，排尿回数が減ずる．

（2）多尿と乏尿・無尿（polyuria & oliguria・anuria）：1日尿量が3 *l* 以上に及ぶものを多尿という．逆に尿量が減少し，500 m*l* 以下となった場合を乏尿，100 m*l* 以下となった場合を無尿という．乏尿や無尿は腎における尿生成の減少の結果であり，膀胱に貯留しているが排出できない場合（尿閉）とは異なる．

（3）排尿困難と尿閉（dysuria & urinary retention）：膀胱に貯留している尿の排出が円滑でなく，時間がかかるものを排尿困難という．高度の排尿困難によって，まったく排出が不可能なものは完全尿閉，一部のみしか排出できないものは不完全尿閉といわれる．

（4）残尿（residual urine）：尿閉の結果として，排出されずに膀胱内に残った尿を残尿という．残尿量は，排尿直後にカテーテルを挿入して測定する．

（5）尿失禁（urinary incontinence）：膀胱に貯留した尿が，不随意または無意識的に排泄される状態を尿失禁という．尿失禁には，いくつかの種類がある．

不完全尿閉の結果として膀胱に充満した残尿が，尿道抵抗を越えて漏れ出るものは奇異性尿失禁（溢流性尿失禁（いつりゅうせいにょうしっきん））という．下位運動神経の障害や前立腺肥大症などでみられる．

中枢神経障害によって排尿筋の不随意収縮が起こり，失禁となるものは反射性尿失禁という．脊髄損傷や脳障害においてみられる．

膀胱や後部尿道の炎症（膀胱炎，尿道炎）の結果として激しい尿意を生じ，間に合わずに漏れ出るものは急迫性尿失禁（切迫性尿失禁）という．炎症がなくても，加齢に伴う不安定膀胱や前立腺肥大症で生じる．

多産の経産婦などで，くしゃみや咳によって急に腹圧が高まった場合に少し漏れるものは腹圧性尿失禁といい，尿意を伴わずに失禁する．

（2）尿性状の異常

（1）血尿（hematuria）：血尿は，尿の中に血液が含まれていて，尿検査において潜血反応陽性となる場合をいう．尿沈渣の鏡検で確認できる程度のものは顕微鏡的血尿，肉眼で見て明白なものは肉眼的血尿という．

（2）尿混濁（cloudy urine）：尿が混濁して不透明となる場合としては，感染に基づく膿球が存在する膿尿と，塩類が不透明のまま析出する塩類尿とがある．塩類尿は結石の原因となり，リン酸塩やシュウ酸塩などが多い．

（3）気尿（pneumaturia）：気尿は，尿とともに気体が排出されるものをいう．膀胱内に感染を生じた場合や，瘻孔のある場合に認められることがある．

（4）蛋白尿（proteinuria）：自覚的に蛋白尿を訴えることはないが，健康診断などにおいて，尿検査で蛋白尿陽性と指摘される場合がある．試験紙法では，10 mg／d*l* 以上の濃度で陽性となる．正常では，1日に100～150 mg の蛋白が尿中に排泄される．

(3) 疼　痛

腎や尿管の疾患では腰痛や背部痛痛，膀胱の疾患では下腹部痛，尿道や前立腺の疾患では排尿痛，睾丸や副睾丸の疾患では陰嚢部痛として出現する場合がある．腰痛は第12肋骨と脊椎の関節部（CVA）に生じ，同部の叩打により増強される．

(4) 発　熱

腎や尿道，前立腺，副睾丸などの泌尿生殖器に感染のある場合には，発熱を生じることが多い．膀胱炎では一般に，発熱を認めない．

(5) 高血圧

高血圧の原因の大半が本態性高血圧であるが，腎疾患によって生じる場合も少なくない．

(6) 浮　腫

浮腫は，組織間液が2～3 l 以上に増加した状態である．血漿と間質との間の水分の移動は，静水圧と膠質浸透圧によって規定される．腎疾患における浮腫には，Na^+貯留に基づく血液量の増加が毛細血管内静水圧を上昇させた場合と，ネフローゼ症候群による低蛋白血症が血漿膠質浸透圧の低下を引き起こした場合がある．

(7) 腫脹・腫瘤形成

腎や膀胱の腫大，外陰部の腫脹や腫瘤が自覚される場合には，その部の炎症や腫瘍が疑われる．

2) 泌尿生殖器疾患の検査

(1) 検尿法

検尿法には，尿内の物質や反応を試験紙などで調べる理化学的検査法と，尿沈渣の細胞や微生物を調べる顕微鏡的検査法，培養による細菌学的検査法がある．検尿は外陰部の分泌物などの混入を回避するために，中間尿採取法が一般的である．理化学的検査法では，酸塩基反応（正常ではpH 5～7），比重（正常では1.015～1.020），尿蛋白，尿糖，ウロビリノーゲン，ケトン体などを調べる．顕微鏡的検査法では，白血球や赤血球，上皮細胞，尿円柱などの細胞成分と細菌，塩類の結晶などをみる．悪性腫瘍の診断としての細胞診の際には，生理食塩水にて十分に膀胱洗浄を行ってから尿を採取する（洗浄細胞診）．培養検査法では細菌の同定と定量，薬剤感受性試験を行う．

(2) 腎機能検査

腎機能を知るには，いくつかの検査法がある．最も一般的で簡易に知る方法は血液生化学検査で，尿素窒素やクレアチニン，血清電解質（Na^+・K^+・Cl^-）などを測定する．

ほかには，1分間の尿中クレアチニン量を血清中のクレアチニン濃度で除して求めるクレアチニンクリアランス，禁飲水と乾燥食にて尿比重増大を確認するFishberg濃縮試験，飲水後にphenolsulfonphthalein（PSP）の静注を行い，排泄させて回収率を調べるPSP試験，インジゴカルミンの静注を行い尿管からの色素排出を尿道膀胱鏡検査によって確認するインジゴカルミン排泄試験などがある．

経静脈性腎盂撮影法によって排泄機能を知る方法もあるが，後述する．

(3) 画像診断法

(1) X線検査法：尿路系の撮影法としては，単純撮影法と造影撮影法がある．尿路単純撮影法（KUB）では，腎陰影や石灰化像，腸腰筋陰影，骨陰影，腸内ガス像などを観察する．腎陰影からは，腎の大きさや位置を知ることができる．石灰化像の主なものには，結石や血管壁の石灰化，腫瘍による石灰化，腎自体の石灰化などがある．

臨床上よく遂行される造影撮影法には，経静脈性腎盂撮影法（IVP）と膀胱撮影法，逆行性尿道撮影法，脈管撮影法がある．IVPは低浸透圧性の非イオン性ヨード造影剤を静脈内に注入し，腎盂ならびに尿管，膀胱を映し出す方法である．一般的に，点滴静注によって注入する方法（DIP）が行われる．腎盂・腎杯の形状や尿管の拡張，膀胱の陰影欠損などを調べる．注入開始5分後の腎盂像の有無によって，排泄機能を知ることもできる．腎盂・腎杯が映し出されない場合には，尿管カテーテルを使用して逆行性腎盂撮影法を行う．

膀胱撮影法は，経尿道的に挿入したカテーテルを通じてヨード造影剤を注入する撮影法で，膀胱の形状や膀胱尿管逆流現象（VUR）の有無を調べる．

逆行性尿道撮影法は，造影剤の入った注射筒を外尿道口にあて，注入直後に尿道を撮影する方法である．狭窄や瘻孔，結石の有無と前立腺の形状を知ることができる．

脈管撮影法には，腹部大動脈撮影法や選択的腎動脈撮影法がある．血管カテーテルを大腿動脈より挿入し，造影剤を注入する．腫瘍の診断のほか，腎血管性高血圧の診断にも用いられる．

(2) 超音波診断法：一般的に，B モード使用による超音波断層法が行われる．腎の超音波診断法では，主に腎盂の拡大や結石，腎腫瘍などが診断される．膀胱では結石や腫瘍，前立腺では肥大症や腫瘍，睾丸では腫瘍の診断が可能である．

(3) 核医学的診断法（RI 検査）：少量の放射性同位元素を静脈内に注入し，それが体内に沈着あるいは分布する状態を調べる腎シンチグラムが一般的である．放射性同位元素から放出される γ 線を蛍光物質に当てて，その閃光を測定する．^{99m}Tc や ^{131}I が用いられ，水腎症や腎腫瘍の診断に利用される．

(4) CT スキャン・MRI：各組織による X 線吸収度の差を計測して画像化したのがコンピュータ断層撮影法（CT スキャン）で，磁気共鳴現象における共鳴周波数の差を計測するのが MRI である．腎の形状や結石，尿管の拡大，膀胱腫瘍などが診断される．

(4) 内視鏡検査法

尿道・膀胱の内景を観察するために，尿道膀胱鏡検査が行われる．多くは軟性の fiberscope が利用され，ビデオと連結して記録される．生検鉗子を組み入れて組織を採取したり，ガイドワイヤーと組み合わせて結石を摘出することも可能である．さらに，尿管や腎盂を観察する尿管鏡も開発され，結石の治療にも用いられる．

(5) 尿流動態検査法（urodynamic study）

神経障害に基づく尿流動態の異常を診断するためには，尿流動態検査法が必要である．主な尿流動態検査法には以下のものが含まれるが，一般に同一時に行われる．

(1) 膀胱内圧測定法（cystometry）：膀胱内に水または二酸化炭素を注入しながら，膀胱内の圧力を連続的に計測する検査である．排尿を我慢させて，初期尿意時および最大尿意時の膀胱容量と内圧曲線の変化を調べる．さらに，最大尿意時に排尿を命じて，内圧上昇の有無を確認する．正常では我慢している際には 15 cmH_2O 以下であり，排尿を命じると 60 cmH_2O 以上となる．

(2) 括約筋筋電図（sphinctor EMG）：理想的には尿道括約筋に電極を刺入して活動電位を記録するのが好ましいが，手技上の問題から，臨床的には肛門括約筋上に表面電極を設置して計測する．膀胱内圧測定法と同時に測定する．正常では排尿を我慢している際には筋活動が認められ，排尿を命じると筋活動は抑制される．

(3) 尿道圧測定法（urethral pressure profile）：膀胱内圧測定法が終了した直後に行う検査で，膀胱内に挿入したカテーテルを一定速度で引き抜きながら尿道各部の圧を計測する．

3. びまん性の腎実質性疾患

両側の腎におけるびまん性実質性疾患は主として内科で扱われるため，本章ではその概略のみを記す．びまん性腎疾患は血尿，浮腫，高血圧を主要徴候とし，その主な疾患としては，糸球体疾患，腎血管性疾患，尿細管間質性腎炎，糖尿病性腎症，膠原病による腎障害，その他の疾患による腎障害，中毒性腎症などがある．

1) 糸球体疾患

【概要】 形態学的には，①微小糸球体異常，②巣状／分節性障害，③びまん性糸球体腎炎，④分類不能の糸球体腎炎に分けられる．びまん性糸球体腎炎はさらに膜性糸球体腎炎と増殖性糸球体腎炎とに分類される．

糸球体疾患の臨床症候分類では，①急性腎炎症候群（acute nephritic syndrome），②急速進行性腎炎症候群（rapidly progressive glomerulonephritis syndrome），③無症候性蛋白尿・血尿（asymptomatic proteinuria and hematuria），④慢性腎炎症候群（chronic nephritic syndrome），⑤ネフローゼ症候群（nephrotic syndrome）に分けられる．

急性腎炎症候群の代表である急性糸球体腎炎では，上気道感染症や猩紅熱，皮膚の化膿性疾患が先行感染症として重要である．起炎菌の大部分が A 群 β 溶連菌で，菌体成分が抗原性を発揮して腎炎を惹起する．

ネフローゼ症候群は，1日に3.5g以上に及ぶ高度の蛋白尿が持続するために低蛋白血症，低アルブミン血症となり，血漿膠質浸透圧低下に基づく浮腫を生じる病態をいう．その原因の多くは糸球体腎炎で，高分子量物質に対する糸球体毛細管壁の透過性の亢進が認められる．

2）腎血管性疾患

【概要】　腎血管性疾患の代表には，腎硬化症(nephrosclerosis)がある．腎動脈硬化に起因する腎疾患で，①腎動脈主幹または分枝のアテローム硬化による動脈性腎硬化症，②細動脈性腎硬化症，③悪性腎硬化症に分類される．腎硬化症とは形態学的所見による名称であるが，高血圧と深い関係にある．とくに，本態性高血圧において，細動脈性腎硬化症の所見を有する場合が多い．高血圧が持続すると腎硬化症が進展すること，腎硬化症が進展すると高血圧が助長されることが知られている．一方，腎動脈主幹または分枝のアテローム硬化が原因となって高血圧を生じる場合には，腎血管性高血圧（renovascular hypertension）とよばれる．また，腎性高血圧とは，腎血管性高血圧と腎実質性高血圧の総称である．

3）尿細管間質性腎炎（renal tubular interstitial nephritis）

【概要】　間質部に病変を認める疾患で，間質の浮腫を特徴とする急性尿細管間質性腎炎と間質の線維化を特徴とする慢性尿細管間質性腎炎とに分けられる．前者は，急性腎盂腎炎やメチシリンなどの薬剤過敏性反応によるものが知られている．ほかに，糸球体腎炎や全身感染症，全身性エリテマトーデスに伴うものがある．慢性尿細管間質性腎炎は，慢性腎盂腎炎に基づくほか，鎮痛薬やリチウムなどが原因となる場合がある．

4）糖尿病性腎症（diabetic nephropathy）

【概要】　糖尿病における腎症は，網膜症・神経症とともに重篤な合併症の一つである．とくにインスリン依存型糖尿病では，その死因の約半数が糖尿病性腎症に基づく慢性腎不全である．最も多くみられる病変は糸球体硬化症で，毛細血管腔の狭小との関連性が高い．さらに，腎動脈や細小動脈には，動脈硬化性病変が認められる．また，動脈硬化による虚血や神経因性膀胱，さらに尿路感染症が原因となって，間質性および尿細管の病変が引き起こされる．糖尿病性腎症による腎不全の予防のためには，血糖と血圧のコントロールが不可欠である．

4．腎・尿路の先天異常と通過障害

1）腎の先天異常

【概要】　腎の形成異常には，完全な腎欠損（renal agenesis）や痕跡のみの腎無形成（renal aplasia），きわめて小さい腎発育不全（renal hypoplasia）がある．両側性の場合には，生後間もなく死亡する．片側性の場合には，無症状である．

両側の腎が先天性に融合する融合腎としては，下極で融合してU字型となった馬蹄鉄腎（horseshoe kidney）が最も多い．ほかに，両側の腎が左右同一側に存在する交差性融合腎などがある．尿の通過障害を引き起こした場合には，腎盂・腎杯が拡大し，圧迫が加わって腎実質が萎縮する「水腎症」(hydronephrosis）となる．

腎の位置の異常としては，腎の発生過程における上昇障害に基づく腰部腎や骨盤腎，呼吸運動や立位姿勢によって著明な下降を示す遊走腎などがある．

2）嚢胞性腎疾患

【概要】　腎臓に嚢胞を形成する疾患で，臨床的には嚢胞腎（polycystic kidney），単純性（孤立性）腎嚢胞（simple cyst of kidney，renal cyst），多房性腎嚢胞などに分類される．

嚢胞腎は遺伝性疾患で，幼児型多発性嚢胞腎と成人型多発性嚢胞腎の2型が知られている．前者は嚢胞が集合管部に多発し，生後間もなく死亡する．成人型では集合管と尿細管に大小様々な嚢胞が分布するが，正常なネフロンもかなり存在するため，無症状のまま生存可能である．嚢胞は徐々に増大して腎実質を圧迫し，成人になって高血圧や蛋白尿，血尿，貧血などの症状を呈する．腎機能は徐々に低下し，慢性腎不全に陥る．

単純性腎囊胞は，1～数個のくるみ大ないしりんご大の囊胞が腎実質内に認められる疾患である．内容物は漿液性で，多くは無症状である．腫大して圧迫症状を生じた場合には，超音波ガイドによる穿刺吸引術や囊胞壁切除術が適応となる．

多房性腎囊胞は形成異常腎の一型で，ブドウの房のように大小様々な囊胞が集合し，腎実質はほとんど欠如する．一側性では，予後良好である．

3）腎盂・尿管の先天異常

【概要】 比較的多くみられる先天異常として，重複尿管（duplicated ureter）がある．完全重複尿管は，上腎盂より発する尿管と下腎盂より発する尿管が別々に下行して膀胱に開く．不完全重複尿管では，下行する2本の尿管が途中でY状に1本となり，膀胱に開く尿管口は左右1対である．治療は不要である．

先天性の腎盂尿管の狭窄（stenosis of pelvis and ureter）は，通過障害のために水腎症を併発する危険性が高い．好発部位は腎盂尿管移行部と尿管口で，とくに前者が重要である．幼小児期において腎部に波動性の腫瘤を認めたり，疝痛発作を生じる．治療としては，狭窄部の形成術が行われる．

その他の先天異常には，尿管末端部が膀胱内に囊腫状に突出した尿管瘤や，尿管が膀胱以外（尿道，腟，子宮など）の部位に開く異所性開口，尿管憩室などがある．

4）膀胱尿管逆流現象（vesicoureteral reflux：VUR）

【概要】 尿管口は正常の場合には弁状であり，膀胱から尿管への尿の逆流が生じない構造となっている．しかし，弁状構造が先天性に不十分なために，尿管や腎盂に逆流する場合がある．成長とともに自然治癒することが少なくないが，残存して感染を繰り返す場合もある．腎機能障害を併発する危険性が高い患者には，逆流防止手術や尿管口形成術が行われる．

先天性のほかに，後天性にVURを生じる場合もある．神経因性膀胱や前立腺肥大症などによる排尿困難が認められる患者では，膀胱に繰り返し感染症が併発するとVURが続発する危険性が高まる．

5）膀胱の先天異常

【概要】 比較的多くみられる先天異常としては，先天性膀胱頸部硬化症（Marion病）がある．排尿困難による残尿に伴って，頻尿や夜尿，膀胱部膨隆，再発性膀胱炎が認められる．治療としては，膀胱頸部切除術が行われる．

他の先天異常としては，恥骨上の腹壁欠損部から膀胱粘膜が外反して露出する膀胱外反症や，膀胱壁の一部が全層にわたって囊腫状に外方へ突出する膀胱憩室，重複膀胱などがある．

6）尿道の先天異常

【概要】 比較的多い先天異常としては，外尿道口が陰茎の腹側下面に開く尿道下裂がある．ほかには，背面に外尿道口が開く尿道上裂や，尿道が2本存在する重複尿道，尿道狭窄，尿道憩室 などがある．

5. 尿路感染症

（1）腎盂腎炎（pyelonephritis）

【病因】 細菌感染による腎実質および腎盂・腎杯の炎症である．感染の経路は主として尿道・膀胱からの尿路逆行性感染で，起炎菌としては大腸菌など外陰部に存在するグラム陰性桿菌がほとんどである．膀胱尿管逆流現象や尿路結石，神経因性膀胱による尿流停滞，妊娠，先天異常，他の泌尿生殖器感染症が認められる場合には，とくに発症しやすい．

皮膚その他の化膿性病巣から血行性に腎実質に到達し，化膿巣・小膿瘍を形成する化膿性腎実質炎もまれに認められる．この場合，起炎菌としてはグラム陽性球菌である溶連菌が多い．悪化により多発性の腎膿瘍を形成する．

【症候】 急性腎盂腎炎は悪寒・戦慄・高熱で始まり，背部（CVA）に鈍痛を生じる．全身倦怠感を呈し，悪心・嘔吐を伴うことが多い．

慢性型に移行すると軽度の腰痛を伴うこともあるが，ほとんど無症状となる．ときに急性型症状を繰り返す．

【検査と診断】 急性腎盂腎炎では尿沈渣中の白血球増加と尿培養による起炎菌の検出，末梢血の好中球増加，赤沈亢進，CRP 増加が認められる．診察上は，CVA 叩打痛を確認する．

慢性型では水腎症となり，KUB ならびに DIP によって，腎実質の萎縮と腎盂・腎杯の拡大が確認される．腎膿瘍を併発した場合には，超音波断層法や CT スキャン，MRI によって診断される．

【治療と予後】 急性腎盂腎炎および慢性腎盂腎炎の急性型発症の場合には，強力な抗生物質の全身療法が不可欠である．尿培養時に行った薬剤感受性試験によって，効果の期待できる抗生物質を選択する．尿量を増す必要があるため，水分摂取を促したり，点滴治療を行う．

両側性の慢性腎盂腎炎では予後不良で，腎性高血圧や慢性腎不全に移行する．長期間の抗菌剤内服が必要であるが，高血圧や腎不全を生じた場合はその治療を行う．

化膿性腎実質炎では，化膿巣が限局する場合には超音波ガイドによる穿刺ドレナージを行うこともある．多発性の腎膿瘍では，腎摘除術が適応となる．

(2) 膀胱炎（cystitis）

【病因】 ほとんどの場合，細菌感染による膀胱の炎症である．感染経路の大半が尿道からの逆行性感染で，尿道が短いことから女性に多い．性行為や月経時の処置が誘因となる．神経因性膀胱の患者では，尿流停滞によって膀胱炎を併発することが少なくない．

起炎菌としては大腸菌が最も多く，ほかに変形菌，緑膿菌，肺炎桿菌などのグラム陰性桿菌，ブドウ球菌，溶連菌などの場合もある．

【症候】 急性膀胱炎では，頻尿・排尿痛・尿混濁（膿尿）が3主徴である．重度になれば，急迫性尿失禁や気尿を生じる．排尿痛は軽度の場合には残尿感のみであるが，重度となるに従って排尿終末痛となる．全身症状は少なく，発熱はあっても軽度である．慢性化すると症状は軽くなり，軽度の頻尿や排尿後不快感，残尿感が持続する．

学童期にみられる急性出血性膀胱炎では血尿が主となるが，これはアデノウイルスⅡ型の感染に起因するといわれる．

【検査と診断】 臨床症状の聴取に加えて，尿沈渣中の白血球増加と細菌の存在を確認する．また，尿培養による起炎菌の検出と薬剤感受性試験を行う．

【治療と予後】 十分な水分摂取を促して尿量を増すとともに，抗生物質の内服治療を行う．抗生物質の種類は，薬剤感受性試験によって選択する．予後は良好であるが，慢性化すると膀胱壁は線維化し，膀胱尿管逆流現象に移行する場合もある．

(3) 尿道炎（urethritis）

【病因】 感染性の尿道炎は，膀胱炎と同様の細菌感染によるものと，性行為に関連する淋菌性尿道炎・非淋菌性尿道炎がある．非淋菌性尿道炎の起因菌としては，*Chlamydia trachomatis* が最近注目されている．ほかにはトリコモナスやカンジダなどがある．

感染症以外の尿道炎には，高温下の作業に基づく濃縮尿の刺激によるものや，長期カテーテル留置・結石・尿道損傷などが誘因となるものがある．

【症候】 急性尿道炎では，尿道痛や排尿痛，膿性尿道分泌を生じる．尿道には，発赤と腫脹が認められる．女性は慢性あるいは再発性尿道炎となりやすく，残尿感や排尿時灼熱感，尿道不快感などを訴える．淋菌性尿道炎では潜伏期が2～10日，非淋菌性尿道炎では約2週間といわれる．

【検査と診断】 尿道分泌液を採取し，顕微鏡的に菌の存在と白血球増加を確認する．さらに，培養検査法によって細菌の同定と薬剤感受性試験を行う．

【治療と予後】 原因の除去に加えて，消炎鎮痛剤の内服治療が行われる．感染性の場合には，薬剤感受性のある抗生物質の投与が行われる．早期に治療が開始された場合には予後良好であるが，遅れた場合には前立腺や副睾丸に炎症が波及することがある．淋菌性尿道炎では，数か月から数年後に尿道狭窄を併発することがある．

(4) 尿路結核症（tuberculosis of urinary tract）

【概要】 他の結核症と同様，発症率は著しく減少した．尿路結核症の感染経路としては，他の臓器における結核病巣から血行性に腎に達して初発する．さらに尿流に従って，結核菌が尿管や膀胱へ移動して病巣を形成する．したがって，腎単独の結核は少なく，膀胱病変を伴う．

初期の症状は慢性膀胱炎様で，頻尿や排尿痛，腹部不快感を呈する．進行するに従って，腎病変の触知や圧痛が認められ，尿管が狭窄すれば疝痛となることがある．尿検査においては，顕微鏡的血尿と結核菌の検出が診断上重要である．ツベルクリン反応も参考となる．さらに，DIP や尿道膀胱鏡検査なども必要である．

初期の治療としては，RFP や INAH などの化学療法を主体とする保存的治療が行われる．片側の進展例では，腎摘除術や尿路変更術が適応となる．

6. 尿路結石症

【病因】 尿路に結石（stone）が生じる場合を総称して，尿路結石症（urolithiasis）という．結石の発症する部位から，腎結石，尿管結石，膀胱結石，尿道結石の 4 つに分けられる．

成分に関してはリン酸塩やシュウ酸塩，尿酸が多く，まれにシスチン結石や炭酸塩結石，キサンチン結石などがある．リン酸塩ではリン酸カルシウムやリン酸アンモニウム・マグネシウム，シュウ酸塩ではシュウ酸カルシウムが原因となる．

カルシウムは多量摂取の場合以外に，長期臥床に基づく骨吸収，原発性副甲状腺機能亢進症，過ビタミン D 症などによって血中濃度が高くなる．尿酸は，痛風やサイアザイド系利尿剤の内服，悪性腫瘍に対する化学療法によって高値となる．

発症の誘因としては，各成分の血中濃度増加に加えて，水分摂取不足や水分喪失による尿の濃縮や，尿の pH が関与する．リン酸カルシウムは尿の pH が 6.5 以上に上昇した場合に不溶性となり，尿酸やシスチンは逆に pH 5.5 以下の酸性で不溶性となる．変形菌などの尿素分解菌の感染では尿が極度にアルカリ性になり，リン酸カルシウムが析出しやすくなる．

【症候】 尿路結石症の症状は，部位によってまったく異なる．腎結石では，腎盂尿管移行部に結石が嵌頓した場合や感染症を併発した場合には，腰部の疼痛や血尿などの症状を呈する．それ以外では，無症状の潜伏性結石のことが少なくない．

尿管結石では疝痛発作を示す．悪心・嘔吐を伴ったり，冷汗・頻脈を認める．

膀胱結石では疼痛はほとんどなく，膀胱炎を併発した場合に排尿痛や頻尿を生じる．比較的多くみられる症状としては，排尿困難や血尿などがある．

尿道結石も尿道閉塞を生じる程度の大きいものでは，排尿困難や血尿，尿道痛を生じる．後部尿道の結石では，無症状の場合もある．

【検査と診断】 尿路結石症の多くは KUB によって確認されるが，尿酸結石やキサンチン結石では陰影として映し出されない．この場合には CT スキャンや超音波断層法にて診断される．KUB における異常陰影と腎や尿管，膀胱との関係を知るためには DIP を行う．これにより，併発した水腎症の有無を確認することも可能である．他の検査として，膀胱結石や尿道結石では尿道膀胱鏡検査または逆行性尿道撮影法が行われる．

尿路結石症が確認された場合には，尿検査によって結石の種類を特定する．また，原因となる基礎疾患の有無を検索し，さらに腎機能検査を行う．

【治療と予後】 尿管結石や腎結石のうち小結石のものでは，多量飲水や輸液療法，尿管蠕動を弱める抗コリン剤の投与が行われる．疝痛発作は患者にとって非常に苦痛であるため，鎮痛鎮痙剤が投与される．血尿には，止血剤が使用される．保存療法が期待できない尿管結石や腎結石では，体外衝撃波砕石術（ESWL）や経皮的腎結石破砕術（PNL）が行われる．

膀胱結石や後部尿道結石は，内視鏡的に摘出される．前部尿道結石では用手的に押し出すか，尿道異物鉗子によって摘出する．膀胱結石が大結石である場合には，ESWL の適応となる．

尿路結石症の予後は，感染症や腎機能障害の併発によって異なる．最近では，開放手術が行われる例はきわめて少なくなった．

7. 腎・尿路の腫瘍

(1) 腎腫瘍 (renal tumor)

【病因と症候】 腎嚢胞を除いて，腎腫瘍の大部分は悪性腫瘍であり，腺腫や線維腫，脂肪腫などの良性腫瘍の臨床的意義は少ない．成人の悪性腫瘍の90％以上は腎癌（Grawitz腫瘍）で，組織学的には胞体の明るい細胞よりなる明細胞癌である．幼小児では，胚性腎腫瘍（Wilms腫瘍）が多い．

Grawitz腫瘍の多くは血尿を初発症状とし，腫大化すれば患者自身が気づくこともある．尿閉となれば疼痛を伴うが，一般的に自発痛は少ない．最近では，健康診断で発見される場合も少なくない．一方，Wilms腫瘍では血尿は早期には認められず，両親が腫大化に気づくことが多い．

【検査と診断】 KUBでは腎の腫大や石灰化，DIPでは腎盂・腎杯の変位や拡張などが認められる．直接的に腫瘍を確認するには，超音波断層法やCTスキャン，MRIなどが重要である．

【治療と予後】 治療としては，周囲の脂肪組織やリンパ節を含めた根治的腎摘除術が適応となる．Grawitz腫瘍では，腎動脈栓塞療法やインターフェロン療法が併用される場合がある．Wilms腫瘍では，放射線や抗癌剤に反応を示すことがある．生命予後は進展度（stage；Ⅰ～Ⅳ）と悪性度（grade；Ⅰ～Ⅳ）によって異なるが，一般に不良である．

(2) 膀胱腫瘍 (bladder tumor)

【病因と症候】 膀胱腫瘍，とくに膀胱癌は泌尿器疾患領域の腫瘍のうち，最も発症の頻度が高い．50歳以上の男性に好発する．その大多数は移行上皮癌で，良性の乳頭腫は少ない．他の悪性腫瘍には，扁平上皮癌や腺癌，未分化癌などがある．

発症の要因として，発癌物質の関与が考えられる．重要視される発癌物質には，芳香族アミンなどの化学物質，フェナセチンなどの消炎鎮痛剤，トリプトファン代謝物，紙巻タバコがある．

初発症状としては，無症候性血尿が多い．突然の純血尿が認められ，自然に止血するのが特徴である．無症候性血尿の頻発とともに，腫瘍は進展する．多量の血尿が凝血塊を形成したり，腫瘍が巨大となれば，排尿困難や尿閉となる．腫瘍が尿管口へ進展したり，尿路感染症を併発すれば，排尿痛や背部痛を生じる．

【検査と診断】 肉眼的血尿を訴える患者には，必ず尿の細胞診（洗浄細胞診）ならびに尿道膀胱鏡検査を行う．肉眼的には乳頭状・花野菜様で潰瘍を伴うものが多いが，粘膜内に潜む上皮内癌の場合には尿道膀胱鏡検査による診断は困難である．

診察上は，双手的に触診を行う．他の重要な検査として，膀胱二重造影，DIP，超音波断層法，CTスキャン，MRI，血管造影などが行われる．

【治療と予後】 良性腫瘍や浸潤度の低い悪性腫瘍に対しては，経尿道的に電気凝固術や切除術が遂行される．腫瘍の浸潤の程度により，膀胱部分切除術あるいは全摘除術が選択される．放射線治療や抗癌剤投与，電磁波や温水灌流による温熱療法なども併用される．

表在癌の生命予後は良好であるが，浸潤癌や進行癌では不良である．

(3) 腎盂・尿管腫瘍 (tumor of renal pelvis and ureter)

【病因と症候】 腎盂腫瘍や尿管腫瘍は膀胱腫瘍と共通の組織型・病因と考えられ，同時に発症する場合もある．悪性腫瘍では移行上皮癌，良性の場合は乳頭腫が多い．腎盂腫瘍は腎盂・腎杯粘膜から発生し，乳頭状となる．尿管腫瘍では下部1/3に多く発生し，同様に乳頭状を呈する．

主症状は肉眼的血尿で，容易に尿の通過障害を引き起こし，水腎症となる．尿路感染症を併発すれば，排尿痛や背部痛を生じる．

【検査と診断】 DIPによって腎盂・腎杯や尿管の欠損像，併発する水腎症の存在を確認する．腎盂腫瘍で腎盂・腎杯が映し出されない場合には，尿管カテーテルを挿入して逆行性腎盂撮影法を行う．尿管鏡による直接的な視診も重要である．膀胱腫瘍と同様，尿の細胞診や超音波断層法，CTスキャン，MRI，血管造影なども施行すべきである．

【治療と予後】 管内性転移が多いため，腎尿管全摘除術と膀胱部分切除術が併せて選択される．また，放射線治療や抗癌剤投与が併用される．

8．尿路の外傷

【病因と症候】 尿路の外傷で最も多いものは尿道損傷（urethral injury）で，転落や打撲に伴って会陰部に外力が加わって発症する．また，恥骨枝骨折の際に後部尿道に損傷を生じることも少なくない．尿道に次いで多いのは，腎損傷（injury to kidney）である．銃弾や切創による開放性損傷は少なく，交通事故や労働災害，スポーツなどに伴う外力が原因となる非開放性損傷が大半である．損傷の程度から，①挫傷（腎被膜下の血腫形成），②裂傷（腎被膜と腎実質の損傷），③破裂（腎盂に及ぶ損傷），④挫滅（小片に分断された損傷），⑤腎茎損傷（腎茎血管の損傷）に分類される．

膀胱は骨盤骨に保護されるため，損傷は比較的少ない．ほとんどの膀胱損傷（injury to bladder）は非開放性で，尿が充満している場合に多い．骨盤骨折に伴う場合は，膀胱頸部損傷となる．また，直接的に下腹部に外力が加わると，膀胱頂部に破裂を生じる．この場合には腹腔と交通するため，尿が腹腔内に流入し，腹膜炎を併発することもある．

尿管は可動性に富む管腔臓器であるため，損傷を受けることは尿路の外傷では最も少ない．

尿路の外傷では，局所の疼痛や出血，血尿，排尿障害などの症状を示す．出血が多量となると，ショック症状を呈する場合がある．

【検査と診断】 血尿その他の症状を確認し，さらに外傷の状況を詳細に尋ねる．ショック症状が回復すれば，KUB や DIP，膀胱撮影法，CT スキャンなどにより，損傷部位と程度を確認する．

【治療と予後】 ショック症状があれば，その治療に専念する．腎の挫滅や腎茎損傷では出血は容易には止まらず，緊急手術として腎摘除術を行う場合が多い．腎の挫傷では保存的に治療されるが，裂傷や破裂では臨床症状に応じて手術適応と方法を決定する．

尿管損傷では，軽症の場合を除いて多くは尿管吻合術や膀胱尿管吻合術，尿管回腸吻合術などが行われる．

膀胱損傷も多くの場合，手術適応となる．腹腔と交通する損傷では腹膜炎の予防のために，強力な抗生物質治療が不可欠である．

尿道損傷では，外尿道切開により断端吻合術が行われる．軽症の場合には，カテーテル留置にて治癒することもある．

9．神経因性膀胱

【病因と症候】 神経障害によって生じた膀胱や尿道括約筋の機能障害は，神経因性膀胱（neurogenic bladder）とよばれる．膀胱・尿道の機能は尿の貯留と尿の排出の 2 つであるが，神経障害の種類によって，種々の型の神経因性膀胱が生じる．

一般的に，膀胱機能と尿道括約筋機能のおのおのから分類する方法が用いられる．すなわち，膀胱機能は，①過活動型膀胱，②低活動型膀胱，③正常膀胱に，尿道括約筋機能は，④閉塞性尿道（過活動型尿道），⑤尿道機能不全（低活動型尿道），⑥正常尿道のそれぞれ 3 つずつに分けられる．臨床的には，両者の機能の組み合わせとして表現される．過活動型膀胱や尿道機能不全では頻尿や尿失禁を生じやすく，低活動型膀胱や閉塞性尿道では排尿困難や残尿が生じやすい．過活動型膀胱かつ閉塞性尿道の場合には，膀胱が収縮しているにもかかわらず尿道が弛緩しない状態となり，とくに排尿筋尿道括約筋協調不全（detrusor-sphinctor dyssynergia）とよばれる．

疾患別では，大脳の障害や高位の脊髄麻痺では上位ニューロンが障害されるため，過活動型膀胱や閉塞性尿道を生じやすい．脳血管障害では尿意は感じるが，排尿筋の不随意収縮により尿失禁となる場合があり，とくに無抑制膀胱ともいわれる．また，脊髄損傷の場合には尿意もないままに反射的に失禁することが多く，反射性膀胱ともいわれる．一方，下位の脊髄麻痺では，仙髄排尿中枢（S2～S4）以下の障害では低活動型膀胱，胸腰髄交感神経中枢（Th11～L2）以下では尿道機能不全となる．

糖尿病性末梢神経障害では低活動型膀胱となる．一方，疾患ではないが，高齢者の場合に過活動型膀胱を呈することが多い．

【検査と診断】 尿失禁や残尿などの症状ならびに基礎疾患から，神経因性膀胱を診断することは困難ではない．しかし，その病型を的確にとらえるためには，尿流動態検査法，すなわち膀胱内圧測定法・括約筋筋電図・尿道圧測定法が必要である．膀胱内圧測定法では，膀胱内注入量が 300 m*l* に達する以前に内圧上昇が生じた場合には過活動型膀胱と判断される．また，低活動型膀胱では排尿を命じた場合に，60 cmH_2O 以上に内圧を上昇させることができない．括約筋筋電図では，排尿を命じた際に筋活動が抑制されない場合に閉塞性尿道と判断される．

【治療と予後】　過活動型膀胱には抗コリン剤，低活動型膀胱にはコリンエステラーゼ阻害剤，閉塞性尿道には α_1 交感神経抑制剤が使用される．しかし，完全に臨床症状が改善されない場合もあるため，患者の生活状態や希望に即して検討する必要がある．残尿量が多い場合には，間欠的な清浄自己導尿法が適応となる．上肢の障害などにより自己導尿が不可能な場合には，膀胱瘻造設術や経尿道的に括約筋切除術が行われる．

10. 急性腎不全

【病因と症候】　急性腎不全（acute renal failure）とは，糸球体濾過値の急激な低下に基づく病態を総称していう．糸球体濾過が障害されると，尿素窒素やクレアチニンなどの蛋白代謝によって生じる含窒素化合物が排泄されず，体液の恒常性の維持が困難となる．その結果，高窒素血症が出現し，乏尿ときに無尿となる．高窒素血症が高度となれば（クレアチニン＞10 mg/d*l*），尿毒症といわれる．

急性腎不全の原因は，①腎前性，②腎性，③腎後性に区分される．腎前性腎不全は循環血液量の減少や血圧低下に基づくもので，前者は出血や下痢，脱水など，後者は心機能低下やショックなどによって生じる．腎性腎不全は，腎虚血性あるいはアミノグリコシドなどの腎毒性薬剤による急性尿細管壊死を意味する．腎後性腎不全は，両側の尿管や膀胱頸部～尿道の急速な閉塞によって生じる．

【検査と診断】　急性腎不全であることの診断は困難ではなく，乏尿や高窒素血症の証明によって可能である．むしろ，腎前性・腎性・腎後性の診断が重要である．血液生化学的検査や尿所見に加えて，腎不全を生じる以前に基礎的疾患や自覚的症状，異常な所見，薬物投与の有無がなかったかを確認する．

腎前性では尿量は減少するが，尿の定性反応や沈渣には異常が少なく，尿素窒素／クレアチニン比は 20 以上の場合が多い．血圧低下や脈拍異常なども重要な所見である．腎性ではより病態が重篤で，尿素窒素／クレアチニン比は 10 前後の場合が多い．体液調節が高度に制限され，低 Na^+ 血症，高 K^+ 血症，代謝性アシドーシスを呈する．腎後性では膀胱に尿が充満するために，尿閉感や苦痛を訴える．尿管閉塞の場合には，腎の超音波診断法により腎盂拡大の所見が得られる．

【治療と予後】　腎不全の原因となる病態を把握し，それに対する適切な処置・治療が最重要である．とくに腎前性では輸血や輸液により循環動態が改善されれば，腎不全は是正されうる可逆的病態である．しかし，治療が遅れると腎性急性腎不全に移行する危険性がある．腎後性も同様で，尿閉の治療や尿の通過障害に対する外科的処置によって是正することが可能である．

乏尿期の治療としては，水・電解質バランスの補正に加えて，マニトール液やループ利尿剤の使用が試みられる．利尿効果が得られなければ，早期に透析療法に踏み切ることが重要である．1～3 週間の乏尿期に続いて，数週間の利尿期，次いで回復期という経過をとる．利尿期においても尿細管機能は正常ではないため，水分や塩分・蛋白質の制限が必要である．

急性腎不全の予後は透析療法などの進歩により良好となったが，なおも死亡率は約 50％である．

11. 慢性腎不全

【病因と症候】　急性腎不全が単一ネフロン当たりの糸球体濾過値の急激な低下であるのに比較して，慢性腎不全（chronic renal failure）は正常に機能するネフロンの減少に基づく糸球体濾過値の低下である．慢性進行性腎疾患にみられる病態であり，排泄機能は漸減性であるために，どの時期から腎不全かの境界は明らかでない．

【検査と診断】 原因となるびまん性の腎実質性疾患や慢性腎盂腎炎，嚢胞腎などに関して，その正確な診断が不可欠である．さらに，定期的な腎機能検査が重要である．

【治療と予後】 原疾患への治療に加えて，塩分や蛋白質を制限した食事療法，高血圧に対する薬物治療が行われる．糸球体濾過値が30％以下に低下し，高窒素血症やアシドーシスが出現した場合には代償不全に至ったと判断し，透析療法が開始される．放置すれば，中枢神経系や消化器系・循環器系・血液系に尿毒症症状が出現する．透析療法としては，主に血液透析（HD）または腹膜灌流透析（PD）が行われる．後者には連続携行式腹膜灌流（CAPD）と自動腹膜灌流装置（APD）を用いて行う方法がある．

12. 生殖器の先天異常

【概要】 陰茎の先天異常には，完全欠如，発育不全（矮小陰茎），重複陰茎，捻転症などがあるが，発育不全以外はまれである．成長期になって診断されるものとして，包茎がある．これは，包皮が亀頭を越えて反転できない完全包茎と，かろうじて亀頭を露出できる不完全包茎とに分けられる．

睾丸の先天異常には，睾丸欠損，発育不全，停留睾丸，睾丸変位などがある．停留睾丸は出生前に起こるべき陰嚢への下降が途中で停止し，腹部や鼠径部にとどまっている状態をいう．睾丸変位は下降の軌道を誤り，会陰部や大腿部，腹壁部，対側陰嚢内に停留する状態である．

性別の分化の異常は，半陰陽といわれる．真性半陰陽は同一個体に睾丸と卵巣の男女両性腺を有するもので，中間型の外性器を示す．仮性半陰陽は性腺と外性器の型が異なるもので，卵巣と男性外性器を有する女性半陰陽と，睾丸と女性外性器を有する男性半陰陽とに分けられる．性染色体の異常も半陰陽に含まれ，性染色体がXXYで男性型外性器を有するKlinefelter症候群や，性染色体がXOで女性型外性器を有するTurner症候群などがある．

13. 生殖器の感染症

（1）副睾丸炎（epididymitis）

【概要】 一般に，尿路感染症や前立腺炎に続発して生じる．前立腺や後部尿道に手術を行った場合や，長期間の経尿道カテーテル留置によって起こりやすい．陰嚢の疼痛性腫脹と発熱を認め，疼痛は精管に沿って放散する．治療としては，抗生物質の全身療法，消炎鎮痛剤の内服治療が行われる．両側性に副睾丸炎が慢性化した場合には，精路通過障害による不妊症を生じる危険性が高くなる．

（2）前立腺炎（prostatitis）

【概要】 尿道より上向性に感染する場合と，尿路感染症に続発して下降性に感染する場合がある．発熱と膀胱刺激症状に加えて，排尿困難を生じる．前立腺は著明に腫大し，圧痛を認める．副睾丸炎と同様，抗生物質の全身療法や消炎鎮痛剤の内服治療が行われる．

14. 生殖器の結石症

【概要】 生殖器の結石症としては，前立腺結石がある．前立腺の類澱粉小体の石灰化によるものが大半で，ほかに上部尿路より下降する場合がある．臨床的意義は少なく，無症状の場合が多い．前立腺肥大症と合併した場合には，排尿困難，頻尿，会陰部不快感を伴う．無症状の場合には，放置しても支障がない．排尿困難のある場合には，前立腺摘出術が適応となる．

15. 生殖器の腫瘍

（1）前立腺肥大症（benign prostatic hypertrophy：BPH）

【病因】 前立腺肥大症は前立腺の良性腫瘍であるが，前立腺自体の肥大ではなく，内側部にある尿道周囲腺の肥大結節である．その原因は明らかではないが，加齢に伴う性ホルモンの不均衡が有力視されている．疾患が長期化すると，尿道圧の上昇が膀胱壁の肉柱形成や排尿筋の無緊張を引き起こす．

【症候】 前立腺は後部尿道を取り巻くため，肥大症の結果として排尿困難を生じる．排尿時の尿線の細小と排尿時間の遷延，頻尿を訴える．膀胱三角部を圧迫するようになると，強い尿意や急迫性尿失禁を生じる．尿道の圧迫が強くなると，完全な排尿ができず，残尿を生じる．やがて尿路感染症を併発し，腎機能の低下を招く結果となる．

【検査と診断】 排尿困難や頻尿などの自覚的症状に加えて，肥大した腺体を直腸内診によって触知する．また，残尿測定を兼ねて，経尿道的にカテーテルを挿入し，その際の尿道抵抗の有無を調べる．X 線検査法としては，尿道膀胱造影法により前立腺腫の膀胱底部挙上を確認する．超音波断層法としては，経腹的・経尿道的・経直腸的に前立腺の大きさと形状を確認する．また，肥大した前立腺を直接的に確認するには，膀胱鏡や尿道鏡などの内視鏡検査が有用である．

【治療と予後】 保存的治療としては，飲酒や刺激物の摂取，寒冷を回避する．さらに，抗アンドロゲン製剤や前立腺抽出液の投与が行われる．効果が乏しい場合には，経尿道的前立腺切除術や前立腺被膜下摘出術などの外科的治療が選択される．高齢などのためにリスクの高い症例では，間欠的清浄自己導尿法や膀胱瘻造設術が行われる．予後は良好であるが，排尿困難を放置すれば腎不全に移行し，予後不良である．また，前立腺癌との鑑別診断が重要である．

(2) 前立腺癌（prostatic cancer）

【病因と症候】 60 歳以上の高齢者に発症する悪性腫瘍で，前立腺後葉に好発する．外腺より発生するため，内腺を発生母地とする前立腺肥大症とは異なる．初発症状は前立腺肥大症と同様で，排尿困難を生じる．膀胱や会陰部へ浸潤すれば，排尿痛や会陰部痛を呈する．転移は椎骨や骨盤骨に多いが，骨形成性であることが特徴的である．

【検査と診断】 直腸内診によって，前立腺に軟骨様の硬結や凹凸不整の腫瘤を触知する．診断を確実とするためには，経直腸的に前立腺の超音波診断法を行う．また，CT スキャンや MRI は，診断ならびに浸潤度の判定に有用である．腫瘍マーカーとしては，前立腺特異抗原（PSA：prostate specific antigen）が高値を示す．確定診断のためには，経会陰的または経直腸的な針生検や経尿道的切除による病理学的検査が必要である．

【治療と予後】 腫瘍が被膜内に限局する場合には，前立腺全摘除術が行われる．進展例では，抗男性ホルモン療法や女性ホルモンの投与，睾丸摘除術などが行われる．85％は男性ホルモン依存性で，適切な治療が行われれば延命効果が得られる．

(3) 睾丸腫瘍（testicular tumor）

【病因と症候】 睾丸腫瘍は，臨床的には多くみられる腫瘍ではないが，青壮年期に発症し，悪性度が高い．組織学的には生殖細胞起源で，生殖細胞の形態を保って腫瘍化した精上皮腫と非精上皮腫とに区分される．初発症状は無痛性腫大と硬結形成で，進行してから女性化乳房や転移に基づく症状によって診断される場合が少なくない．

【検査と診断】 触診によって容易に診断されるが，超音波診断法を併せて行う．部分的な切除による生検は，転移の危険性から禁忌である．血行性には肺，リンパ行性には後腹膜リンパ節に転移が多いため，各種の画像診断法によって転移巣の有無を検索する必要がある．腫瘍マーカーとして，尿中ゴナドトロピンの測定が行われる．

【治療と予後】 診断が下されれば，即時に除睾術が行われる．Stage Ⅱ以上では後腹膜リンパ節の郭清術が行われ，精上皮腫では放射線治療，非精上皮腫では化学療法が併用される．悪性度が高いために，生命予後は不良である

(4) 陰茎腫瘍（penile tumor）

【概要】 良性腫瘍としては尖圭コンジローム，悪性腫瘍としては陰茎癌がある．尖圭コンジロームは性行為による乳頭腫ウイルスの感染が原因で，包皮内板に発症する．乳頭腫様・花野菜様の腫瘍で，包茎患者に多発する．陰茎癌も，包茎に基づく包皮亀頭炎を有する患者に多い．同様に乳頭腫様・花野菜様で，潰瘍と排膿を伴う．良性腫瘍では腫瘍摘出術または電気焼灼，悪性腫瘍では根治的陰茎切断術ならびに鼠径リンパ節の郭清術が行われる．

16．男子性機能障害

(1) 類宦官症（男子性機能低下症）(eunuchoidism)

【概要】 睾丸または下垂体の異常によって，性腺ホルモンであるアンドロゲンの分泌が低下し，二次性徴が不完全な状態を類宦官症という．陰茎と陰嚢の発達が未熟で，陰毛の生えや変声がなく，少年様の顔貌を呈する．睾丸性の場合には高ゴナドトロピン血症，下垂体性の場合には低ゴナドトロピン血症となる．

(2) 男子不妊症（male sterility）

【概要】 性行為は可能であるが，男性側に原因があるために不妊となる場合をいう．不妊夫婦の約半数に及ぶといわれる．造精機能の障害（無精子症・乏精子症）と精路通過障害に分けられ，流行性耳下腺炎による睾丸炎や副睾丸炎，性器結核などへの罹患，放射線障害，鼠径ヘルニア，停留睾丸，脊髄損傷などと関連が深い．正常な精液は精子数4,000万／ml以上で，精子運動性60％以上，奇形精子混在率20％以下とされる．造精機能の障害では性腺刺激ホルモンや男性ホルモンなどの投与が試みられる．精路通過障害では，再建術が行われる．脊髄損傷では，尿路感染症が併発しないよう予防することが重要で，前立腺部の電気刺激やフィゾスチグミンの脊髄腔内注入によって射精を促す治療が試みられる．

(3) 陰萎（インポテンス）(impotence)

【概要】 陰茎の勃起が不十分なことによって，性行為が不可能なものを陰萎という．最も多い原因は心因性で，不安感や自信喪失，罪悪感，同性愛などが関連する．器質性疾患が原因するものには，前立腺炎や精嚢炎などの性器疾患や類宦官症のほかに，糖尿病，肝硬変，アルコール中毒，長期薬剤投与，栄養障害，神経障害などがある．心因性の場合には，精神療法や妻の協力が必要となる．器質的原因が明らかな場合には，原因疾患への治療が行われる．治療が奏功しない場合には，シリコンなどで作製した装具を陰茎内に埋め込む手術や，プロスタグランジンや塩酸パパベリンの海綿体内注射が行われることもある．

17．副腎疾患

【概要】 副腎疾患の外科的治療は，その解剖学的位置から泌尿器科にて行われることが多かった．近年は，内分泌外科などの新しい診療科にて扱われることも少なくない．

副腎腫瘍（adrenal tumor）としては，内分泌活性型腫瘍と神経芽細胞腫とがある．内分泌活性型腫瘍は，副腎皮質に発症する腺腫と髄質の褐色細胞腫が多い．皮質腺腫は，糖質コルチコイド産生腫瘍（Cushing症候群の一型），アルドステロン産生腫瘍（原発性アルドステロン症の一型），アンドロゲン産生腫瘍（副腎性器症候群の一型）に分類される．おのおののホルモンの過剰に基づく症状を呈するが，腫瘍以外に副腎皮質過形成でも同様の症状を呈するため，その鑑別が必要である．褐色細胞腫はカテコールアミン産生腫瘍で，発作性あるいは持続性の高血圧を示す．腺腫や褐色細胞腫の場合には，腫瘍摘出術が行われる．

神経芽細胞腫は幼小児に好発する悪性腫瘍で，腹部腫瘤として集団検診にて診断される．化学療法が行われるが，生命予後は不良である．

（椿原彰夫）

●文献

1) 北川龍一，小磯謙吉（編）：標準泌尿器科学．第4版，医学書院，1992.
2) 酒徳治三郎：泌尿器科学．第5版，金芳堂，1991.
3) 小川秋實・他（編）：現代の泌尿器科学．金原出版，1991.
4) 阿曽佳郎・他（編）：必修泌尿器科学．第2版，南江堂，1987.
5) Ganong WF：Review of Medical Physiology. 17th ed, Appleton & Lange, East Norwalk, 1995.
6) 椿原彰夫：PT・OTのための一般臨床医学（明石　謙編）．第2版，医歯薬出版，2003.

6 婦人科・産科疾患

1. 女性生殖器の解剖

女性の生殖器は外性器（外生殖器）と内性器（内生殖器）からなっており，外性器は主に性交に，内性器は内分泌機能，受精から胎児の発育および出産に関与している．なお，補助外性器として乳房がある．

1）外 性 器

外性器は外陰ともよばれ，恥丘，大陰唇，小陰唇，膣前庭，陰核（亀頭），会陰からなる（図 6-1）．

（1）恥丘：恥骨結合の前面で皮下脂肪組織が多い丘状の膨隆部をいう．思春期になると陰毛が生じる．

（2）大陰唇：左右 2 列の厚い皮膚の襞で恥丘から後下方に走り会陰に達する．大陰唇は前方では恥丘下で結合し陰唇前交連を形成し，後方では会陰の前で結合して陰唇後交連を形成している．左右の大陰唇の間は陰裂という．大陰唇の外側は疎な陰毛があり，色素，汗腺，皮脂腺に富むが，内側には陰毛はなくやや粘膜様の外観を呈している．

（3）小陰唇：大陰唇の内側にある左右 2 枚の薄い弁状の粘膜様の襞で，陰毛はないが皮脂腺に富む．小陰唇は前方では左右が結合して陰核包皮となり陰核（亀頭）を包み，その下方では陰核小帯となる．後方でも結合し陰唇小帯となり，処女膜との間に舟状の陥凹部である膣前庭窩（舟状窩）を形成する．

（4）膣前庭：左右の小陰唇に囲まれ，前方は陰核で後方は陰唇小帯の間の粘膜様の外観を呈する浅いくぼみの部分をいう．膣前庭の前方には外尿

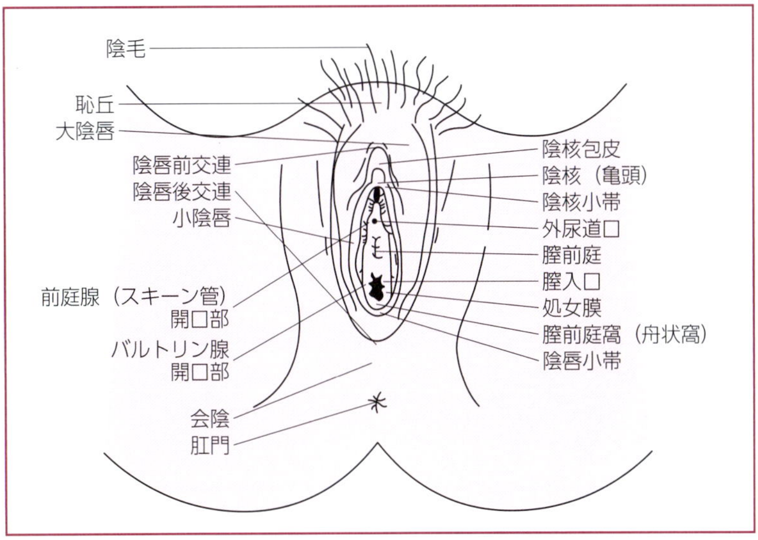

図 6-1　女性外性器[10)]

道口が，後方には膣入口が開いている．外尿道口の両側に前庭腺の開口部（スキーン管）が小孔としてみられる．膣前庭の後側方にはバルトリン腺がありその排泄口が膣入口の両側にみられ，性的興奮により粘液を分泌する．

(5)陰核：小陰唇の前端にある円柱状の小体で，陰核包皮と陰核小帯に囲まれ，亀頭，海綿体を含む陰核体，陰核脚からなる．神経・血管が豊富で性的興奮で勃起する．

(6) 膣口：膣前庭の後面に位置し，ここに膣と膣前庭の境をなす薄い膜があり，処女膜とよばれる．通常は小孔が開いており，月経血や分泌物の排泄が可能である．

(7) 会陰：陰唇後交連と肛門の間の部分で陰毛はない．分娩時に軟らかくなり伸展するが，しばしば裂傷を生じるので，経産婦では瘢痕がみられることもある．

2) 内 性 器

内性器は骨盤腔内にあるもので膣，子宮，卵管，卵巣からなり，卵管と卵巣を合わせて付属器とよぶ（図 6-2）．

(1) 膣：膣口から後上方に向かう約 7〜8 cm の長さを有する管状の器官で，子宮からの月経血や分泌物の排泄管の役割をはたす．膣腔の上端は広がって膣円蓋を形成し子宮膣部を囲んでいる．膣壁は筋層および粘膜層からなり，皺襞があり伸展性を有し，粘膜層は重層扁平上皮で覆われている．膣上皮細胞中にはグリコーゲンが大量に含まれており，これに膣内に常在する非病原性のデーデルライン桿菌が作用して乳酸がつくられる．この乳酸により膣内は強い酸性に保たれ，内性器に病原菌が侵入するのを防止している．これを膣の自浄作用という．

(2) 子宮：子宮は子宮内膜に着床した受精卵を発育させる器官であり，小骨盤腔の中央で膀胱と直腸の間に位置し，小鶏卵大で前後に多少扁平な西洋梨形を呈する．上部 2/3 の膨大した部分を子宮体部，下部 1/3 の円柱状の部分を子宮頸部，子宮体の最上部を子宮底という．その両側端部を子宮角といい，左右へ卵管が，前下方へ子宮円索（子宮円靱帯）が，後下方へ子宮卵巣索（卵巣固有靱帯，固有卵巣索）が走っている．子宮体の表面は腹膜すなわち子宮外膜（漿膜）で覆われ，子宮壁は厚い子宮筋層からなる．子宮の前壁は膀胱との間に膀胱子宮窩を，後壁は直腸との間に直腸子宮窩（ダグラス窩）を形成する．内部は空洞で子宮内膜とよばれる粘膜で覆われた子宮腔（子宮体腔）を形成する．子宮腔は逆三角形で，その底辺部の両側には卵管が開口し，下端頂点部の最峡部には子宮体部と子宮頸部の境界である内子宮口が形成されている．子宮頸部は膣内に突出した膣部と上方の中間部，上部とに分けられる．内側は頸管内膜で覆われた子宮頸管を形成し，上方は内子宮口，

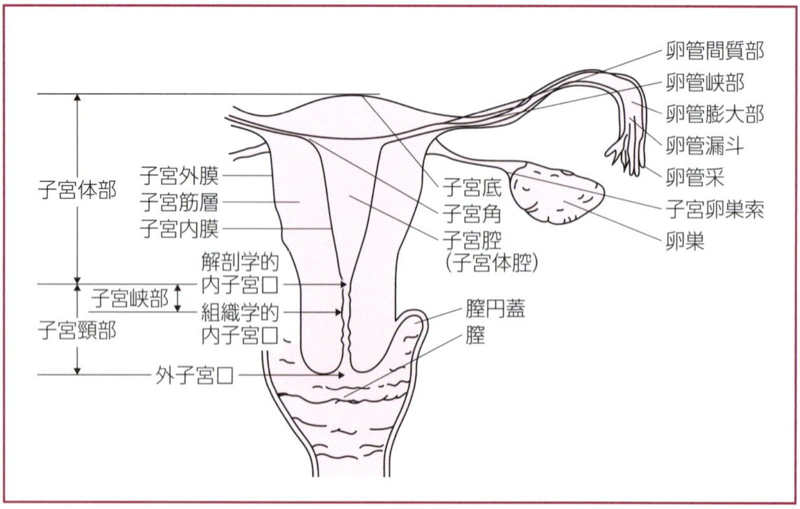

図 6-2　女性内性器（前額断面図）[10)]

下方は外子宮口となる．子宮内膜は約1cmほど内子宮口を越えて頸管内に入り込んでいるため両内膜の移行部を組織学的内子宮口とよび，前述の境界部を解剖学的内子宮口とよぶ．またこの両者の間の部分を子宮峡部とよんでいる．外子宮口の形は，未産婦では円形，楕円形で辺縁は平滑であるが，経産婦では横裂し辺縁も不規則である．正常成熟子宮の外子宮口から子宮底内面までの長さ（子宮腔の長さ）は6.5～7.5cmである．

(3) 卵管：卵管は，卵巣から排卵された卵子を捕えその輸送を行うとともに，受精と受精卵の分裂と分化といった生殖現象の重要な場となる器官である．子宮底の両側端から後側方に走行する弯曲した細い管状を呈する．卵管の内側は粘膜上皮または線毛上皮から構成される．子宮腔へ開口した開口部，子宮壁内の部分である卵管間質部，中央部で水平に走る峡部，外後方に弯曲した太い卵管膨大部，外側端で漏斗状の腹腔内へ開口した卵管漏斗からなる．卵管漏斗には多数の房状の卵管采がある．卵管膨大部は子宮外妊娠の好発部位となる．

(4) 卵巣：卵巣は，卵子の生成，成熟，排卵を行う生殖器官であり，性ステロイドホルモンを分泌する内分泌器官である．子宮の両外側で卵管の後下方にある母指頭大の扁平楕円形で灰白色であり表面は不整な性状を呈する．子宮卵巣索（卵巣固有靱帯，固有卵巣索）により子宮と連結し，卵巣提索（卵巣提靱帯，骨盤漏斗靱帯）により骨盤壁と連結している．

3）乳　房

前胸部の大胸筋の前方にある左右1対の半球状の隆起をいう．乳汁を分泌する乳腺と乳汁の導管の乳管および脂肪組織から形成される．乳腺は乳管と小葉および間質成分である結合組織から構成される．乳汁は乳腺小葉で産生され乳管を通じて乳頭から分泌される．乳房の中央の突出部を乳頭とよび乳管が開口して乳汁を排泄する．乳頭の周囲は色素に富む乳輪があり，この部に乳輪腺（モントゴメリー腺）がある．

2. 性機能の生理

1）性ホルモン

性腺で産生されるホルモンという意味ではなく生殖に関係が深いホルモンを意味する．エストロゲン（estrogen：卵胞ホルモン）とプロゲステロン（progesterone：黄体ホルモン）は女性ホルモン，アンドロゲン（andorogen）は男性ホルモンであり，性ステロイドホルモンと総称される．エストロゲンとプロゲステロンの作用は，子宮や膣に対しては拮抗するが乳腺に対しては協調して作用する．

(1) 視床下部ホルモン：視床下部からは性腺刺激ホルモン放出ホルモン（gonadotropin releasing hormone：GnRH＝luteinizing hormone releasing hormone：LH-RH，ゴナドトロピン放出ホルモン＝黄体形成ホルモン放出ホルモン）やプロラクチン放出・抑制因子を分泌し，下垂体ホルモンの産生・分泌を促進あるいは抑制している．

(2) 下垂体ホルモン（pituitary gonadotropin，下垂体性ゴナドトロピン＝下垂体性性腺刺激ホルモン）：下垂体からは卵胞刺激ホルモン（follicle stimulating hormone：FSH），黄体化ホルモン（luteinizing hormone：LH，黄体形成ホルモン）や乳腺刺激ホルモン（prolactin：PRL，プロラクチン＝催乳ホルモン）が分泌され，FSH，LHは卵巣に，PRLは乳腺に作用する．FSHは原始卵胞の発育を促進し成熟卵胞を形成させ，顆粒膜細胞に作用しエストロゲンを分泌させる．LHは卵巣の莢膜細胞に作用しアンドロゲンの分泌を促す．男性では精細管に作用して精子の発育を促進する．さらにLHは卵胞を成熟させ排卵を起こし黄体を形成させて，黄体細胞よりプロゲステロンの分泌を促す．男性では精巣の間質細胞に作用してアンドロゲン（男性ホルモン）の合成，分泌を促進する．PRLは乳腺を肥大させて乳汁分泌を促す．

(3) ヒト絨毛性ゴナドトロピン（human chorionic gonadotropin：hCG，絨毛性性腺刺激ホルモン）：胎盤絨毛のジンチチウム細胞より分泌される．黄体機能刺激作用や卵胞刺激作用を有している．排卵と黄体化を起こし，ステロイドホルモンの合成も促進する．

(4) 性ステロイドホルモン：エストロゲン，プロゲステロン，アンドロゲンがあり，卵巣，胎盤，副腎から分泌される．エストロゲンは卵胞の発育とともに産生され卵胞膜と顆粒膜細胞で生合成される．エストロン（E_1：脂肪組織より合成），エストラジオール（E_2：卵胞膜と顆粒膜細胞で産生），エストリオール（E_3：胎盤と胎児副腎で産生）があり，エストラジオールが最も活性が高い．主な作用は，女性性器の発育を促して二次性徴の発現を明瞭にすることである．腟に対しては腟上皮の増殖を促し上皮内にグリコーゲンの沈着を促す作用があり，腟の自浄作用を助けている．子宮に対しては子宮筋を肥大・増生し水分の貯留を高めて重量を増す作用があり，内膜へは膜の肥厚，腺の増殖作用（増殖期変化）がある．また，視床下部・下垂体のホルモン分泌機能に抑制的に作用（フィードバック機構）してゴナドトロピンの分泌を調節している．プロゲステロンは排卵後に形成された黄体から分泌される．子宮に対して子宮筋の緊張を低下させる作用があり，内膜へはエストロゲンにて増殖しつつある内膜に作用して分泌期変化を起こさせ受精卵の着床に有利な環境をつくる働きがある．また，エストロゲンと同様にフィードバック機構を介して視床下部，下垂体に作用しゴナドトロピンの分泌を調節している．アンドロゲンは男性の睾丸から多量に分泌されているが，女性では卵巣，副腎から小量分泌されている．多くの場合にはエストロゲンと拮抗的に働き女性の性機能を調節している．

(5) 性ホルモンの臨床的応用：hCGは，妊娠の検査，排卵誘発や黄体機能不全の治療に使用されている．エストロゲンは，卵巣機能不全，機能性子宮出血，排卵誘発など卵巣機能の調節や老人性腟炎の治療に使用されている．プロゲステロンは，卵巣機能不全，機能性子宮出血，月経異常，子宮発育不全や子宮内膜症に用いられ，また排卵抑制作用を利用して経口避妊薬としても使用されている．アンドロゲンは，更年期障害，過多月経，月経困難症，機能性出血，子宮癌末期に使用されている．

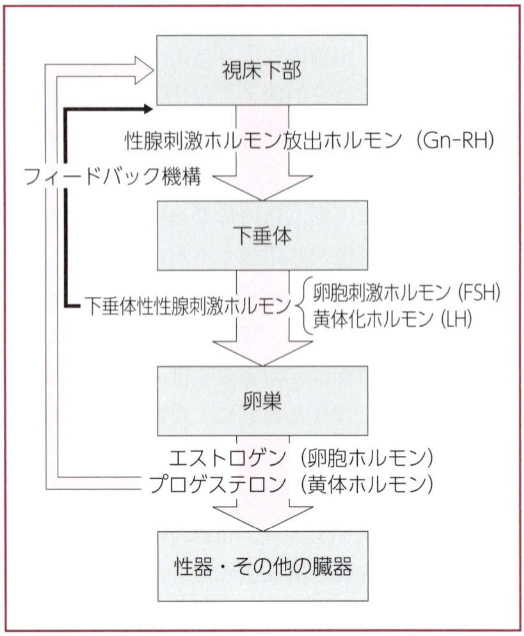

図 6-3　性ホルモンの調節機構[10)]

(6) 性ホルモンの調節機構：性ホルモンの調節は，視床下部，下垂体，卵巣という一連の系列により行われている．しかし，この系列のみが独立して機能しているわけではなく，その調節は大脳皮質，皮質下からの上位中枢神経系や甲状腺などの他の内分泌腺，または薬物などの影響により変化を受けやすい．調節機構は，まず視床下部の性中枢の神経細胞の分泌が開始され，次いで下垂体，卵巣と順次下位の内分泌腺へ下向性に刺激の調節が行われる．これとともに当該内分泌腺から分泌されるホルモンにより上向性の抑制的（ネガティブ・フィードバッグ：negative feedback）または刺激的（ポジティブ・フィードバック：positive feedback）な調節機構が働いている（図 6-3）．

2）性周期（sexual/estrus cycle）

思春期を経て性的成熟に達すると卵巣，子宮内膜，腟，その他の臓器や全身的にも周期的変化が現れる（図 6-4）．

(1) 卵巣の周期的変化

成熟期の卵巣は視床下部および下垂体と互いに刺激，抑制しあって性機能の周期を維持している．周期的変化には，卵胞の発育，成熟がある卵胞期，

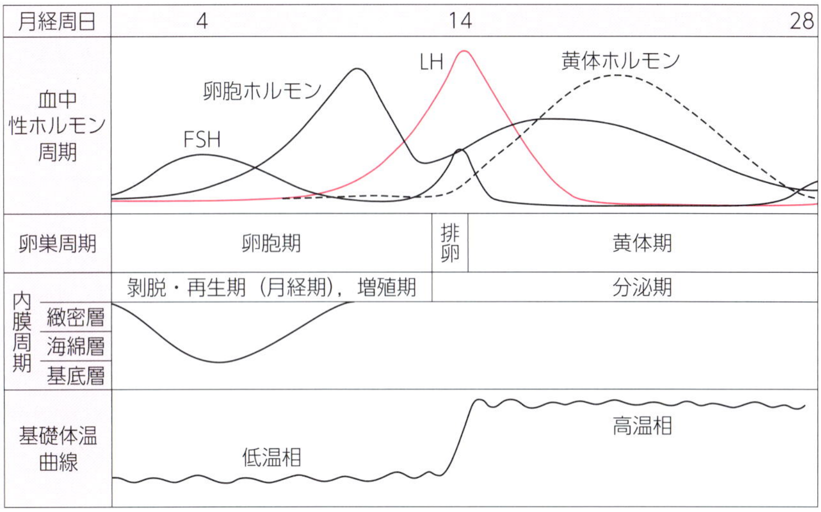

図 6-4　性機能の周期的変化[10)]

排卵，黄体の形成，成熟，退行がある黄体期という一連の解剖学的な周期的変化と機能的なホルモン分泌としてのエストロゲンとプロゲステロンの分泌の周期的変化がある．周期は個体により異なるが，卵胞期，黄体期ともに 14±2 日である．卵胞期には，前の周期の黄体期後半から FSH の刺激を受けて発育し始めた原始卵胞がさらに LH の刺激も加わり発育を続け 10～15 mm の成熟卵胞（グラーフ卵胞：Graafian follicle）となる．この発育を始める卵胞は 20～30 個とされているが，これらの内，成熟卵胞まで発育し排卵に至るのは通常 1 個であり，他の卵胞は途中で退行して閉鎖卵胞となる．この過程で顆粒膜細胞から放出されるインヒビンとよばれるホルモンが重要な役割を果たす．機能的なホルモン分泌としては，発育または成熟卵胞の顆粒膜細胞からエストロゲンを分泌する．排卵とは成熟卵胞から卵子が排出されることをいい，このためには卵胞がLHの急激な上昇（LH surge）に反応できるように十分成熟していることと，成熟した卵胞が排卵できるのに十分な濃度の LH が適切な時間作用することが必要である．黄体期には，排卵を終えた卵胞の顆粒膜細胞や卵胞内膜が急速に肥大・増殖し，周囲から毛細血管が侵入して黄色のルテインという色素顆粒を含む黄体細胞が形成（黄体化）され，黄体がつくられる．黄体は発育し成熟黄体となりプロゲステロンとエストロゲンを分泌する．その後，排卵された卵子が受精し着床すれば黄体は増大して直径 20～25 mm に達し（妊娠黄体），性ホルモンを妊娠 5～6 か月まで分泌する．卵子が受精しなければ黄体は縮小し，性ホルモンの分泌も低下して（月経黄体）月経を起こさせる．この黄体はさらに萎縮を続け排卵後 14 日程で線維性白色の小体となる．これを白体という．

（2）子宮内膜の周期的変化と月経

子宮内膜は，卵巣の卵胞期，排卵，黄体期という変化に伴い，そのホルモンの影響を受けて内膜組織の形態と機能を変え増殖期，分泌期，剥脱・再生期（月経期）という変化を示す．また，性周期を表している月経出血は，子宮内膜の周期的な剥脱によるものであり内膜周期と月経周期は同じ意味として用いられる．増殖期は月経終了から排卵までの時期であり，初期には剥脱した内膜の表面が修復され，やがてエストロゲンの作用により急速に増殖・肥厚する．分泌期は排卵から次の月経までの時期であり，黄体由来のプロゲステロンの作用により内膜の腺上皮の腺腔の拡大が出現し間質も浮腫状になる．月経期は，黄体の退行による性ホルモンの急速な減少により起こる内膜の消退出血により始まる．子宮内膜は，表面より緻密層，海綿層，基底層の 3 層からなり，前 2 者は卵巣の性ホルモンの作用を受け周期的変化を行うゆえ機能層ともよばれる．月経期には，この機能層が剥脱し基底層のみが残る．月経周期は 28～30 日が多く，月経期間は3～7日が正常範囲である．月経血は暗赤色・流動性で凝固せず，月経血量は30～180 g（平均60 g）である．

(3) 性器の周期的変化

(1) 子宮頸部と頸管粘液の変化：子宮頸部には多数の頸管腺が開口し，性ホルモンとくにエストロゲンの周期的増減の影響を受けて，頸管粘液が分泌されその性状も調節されている．排卵期には頸管分泌は量と透明度を増し，粘稠性は低下して牽糸性をもつようになりいわゆる精子受容性を示す．またスライドグラス上で乾燥させると羊歯葉状の結晶を形成する．プロゲステロンはこれらの現象に対して拮抗的に作用している．

(2) 膣の変化：膣の重層扁平上皮も性ホルモンの影響を受けて周期的な組織変化を起こす．エストロゲンの作用により，下層より順次好酸性で核が濃縮した細胞が増殖し表層細胞となって剥脱する．プロゲステロンは拮抗的に作用している．増殖した膣上皮細胞中には多量のグリコーゲンを含みこれを栄養としてデーデルライン桿菌が繁殖して膣の酸性度を保っている（膣の自浄作用）．

(3) 卵管の変化：卵管平滑筋の蠕動は，排卵期に亢進し黄体期に低下する．また排卵期には卵管内膜の細胞が増殖する．

(4) 乳房の変化：排卵以後にエストロゲン（乳管上皮を増殖），プロゲステロン（小葉腺房上皮を増殖）が乳腺に作用し，黄体期には乳房が腫大・緊張し乳頭が過敏となり，乳輪の色素沈着が増加する．

(4) その他の臓器や全身の周期的変化

(1) 体温の変化：視床下部にある体温調節中枢は，性ホルモンの影響を受ける．エストロゲンは体温下降作用があり，プロゲステロンは上昇作用がある．したがって，卵胞期は低温相，黄体期は高温相の2相性を示す．持続は前者が14～16日間，後者は14日間が通常であり，それぞれの持続期間，高温相の型などから卵巣機能や妊娠の診断，受胎調節が可能である．

(2) 神経・精神系の変化：プロゲステロンは中枢神経系には抑制的に働くため頭重感，頭痛，感情不安定，判断能力の低下などが黄体期にみられることが多い．

(3) 代謝系の変化：エストロゲンは毛細血管拡張と強化作用があり，プロゲステロンは呼吸中枢を刺激し血中の炭酸ガス分圧を下げる．

3) 性機能の年齢的変化

女性は性機能よりみて乳幼児期，小児期，思春期，成熟期，更年期，老年期に分けられる．思春期は12～13歳頃から始まり，乳房発育や陰毛発毛などの第二次性徴と初経（初潮）の発現があり，18歳頃に月経が完成され性的成熟に達する．更年期は50歳前後の数年間の月経が閉経となる時期であり，血管運動神経性の障害を生じることが多い．

3. 女性器の炎症

内・外性器の炎症を性器の炎症といい，常在菌による非特異性の炎症と性感染症による特異性のものがある．上行性感染がほとんどであるが，まれに結核や虫垂炎由来の下行性感染がある．上行性感染の経路は，外陰・膣から子宮，付属器へと感染して行く．外陰・膣炎などの外性器の炎症とバルトリン腺炎・膿瘍，子宮頸管炎，子宮内膜炎，卵管炎・卵管留膿腫・水腫，骨盤腹膜炎などの内性器の炎症を総称した骨盤内炎症性疾患（pelvic inflammatory disease：PID）がある．治療は，それぞれの原因菌に応じた抗生物質の投与が基本である．

膣感染症の中には，性交，または口腔や肛門を使用した性行為による粘膜・皮膚の接触により感染する性感染症もある．性感染症は自覚症状がない場合も含めて感染している状態をいうので，最近ではSTIの呼称に変わりつつある．症状がある場合には，女性よりも男性の方が自覚症状が強く受診率が高い．女性では逆に受診率が低くなり炎症が進行し，感染を拡大させやすくなる．

【病因と種類】 病原体により様々なものがあり，細菌によるものでは淋菌感染症，梅毒など，性器クラミジア感染症，ウイルスによるものでは性器ヘルペス，尖圭コンジローム，HIV（human immmunodeficiency virus）感染症など，真菌では性器カンジダ症，原虫では膣トリコモナス症などがある．最近では自覚症状が乏しく感染に気づきにくいもの（淋菌，性器ヘルペス，尖圭コンジローム）が多くなり，とくにクラミジアは感染に気づかずに性行為を行うことが多いため，感染が拡大し性感染症のなかで最も多くなっている．

4．不妊症（infertility/sterility）

【定義】 結婚後，夫婦が妊娠を希望し正常な夫婦生活があるにもかかわらず，2年以上経過しても生児が得られない場合をいう．最近では晩婚化のために妊娠しにくい傾向があり，結婚して1年以上で妊娠しない場合には受診し検査を勧める傾向にある．女性に原因がある場合は女性不妊といい，男性に原因がある場合は男性不妊という．ともに病因は多彩である．

【病因：原因疾患（発生頻度）と分類】 疾患の発生頻度は10%程度である．病因：原因疾患（発生頻度）としては，卵管因子：クラミジア・淋菌感染症（卵管癒着・閉塞），卵管留膿腫・水腫など（30～35%），内分泌因子：視床－下垂体－卵巣系ホルモン異常，高プロラクチン血症，多嚢胞性卵巣症候群など（25～30%），男性因子：造精機能障害など（20～40%），子宮因子：子宮奇形，アッシャーマン症候群，子宮筋腫，子宮腺筋症，子宮内膜症など（10%），頸管因子（5%），病因不明（10%）である．原発性不妊は妊娠の成立が一度もないものをいい，続発性不妊は妊娠歴がありその後妊娠の成立がないものをいう．

【診断】 基礎体温，血中ホルモン測定，ホルモン負荷試験，クラミジア血中抗体価，淋菌検査，頸管粘液検査，子宮卵管造影，超音波検査，精液検査などの不妊スクリーニング検査を行い，その成績を総合するとほぼ9割は病因検索が可能である．

【治療】 複数の病因がある場合が多いゆえ二次検査を行い精査して病因の同定ができるまで，治療を開始しないのが原則である．スクリーニング検査で異常があれば病因となる原因疾患の治療を行う．異常がない場合は，排卵期に合わせて性交渉を行うタイミング指導を4～6か月行う．効果が得られない場合，排卵誘発法を併用した人工授精を行う．人工授精には配偶者間人工授精（artificial insemination with husband's semen：AIH）と非配偶者間人工授精（artificial insemination with donor's semen：AID）がある．

人工授精を6～10周期行い効果が得られない場合，体外受精（in vitro fertilization：IVF），顕微授精（intracytoplasmic sperm injection：ICSI）を行う．移植する受精卵，胚の数は原則1個である．それ以外の方法では「借り腹（代理出産）」と「代理母（遺伝的代理出産）」があるが，どちらも日本では認められていない．日本ではAIDのみ認められている．

5．女性器の腫瘍

類腫瘍病変・良性腫瘍として外陰尖圭コンジローム，バルトリン腺膿胞，子宮筋腫，子宮内膜症（子宮腺筋症，卵巣チョコレート嚢胞など），ポリープ，卵巣良性腫瘍，卵管留膿腫・水腫などがあり，前癌病変・悪性腫瘍として外陰ジストロフィー・パジェット（Paget）病，外陰・膣・子宮頸／体・卵巣・卵管癌，子宮肉腫などがある．30歳代では子宮癌が最多であり40歳代では乳癌，次いで子宮癌である．

ここでは，主な腫瘍について説明する．

1）子宮内膜症（endometriosis）

【定義と分類】 子宮内膜または子宮内膜様の組織が，子宮腔内面以外の部位に異所性に発現した良性の疾患である．発現部位は骨盤腔内の諸組織が主であり，頻度より子宮体部子宮内膜症（子宮腺筋症：adenomyosis uteri），子宮内膜症（卵巣チョコレート嚢胞：chocolate cyst），骨盤腹膜子宮内膜症，特殊あるいは稀発子宮内膜症に分類することができる．

【病因】 子宮内膜細胞が子宮腔から異所へ運搬されて定着するという子宮内膜移植説や腹膜や卵巣にある中皮細胞が子宮内膜に類似した組織に化生し発症するという体腔上皮化生説がある．前者が広く受け入れられているが，解明されていない．家族遺伝性の報告もある．

【症候】 骨盤痛，骨盤内腫瘤（子宮の増大，卵

巣腫瘤），月経の変化（月経困難症，過多月経），不妊がある．大腸や膀胱の病変では，排便時痛，腹部の腫脹，直腸出血，排尿時の恥骨上部の疼痛を起こす．

【検査】 骨盤腔の超音波検査，CT，MRI，腹腔鏡検査を行う．血液生化学指標としてCA125（単クローン抗体）の高値も参考になる．

【診断】 症状と所見に基づいて診断を行う．膣・直腸診での子宮後屈や子宮可動性制限やダグラス窩に圧痛を伴う硬結の触知も有用である．確定診断は，腹腔鏡検査による病変の直視と病変部の生検により行う．

【治療】 治療は，患者の年齢，症状，妊娠の希望，疾患の重症度により個別に決定する．治療には，卵巣機能を抑制することで子宮内膜組織の成長と活動を抑制する方法（ホルモン療法：GnRHアゴニストやダナゾールに加えて低用量ピルやジェノゲストが保険適用になっている），病変部のみを外科切除する方法（最近では腹腔鏡手術が主流である），2つの療法の組み合わせ，および摘出手術（卵管卵巣摘出を伴うか伴わない子宮全摘出術）がある．摘出術は出産を終え，治療困難な骨盤部痛の患者にのみ行うなどの配慮が必要である．

【予後】 ホルモン療法や保存的手術は有効であるが，再発がみられることも多い．

2）子宮筋腫（uterine leiomyoma）

【定義と病因】 子宮筋層を構成する平滑筋から発生する良性腫瘍（平滑筋腫）で，発生や増大にエストロゲンが関与している．最も頻度が高く，40歳以上に多く発症し生殖年齢婦人の20～50%にみられる．子宮体部に好発（95%）し，多発（60～70%）することが多い．癌化はまれ（0.5%以下）である．

【分類（頻度）と合併】 筋腫の発生部位により，漿膜下筋腫（10～20%），筋層内筋腫（70%），粘膜下筋腫（5～10%）の3つに分類され，粘膜下筋腫が最も症状が強く，筋層内筋腫は最も頻度が高く多発しやすい．ほかには子宮頸部筋腫と広靱帯内筋腫がある．子宮筋腫の20%に子宮内膜症の合併がみられる．

【症候】 大半は無症状である．筋腫による子宮内膜表面積の増大や子宮収縮の制限により，過多月経・不正性器出血を生じ貧血を呈す．月経時の子宮筋の過剰収縮や筋腫の血流障害は，疝痛などの月経困難症を引き起こす．卵管の閉塞，子宮内壁の不整による胚の着床障害などは不妊の原因となる．増大した腫瘤による膀胱・尿管圧迫にて尿漏れや尿閉，直腸圧迫にて便秘，骨盤・腰仙神経叢圧迫にて腰痛，下大静脈圧迫にて深部静脈血栓症などが発症しやすくなる．

【診断】 内診で腫瘤の大きさ・硬度・圧痛・可動性を確認し超音波検査，CT，MRI，子宮鏡で確定診断を行う．

【治療】 治療は経過観察で十分な場合や積極的に手術が必要とされる場合まであり，個々の症候などで治療法が異なる．筋腫が小さく無症状でMRIにて良性の所見であれば3～6か月ごとの検診と超音波検査で経過を観察する．過多月経には造血剤，月経痛には鎮痛剤を用いる．圧迫症状などが強い場合，急速に筋腫が増大する場合，挙児希望がある場合，本症が不妊の原因と疑われる場合には筋腫核出術を行う．挙児希望でもすぐには妊娠を希望しない場合や閉経直前の場合にはGnRHアゴニスト療法を行う．挙児希望がない場合や悪性の疑いがある場合には単純子宮全摘出術を行う．手術を希望しない場合は子宮動脈塞栓術で筋腫の縮小を行う場合もある．

3）子宮頸癌（cervical carcinoma）

【定義】 子宮頸部に原発して発生する癌で，女性性器癌のうちで最も多い．組織学的には扁平上皮癌が大部分を占める（85%）が，最近では腺癌の発生増加（15%）が指摘されている．若年者に多いのが特徴で，30～40歳代に好発し50歳代より漸減するが，進行癌は60歳代以降に多い．

【病因】 扁平上皮－円柱上皮移行部（SCJ：squamo-colimnar junction）より発生すると考えられ，多妊・多産婦人に多い傾向がある．ヒトパピローマ（乳頭腫）ウイルス（HPV）の性器感染との関連が明らかになった．リスクファクターとして性交渉開始年齢が低いことや性交渉の相手が多いことがあげられているが，HPVに感染しやすい状況にあることですべての病因が説明されるわけではない．

【分類】 臨床進行期分類には日本産科婦人科学会，国際婦人科産科連盟（FIGO）によるもの（表 6-1-1）が使用される．原則として治療開始前に決定し変更することができない．治療法を計画したり，予後を推定する基礎となる．

【症候】 不正性器出血が初発症状として重要であり，性交時の出血（接触出血）として気づかれることが多い．頻発，過多月経として認識されることも多い．

【検査】 頸部細胞診（パパニコロー染色：Papanicolau），腟拡大鏡（コルポスコープ：colposcope），頸部組織診（子宮頸部パンチ生検，子宮頸管内掻爬術），円錐切除診，膀胱鏡検査，S 状結腸鏡検査，尿路造影，胸部 X 線撮影が治療の開始前に行われる．画像検査として CT，MRI，PET（陽電子放射断層撮影：positron emission tomography）は病変の広がりを知るには有効で治療方針を決めるうえで有用である．

【診断】 治療前に病理組織学的に診断を確定しておく必要があり，疑わしい組織を生検，掻爬，切除にて採取し，その標本の顕微鏡検査を行う．頸癌の早期診断上で不可欠のものは細胞診と腟拡大鏡による組織診である．細胞診にはベセスダシステム（表 6-1-2）に準拠した判定が用いられる．

【治療】 発症予防には HPV ワクチンの効果が期待され使用が開始されている．手術療法，放射線療法ともに効果的であり，症例に適した療法を選択することが治療の要点である．日本婦人科腫瘍学会が作成した治療ガイドラインに準拠した治療が行われる（図 6-5）．Ⅱ期までは全身状態が許せば手術療法がなされ，Ⅲ～ⅣA 期では放射線療法が第一選択とされる．限局性の浸潤前の病巣（上皮内癌）は，円錐切除術か単純子宮全摘出術により完全に切除する．浸潤性扁平上皮癌の場合は原発腫瘍だけでなく腫瘍に侵されたリンパ節も含めて治療しなければならない．手術を行うのは，卵巣機能を維持でき，病巣が限局し，傍大動脈リンパ節生検が陰性である患者であり，Ⅰ期の病巣をもつ若い女性がよい適応である．手術後の併発

表 6-1-1 子宮頸癌の臨床進行期分類 [9]（FIGO，2008，日産婦，2011）

病期	定　義
Ⅰ期	癌が子宮頸部に限局するもの（体部浸潤の有無は考慮しない）
ⅠA 期	組織学的にのみ診断できる浸潤癌．肉眼的に明らかな病巣はたとえ表層浸潤であってもⅠB 期とする．浸潤は，計測による間質浸潤の深さが 5 mm 以内で，縦軸方向の広がりが 7 mm を超えないものとする．浸潤の深さは，浸潤がみられる表層上皮の基底膜より計測して 5 mm を超えないものとする．脈管（静脈またはリンパ管）侵襲があっても進行期は変更しない
ⅠA1 期	間質浸潤の深さが 3 mm 以内で，広がりが 7 mm を超えないもの
ⅠA2 期	間質浸潤の深さが 3 mm を超えるが 5 mm 以内で，広がりが 7 mm を超えないもの
ⅠB 期	臨床的に明らかな病巣が子宮頸部に限局するもの，または臨床的に明らかではないがⅠA 期を超えるもの
ⅠB1 期	病巣が 4 cm 以内のもの
ⅠB2 期	病巣が 4 cm を超えるもの
Ⅱ期	癌が子宮頸部を超えて広がっているが，骨盤壁または腟壁下 1/3 には達していないもの
ⅡA 期	腟壁浸潤が認められるが，子宮傍組織浸潤は認められないもの
ⅡA1 期	病巣が 4 cm 以内のもの
ⅡA2 期	病巣が 4 cm を超えるもの
ⅡB 期	子宮傍組織浸潤の認められるもの
Ⅲ期	癌浸潤が骨盤壁にまで達するもので，腫瘍塊と骨盤壁との間に cancer free space を残さない．または，腟壁浸潤が下 1/3 に達するもの
ⅢA 期	腟壁浸潤は下 1/3 に達するが，子宮傍組織浸潤は骨盤壁にまでは達していないもの
ⅢB 期	子宮傍組織浸潤が骨盤壁にまで達しているもの．または明らかな水腎症や無機能腎を認めるもの
Ⅳ期	癌が小骨盤腔を超えて広がるか，膀胱，直腸粘膜を侵すもの
ⅣA 期	膀胱，直腸粘膜への浸潤があるもの
ⅣB 期	小骨盤腔を超えて広がるもの

FIGO：International Federation of Gynecology and Obstetrice 国際婦人科産科連盟
日産婦：日本産科婦人科学会

表 6-1-2　子宮頸部細胞診判定[9]（ベセスダシステム，2001）

・子宮頸膣部の細胞診に適応する．
・標本が適正か否かを判定し，適正なものにつき以下のように判定する．

【判定】	【英語略】
1）陰性	NILM
・扁平上皮異常	
2）意義不明な異型扁平上皮細胞	ASC-US
3）HSIL を除外できない異型扁平上皮細胞	ASC-H
4）軽度扁平上皮内病変	LSIL
5）高度扁平上皮内病変	HSIL
6）扁平上皮癌	SCC
・腺系異常およびその他の悪性腫瘍	
7）異型腺細胞	AGC
8）上皮内腺癌	AIS
9）腺癌	adenocarcinoma
10）その他の悪性腫瘍	other

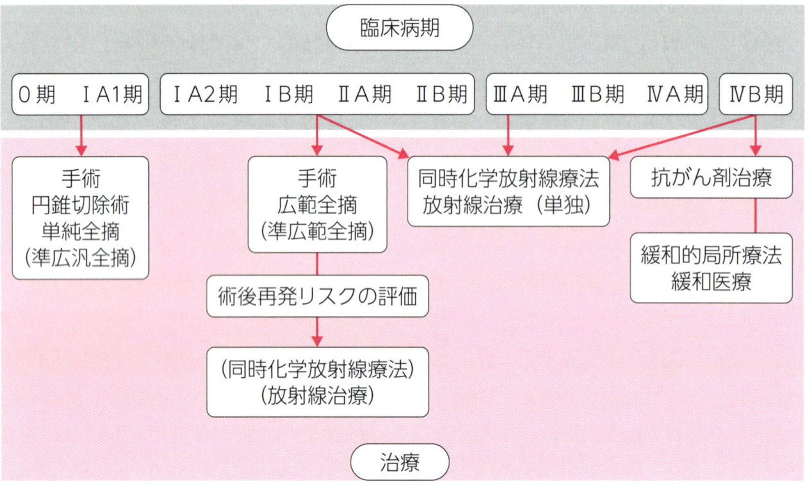

図 6-5　子宮頸癌の臨床病期と治療[9]

症としてリンパ浮腫，尿管膣瘻，膀胱膣瘻の形成がある．放射線療法は，浸潤した手術不能の症例や初期であっても高齢者や重症の合併症をもつ患者に行われる．照射法として原発腫瘍に対して腔内照射を行い，リンパ節を含む骨盤壁病巣に対して外照射を行う．合併症として放射線性直腸炎，膀胱炎がある．化学療法として抗癌剤が用いられるが，効果は期待できず再発例に用いられる．

【予後】　予後は組織型，進行期に左右される．5 年生存率はⅠ期で 80～85%，Ⅱ期で 60～65%，Ⅲ期で 40%，Ⅳ期で 15%程度である．ただし，これは手術不能例もすべて含んだ成績である．手術適応の症例では，0 期でほぼ 100%，ⅠA 期で 95%以上が手術療法で治癒し，ⅠB とⅡ期の 5 年生存率は約 80%と約 70%である．

4）子宮体癌（子宮内膜癌）（uterine corpus cancer：endometrial carcinoma）

【定義】　子宮体部内膜から発生する上皮性悪性腫瘍であり，部位より子宮体癌，発生母地より子宮内膜癌とよばれる．好発年齢は 50 歳代後半から 60 歳代で，閉経後に起こることが多い．近年は増加し，子宮癌の 45%を占める．

【病因と発生機序による分類】　エストロゲン産生卵巣腫瘍，閉経遅延，月経異常，不妊症およびホルモン補充療法などエストロゲンの相対的な過

表 6-2 子宮体癌の臨床進行期分類[9] (FIGO 2008, 日産婦 2011)

病期	定 義
Ⅰ期	癌が子宮体部に限局するもの
ⅠA 期	浸潤が子宮筋層 1/2 以内のもの
ⅠB 期	浸潤が子宮筋層 1/2 を超えるもの
Ⅱ期	癌が頸部間質に浸潤するが，子宮を超えていないもの＊
Ⅲ期	癌が子宮外に広がるが，小骨盤を超えていないもの，または所属リンパ節へ広がるもの
ⅢA 期	子宮漿膜ならびに / あるいは付属器を侵すもの
ⅢB 期	腟ならびに / あるいは子宮傍結合組織へ広がるもの
ⅢC 期	骨盤リンパ節ならびに / あるいは傍大動脈リンパ節転移のあるもの
ⅢC1 期	骨盤リンパ節陽性のもの
ⅢC2 期	骨盤リンパ節への転移の有無にかかわらず，傍大動脈リンパ節陽性のもの
Ⅳ期	癌が小骨盤腔を超えているか，明らかに膀胱ならびに / あるいは腸粘膜を侵すもの，ならびに / あるいは遠隔転移のあるもの
ⅣA 期	膀胱ならびに / あるいは腸粘膜浸潤のあるもの
ⅣB 期	腹腔内ならびに / あるいは鼠径リンパ節転移を含む遠隔転移のあるもの
	＊頸管腺浸潤のみはⅡ期ではなくⅠ期とする.

FIGO：International Federation of Gynecology and Obstetrice 国際婦人科産科連盟
日産婦：日本産科婦人科学会

剰状態（アンオポーズドエストロゲン：unopposed estrogen）に伴い，子宮内膜の異型増殖症から癌化に至るⅠ型（エストロゲン依存性）とそれ以外のⅡ型がある．Ⅰ型は閉経前～早期に発症し頻度が高く（80～90%），類内膜腺癌であり組織は高分化で浸潤も軽度で予後は比較的良い，Ⅱ型は閉経後に発症し頻度は低い（10～20%）が，漿性・明細胞性腺癌であり組織は低分化で侵潤も重度で予後は不良である．

【分類】 組織学的には腺癌と扁平上皮癌に分類され，ほとんどが腺癌（95%以上）である．臨床進行期分類には日本産科婦人科学会，国際婦人科産科連盟（FIGO）によるものが使用される（表 6-2）．

【症候】 初発症状の 90%以上が不正性器出血であり，主症状である．閉経後出血として発症することが多い．閉経前では再発性の子宮出血（過多月経・月経不順）である．子宮に貯留した内容物が感染し子宮留膿腫を呈し，陣痛様の下腹部痛と流出（シンプソン（Simpson）徴候）がみられることがある．

【検査】 細胞診，子宮内膜生検，子宮鏡検査，尿路造影，膀胱鏡検査，直腸 S 状結腸鏡検査，バリウム注腸，胸部 X 線撮影が治療の開始前に行われる．進行例では血中腫瘍マーカーの CA125 が上昇する．

【診断】 問診や症状により癌を疑い，内診，細胞診，組織診より診断する．細胞診は子宮腔内の吸引・洗浄・擦過スメアを用いると正診率が高い．確定診断は組織診によるが，検査材料は子宮腔全面を掻爬して採集する．

【治療】 手術療法が基本的治療法である．手術はⅠ期では単純子宮全摘出術が選択され，Ⅱ期では両側卵管卵巣摘出術と骨盤および傍大動脈領域の後腹膜リンパ節郭清術とともに広範な腟切除を含む広汎性子宮全摘出術が行われる．病巣が筋層に留まり子宮頸部に明らかに浸潤がない場合はリンパ節郭清までは行われない．術後の検査で筋層や頸部への浸潤，リンパ節転移が認められた場合は全骨盤腔へ放射線療法が行われる．進行・再発症例にはプラチナ製剤などの化学療法が併用される．ホルモン療法は病巣が内膜に留まり挙児を希望する場合に同意を得て行われる．

【予後】 予後は，組織像と分化度，患者の年齢，治療前の病巣の広がりにより影響される．子宮体癌全体の 5 年生存率はほぼ 6 割で良好である．しかし，病巣が子宮外に浸潤している場合には予後は不良となる．

5）卵巣腫瘍（ovarian tumor）

【定義】 卵巣は細胞分裂が活発であり多種の腫瘍が発生する．卵巣組織から生じた腫瘍をいい，良性と悪性のものがあり，一般的に嚢胞性腫瘍は良性が多く充実性腫瘍は悪性のことが多い．

【分類・頻度】 卵巣の組織により，表層上皮性腫瘍・60〜70％（良性：漿液性・粘液性嚢胞，類内膜・明細胞腺腫，悪性：漿液性・粘液性腺癌，類内膜・明細胞腺癌），性索・間質性腫瘍・5〜10％（良性：顆粒膜・莢膜細胞腫，線維腫，高分化型セルトリ（Sertoli）・間質細胞腫瘍，ライディッヒ（Leydig）細胞腫，悪性：低分化型セルトリ・間質細胞腫），胚細胞腫瘍・15〜20％（良性：皮様嚢胞腫，成熟奇形腫，悪性：未熟奇形腫）の3群に分類できる．表層上皮性で悪性のものを卵巣癌（ovarian carcinoma）といい，約半数は漿液性嚢胞腺癌であり，両側性が多い．ほかに他臓器からの転移性腫瘍（胃癌，結腸癌，乳癌．子宮体癌など）や卵巣チョコレート嚢胞も含まれる．

【症候】 卵巣腫瘍は無症状であることが多い．顆粒膜・莢膜細胞腫瘍はエストロゲンを分泌するので閉経前後の女性の再女性化症状（乳房の再肥大，性器出血など）を呈し，Sertoli・間質細胞腫瘍，Leydig細胞腫はアンドロゲンを分泌するので若年女性の脱女性化症状（乳房・性器の萎縮，無月経など）や男性化徴候（多毛，陰核肥大など）を呈する．腫瘍が高度に腫大化すると腹部腫留として触知したり，茎捻転による急性腹症の原因となる．とくに良性卵巣腫瘍の茎捻転は若年女性の急性腹症の最も頻度が高い疾患であり，緊急手術の適応となる．卵巣癌では下腹部の不快感と軽度の消化器障害が早期の症候であるが，腫大化して前記の症状や骨盤部痛，胸・腹水貯留による呼吸困難感やイレウス症状を呈していると骨盤腔内に広範に転移し致死的になっていることが多い．このために欧米ではsilent killer tumorとよばれている．

【検査と診断】 腹部X線撮影やCTで石灰化や歯が写ると皮様嚢腫が疑われる．経腟超音波検査，CT，MRI，血中腫瘍マーカー（CA125，CA19-9，CEAなど）にて腫瘍の診断は可能である．子宮頸部・内腔細胞診も有用であり，胸・腹水細胞診は進行期を決定するうえで必須の検査である．前記の検査項目にて悪性の推定もおおよそ可能であるが，最終診断は原発巣の外科的切除標本の病理学的組織診断による．

【治療と予後】 癌の組織型の多様性，遅い発見，広範囲の転移と浸潤により治療は困難であり，予後は初期では70〜90％，進行期では25〜35％である．良性腫瘍で5cm以上であれば手術適応となり，開腹手術より侵襲野の少ない腹腔鏡下手術が行われる．悪性では，手術と化学療法が基本であり，切除可能な症例には手術療法として子宮全摘出術や大網切除術を伴う卵管卵巣摘出術が行われる．広範囲に広がる症例では，外科的切除術の後に化学療法や腹部放射線療法を行う．

6．受精，着床

1）受　精（fertilization）

受精とは精子と卵子が合体・融合して受精卵を生じることをいう．排卵と受精は月経期間前の約14日間に行われる．排卵の時期には子宮頸部粘液は粘着性が少なくなり，射精された精子が腟から子宮内腔へ行きやすくなり卵管へ到達するまでに受精能を獲得する．受精は卵管膨大部において行われる．1個の精子が卵母細胞に侵入すると透明帯の性状が変化（透明帯・表層反応）し，他の精子の進入は不可能になる．精子の進入により卵母細胞は卵子となり核は雌性前核となる．精子は雄性前核となり両前核が融合することを受精といい，受精卵となる．受精卵は子宮腔に達するまで3〜5日かかり着床の場所までにさらに1〜2日かかり移動する．この時期に受精卵は細胞分裂の反復（卵割）により桑実胚（受精後3〜4日）から胚盤胞（受精後4〜6日）となり，子宮内膜への着床が行われる．

2）着　床（implantation）

着床は受精卵が子宮内膜に接触し沈下して埋没されることであり，子宮体腔の上部か中部で生じる．着床をもって妊娠の成立とする．着床が行われるには，受精卵が胞胚期に達していること，子宮粘膜が分泌中間期にあること，受精卵が子宮内膜の緻密層内に埋没されることが必要である．着床が完了するまでには受精卵は二層性胚盤（bilaminar blastoderm）までに分化している．この過程は受精後5〜8日目で始まり，9〜12日目までに完了する．胚盤は第3週に入ると，外・中・内胚葉の三層性になり三層性胚盤を形成する．

7. 正常の妊娠と分娩

1）妊娠（pregnancy）の診断

妊娠とは受精卵の着床から胎児およびその付属物が母体外に排出される（分娩）までをいう．1週間以上の月経の遅れは妊娠を疑う．ヒト絨毛性ゴナドトロピン（hCG）とエストロゲンは胎盤の合胞体細胞により産生され，hCGは卵巣の黄体を刺激して高レベルのエストロゲンとプロゲステロンの分泌を維持し妊娠を維持させるように働いている．骨盤内診察にて子宮の腫大が確認され，子宮頸部は軟らかくなり，子宮体部は不均一に軟らかく増大し部分的な膨隆を認める（ピスカチェック（Piskacek）徴候という）．この時期では血液や尿の妊娠反応は陽性である．尿中のhCGを免疫学的に検出するラテックス凝集反応（LAR）などがあり，最近では感度が良く速く簡単にわかる検査（ICON）もある．妊娠のはじめの60日間はhCG濃度は2日ごとに2倍になり，指数関数的に増加する．hCG値により胎児の正常な発育を推定することも可能である．妊娠6週目の子宮は軟らかくなった狭部のところで簡単に折れ曲がることがある．子宮底の高さは3か月末で恥骨結合の上縁で触知できる．6か月末で臍のレベルに9か月末で剣状突起下2〜3横指で最高点に達し，10か月で8か月と同じ剣状突起と臍の中間の高さになる．

妊娠の確徴は児の出産である．ほかに3つの徴候が，妊娠の確徴として認められている．①胎児の心音が医師に確認される（18〜20週）か，心音図検査またはドップラー超音波装置で記録されること（10〜12週），②胎動が医師により触れられるか聞かれること，③16週以降に胎児の骨格がX線で確認されること，などである．さらに，hCG濃度が2倍になることや子宮腔内に胎嚢と心臓の動く胎児を超音波で検出することにより得られる．患者本人は16〜20週の間に胎動を自覚し始める．妊娠期間は最後の月経期の最初の日から数え始め，原則は何日，何週と満で数え表記する．したがって最終月経の初日は満0日となり，満0〜6日は満0週で分娩予定日は満280日（満40週0日）となる．28日を1か月とし妊娠持続を10か月とし，7日を1週間とし妊娠持続を40週とする．

2）妊娠に伴う母体の解剖学的変化と生理学的変化

（1）母体の解剖学的変化

妊娠による性ホルモンの作用により母体には様々な変化が生じる．

乳房では乳房の腫大，乳頭・乳輪の拡大と色素沈着，モンゴメリ（Montgomery）腺の隆起が生じる．顔面に対称性に色素沈着を伴う斑点（妊娠性肝斑）や下腹部に桃色の長紡錘形の線条（妊娠線）がみられる．膣壁の軟化や膣腔の延長，膣壁や子宮頸部はうっ血のため暗い藍紫色を呈する（リビド着色）．また，嘔吐を伴う吐き気や疲労感，腹部膨隆，体重増加を認める．

（2）母体の生理学的変化

（1）循環器系・血液系：子宮胎盤循環による循環血液量の増加と心拍出量の30〜50％の増加を認め左心負荷が生じ，子宮の増大による心尖部左外方転移により心雑音を生ずる．心拍数も通常の70回／分から80〜90回／分に増える．血圧はプロゲステロンによる血管拡張により不変かむしろ低下する．循環血液量は増加するが，血漿量の増大のほうが赤血球量の増大より大きいのでヘモグロビンは希釈されて低下し，貧血のようにみえる（水血症）．また鉄欠乏性貧血になりやすい．白血球数は増加し炎症を見逃しやすくなり，血液凝固能の亢進に比して線溶系はあまり活性化せず血栓症を発症しやすくなる．

（2）腎・泌尿器系：腎機能の変化は心機能の変化と対応し，循環血液量と心拍出量の増加に伴い腎血漿流量（renal plasma flow：RPF），糸球体濾過量（glomerular filtration rate：GFR）は30〜

50%に上昇し，妊娠の16～24週の間にピークになる．尿蛋白・尿アルブミンは微量検出され妊娠経過に伴い増加する．子宮の増大による尿管・膀胱の圧迫，プロゲステロンによる尿路平滑筋弛緩による尿管拡張による尿の停滞により尿路感染症をきたしやすく，糸球体濾過量の増大による尿量増大などにより頻尿になる．

(3) 呼吸器系：肺機能の変化はホルモンの刺激と腫大した子宮が引き起こす体位によるものである．一回換気量，呼吸分時量，呼吸数，O_2消費量は増えるが，呼気・吸気換気予備力，残気量は減る．肺活量と血液中の酸素分圧は変化しない．気道の充血と浮腫が起こり，鼻咽頭の閉塞と鼻づまりが起きる．労作時の呼吸困難も出現し深呼吸が頻繁になる．

(4) 消化器系：腫大した子宮が直腸と大腸下部を圧迫し便秘を起こす．加えて，プロゲステロン濃度の上昇により平滑筋を弛緩させ胃腸管の運動能力も落ちる．胃液の逆流により胸やけやげっぷが生じる．胆囊疾患の発生頻度は上昇する．

(5) 内分泌系：甲状腺機能は著明に変化し，機能亢進症と類似の頻脈，心悸亢進，発汗過剰，感情不安定，甲状腺肥大がしばしば認められる．副腎皮質ホルモン濃度も上昇し妊娠線を起こし，浮腫の原因ともなっている．胎盤でつくられるホルモン（hCGなど）は排卵の抑制，甲状腺・副腎機能の亢進，皮膚の色素化を生じる．

3）正常分娩の経過と管理

分娩は，胎児およびその付属物を母体から完全に排出または娩出し，妊娠を終了する過程をいう．

(1) 分娩（delivery/labor）の３要素

分娩は娩出力（陣痛：子宮の収縮と腹圧），産道（骨産道と軟産道），娩出物（胎児，胎盤，臍帯，羊水，卵膜など）により大きく影響され，これらの要素の相対的な関係の違いにより分娩の経過が異なってくる．

(1) 娩出力：胎児を子宮から押し出す力のことで陣痛と腹圧による．陣痛は不随意的に起こる子宮筋の収縮であり，疼痛を伴う陣痛発作と収縮が休止する陣痛間歇を繰り返す．これを陣痛周期という．陣痛の強さは陣痛内圧で示され，陣痛発作のピークとピークの間を陣痛周期とする．陣痛は，妊娠末期に起こる周期が不規則な分娩開始に先行して起こる前駆陣痛から始まり，分娩開始から終了までの間に起こる分娩陣痛と産褥期に起こる不規則な後陣痛がある．分娩陣痛は，分娩の始まりの1時間に6回以上（周期が10分以内）の規則的な開口期陣痛，子宮口が全開大し腹圧とともに胎児を娩出させる娩出期陣痛，児娩出後の胎盤および卵膜・臍帯を娩出させる後産期陣痛がある．分娩陣痛が弱いと胎児を娩出しにくくなる．陣痛は最初の妊娠（初産婦）では通常12～14時間続き，経産婦では6～8時間続く．

(2) 産道：骨産道は骨盤分界線より下の小骨盤（腸骨・恥骨・坐骨・仙骨・尾骨）が囲む腔のことをいう．岬角中央と恥骨結合後面とを結ぶ直線を産科的真結合線といい児頭骨盤不均衡（cephalo-pelvic disproportion：CPD）の診断に重要である．入口部は横長で最も狭いところは縦長で形は変化している．骨産道が狭かったり形に異常があると胎児を娩出しにくくなる．軟産道は，通過管（子宮下部・頸部），膣，外陰・会陰から成り，胎児と付属物の直接的な通り道である．胎児の娩出には子宮下部の伸展開大と最も抵抗が大きい頸部の熟化（軟らかくなる）が必要である．

(3) 娩出物：胎児の向きや姿勢で分娩様式が決定されるゆえ胎児を主体に述べる．姿勢と向きは，胎位（胎児と母体の縦軸の関係），胎勢（胎児の姿勢：屈位と反屈位），胎向（胎児の背中の向き）の3つで表す．胎位は頭位が正常であり，骨盤位，横位，斜位は異常であり難産になりやすい．胎勢は屈位で後頭位が正常であり，反屈位（前頭位，額位，顔位）は異常であり難産になりやすい．胎向は胎児の背中が左向きを第1胎向といい，右向きを第2胎向といい，第1胎向が多く，いずれも正常である．胎児の分娩時の下降状態は，胎向（第1・2），回旋（前方：児頭後頭部が母体の前を向く，後方：後を向く），胎勢は後頭位で第1前方後頭位（最多），第2前方後頭位が正常であり，それ以外はすべて回旋異常である．児頭の頭蓋骨は産道の圧迫により骨同士が重なりあい（骨重積），頭蓋の容積を縮小化（応形機能）して狭い産道の通過を容易にする．

（2）分娩の経過

⑴ 分娩の前兆：分娩の開始前に起こる徴候をいう．母体にみられる徴候は，胎児が産道を下降し児頭が骨盤入口に固定されることにより起こる．胃の圧迫感の解消，子宮底の下降，胎動の減弱，膀胱の圧迫による頻尿などである．ほかには，前駆陣痛（不規則な腹部の張り），頸管の熟化，恥骨の痛み，帯下の増加，産徴（血性粘液性帯下）などが起こる．これらの徴候の出現には個人差があり全例に出現するものではない．産徴は分娩の始まりの約72時間前に先行することもある．

⑵ 破水：陣痛が強くなると卵膜が破れ，膣より羊水が流出することを破水という．陣痛が起こる前では前期破水，陣痛開始から子宮口開大までの破水を早期破水という．多くは子宮口全開大頃の破水であり適時破水という．破水した患者はほとんどが約24時間以内に自然に分娩に入るが，分娩に入らずかつ満期の場合は，感染の危険のため分娩を誘発する．

⑶ 分娩の経過：分娩の第1期（開口期）は，陣痛開始から子宮頸管の全開大までである．初産婦では約10～12時間，経産婦では約4～6時間であり，開口期陣痛が起こる．胎児は顎を胸に引きつけて（第1回旋）児頭が骨盤入口部へ陥入し，ついで児背が母体の前方へ向きながら（第2回旋）産道を下降する．分娩の第2期（娩出期）は，子宮口の全開大，破水から胎児の娩出までである．初産婦では約2～3時間，経産婦では約1～1.5時間であり，娩出期陣痛が起こる．胎児の児頭が胎外に現れ始める排臨（胎児先進部が陰裂から陣痛発作・間歇時に合わせて見え隠れする），発露（胎児先進部が陰裂から絶えず見える）の後に第3回旋（児頭の反屈）と第4回旋（肩を胎外へ出しながら横を向く）が起こり，児が娩出される．第3期（後産期）は，胎盤などの付属物の娩出までである．初産婦では約15～30分，経産婦では約10～20分であり，後産期陣痛が起こる．娩出には子宮底の圧迫や臍帯の牽引などの操作が必要とされることが多い．この後産褥に入り子宮復古に伴う後陣痛が始まる．初産婦では経産婦に比べて軟産道組織が硬く，分娩の時間が長く，会陰部などの裂傷が起きやすい．

（3）分娩の管理

⑴ 入院に際しては，患者の血圧，心拍数と呼吸数，体温，体重，浮腫の有無を記録する．末梢血液検査，血液型，検尿を行い，診察として胎位，胎向，大きさを推定し胎児心音を聴取する．内診は出血があれば禁忌であるが，内診により子宮頸管の開大や展退の程度，児頭の位置，頸部の硬さや子宮口の位置を診て，子宮頸部の成熟度を表すビショップスコア（Bishop score）を点数で評価する．9点以上を頸管の成熟とする．骨盤計測による産道の記載，胎児の大きさ・位置などの記載，陣痛の程度，頻度，持続時間など娩出力の記載が必要である．分娩開始からの時間経過と子宮開大度，児頭下降度の関係をグラフ化したフリードマン（Friedman）曲線と陣痛発作と間歇時間を含めたパルトグラム（partogram）を診ることで分娩経過の異常の有無を判断できる．6～8時間の分娩中の脱水と血液濃縮の予防や循環血液量の維持のために経静脈的補液が必要である．胎児心拍数モニタリングが施行され，分娩の第1期には，母親の心拍数と血圧，胎児の心拍数15分ごとに，第2期には陣痛ごとか3分ごとに確認される．胎児心拍モニタリングを加えた分娩監視装置（胎児心拍数陣痛図：cardiotocograph：CTG）は胎児の健康状態の評価とともに子宮収縮の強さを診ることが可能であり，高リスク患者には連続モニターとして行うことが望ましい．

⑵ 分娩の麻酔方法には外陰部ブロック，硬膜外麻酔，全身麻酔がある．外陰部ブロックは，患者が娩出を希望し合併症がない出産では有効である．鉗子の使用は硬膜外麻酔が使われた場合や分娩の第2期が遷延しそうな場合に考慮する．会陰切開術は会陰が伸展せず出産を妨害するような場合に行う．後部小帯の中央から直腸へと後方に切開する正中切開が一般的である．胎児の娩出を内診にて先進部を確認することにより制御し，新生児の鼻，口から粘膜などの閉塞物を吸引することにより呼吸を助ける．臍帯は2か所鉗子ではさみ，その間で切断して止血する．娩出後は子宮底を触知し子宮の収縮を確認する．胎盤剥離は，血液を伴って1～2回の収縮で起こり，排出は自然に起こる．胎盤の剥離が起こらない場合には用手剥離術

が必要とされる．子宮内に残存した胎盤から出血を起こす危険性があるので，胎盤欠損などがないか確認し，あれば子宮腔内の診察を行う．子宮頸管，膣の裂傷の有無，程度を診察し，必要があれば修復術を行う．出産直後の授乳は奨励されてよい．胎盤の娩出から産後4時間は分娩の第4期とよばれることもあり，ほとんどの合併症とくに出血はこの時期に起こるので慎重な観察が必要である．

(3) 心理面：分娩中の父親の存在は有益で奨励してよい．精神的支え，励まし，愛情の表現が鎮痛薬の投与量を減少させ，分娩時の不安や不快感を軽減させる．

(4) 家庭での出産：家庭での出産は以下の理由により奨められない．分娩や出産中の予期しない合併症（胎盤早期剥離など）や，産後の合併症（新生児呼吸不全，異常出血など）が発生することがあるからである．

8. 妊娠の異常

妊娠初期，中～後期で様々な異常が生じ，中～後期には胎盤の異常が原因となっている場合が多い．

1）妊娠初期の異常

初期には，妊娠悪阻，流産，子宮外妊娠，胞状奇胎などがある．

(1) つわり（emesis gravidarum）

【定義】 妊娠5～6週頃から出現する悪心，嘔吐，食欲不振など消化器系の症状を中心とする症候をいう．

【病因】 妊娠に伴うホルモン系，代謝系，精神医学的変化が原因とされている．

【経過と対策】 全身倦怠感，頭痛，眠気，嗜好の変化なども出現するが，妊娠12～16週頃までに消失する．50～80%の妊婦が経験し初産婦に多い．家事や仕事で無理しない，食べたい物を食べたいときに食べるなど日常生活や食事の工夫を行う．

(2) 妊娠悪阻（hyperemesis gravidarum）

【定義】 妊娠初期がすぎてもつわり症状が増悪し，嘔吐による脱水状態と摂食障害による飢餓状態となり，乏尿や代謝性アシドーシスなどの多彩な症状を呈して治療が必要な状態をいう．

【頻度】 全妊娠の1～2%に発生する．心理的・社会的ストレスを受けている妊婦，胞状奇胎，多胎妊娠，妊娠高血圧症の既往がある妊婦，前回にも本症を発症した妊婦に発生率が高い．

【病態】 嘔吐による胃液や水分の喪失により代謝性アルカローシス，脱水による末梢循環不全による肝・腎臓障害を呈する．飢餓状態は体重を減少させ，脂肪の分解を促進してケトン体を蓄積し代謝性アシドーシスを促す．低蛋白血症は腹水・胸水貯留の原因となる．ビタミンB_1の不足も伴い意識障害や小脳障害を呈するウェルニッケ（Wernicke）脳症をきたす．

【症候と診断】 体重減少，脱水，アシドーシスにより嘔吐の重症度を確定する．食道・胃・腸疾患，肝・腎・膵疾患，脳内病巣，精神疾患と鑑別する．脱水や長期臥床のために深部静脈血栓症を発症しやすいゆえ注意を要する．

【治療】 診断されると原則入院のうえで安静と食事療法を始める．アシドーシスと脱水を水，ブドウ糖，電解質の静脈内投与にて是正する．とくにビタミンB_1の補給はウェルニッケ脳症の予防のために重要である．必要に応じて制吐剤や鎮痛剤を使用するが，器官形成期ゆえ必要最小限にとどめる．治療効果がなく体重減少の継続，発熱，黄疸，意識障害などの全身状態の悪化があれば妊娠の中止を考慮する．

(3) 流　産（abortion）

【定義】 妊娠の22週目未満に妊娠が終了（中絶ともいい，受胎の生成物を娩出あるいは喪失すること）することをいう．12週目未満は早期流産，12週目以降22週目未満は後期流産に分類される．12週目以降の終了は法令上で死産として扱われるために後期流産では死産届が必要とされている．妊娠が自然に中絶される場合を自然流産といい，人工的に中絶される場合を人工流産という．

【発生率と病因】 自然流産は，全妊娠の10～15%に起こる．自然流産の約80%が早期流産で胎児側の要因と関係がある傾向がある．自然流産の60%で胎児の欠損や高度の奇形があり25～60%で染色体異常がある．後期流産の多くは，母体側に原因があり子宮腔の先天的異常（奇形など），後天的異常（絨毛膜羊膜炎，頸管無力症，子宮筋腫など），甲状腺機能低下症，糖尿病，慢性腎炎，感染症（サイトメガロ・ヘルペス・風疹ウイルス），コカインの服用などがある．40歳以上では自然流産の発生率は25％と高率である．

【分類と症候】 人工流産は，妊婦の生命や健康を守るために行われる治療的流産といわゆる堕胎に分けられる．自然流産は，臨床的に以下のように分類され多くは不全流産となる．

（1）切迫流産：流産が生じようとしている状態をいい，絨毛膜下出血や絨毛羊膜炎などが原因となる．子宮出血はあるが子宮口は閉鎖し，少量の性器出血と軽度の下腹部痛がある．

（2）進行流産：流産が生じ進行している状態をいう．子宮口は開大している．性器出血に加え陣痛様の下腹部痛が増加する．

（3）稽留流産：子宮内で死亡した妊卵・胎芽（胎児）が無症状に子宮内にとどまり排出されない状態をいう．子宮口は閉鎖している．自覚症状はなく妊婦検診（経腟超音波検査）で枯死卵を認める．枯死卵とは，胎嚢はあるがその中に胎芽・胎児およびその付属物が認められない状態をいう．

（4）不全流産：卵膜が破綻し妊卵・胎芽（胎児）およびその付属物の一部が子宮外に排出されるが，部分的に子宮内に残留している状態をいう．子宮口は開大している．性器出血と下腹部痛が持続する．

（5）完全流産：子宮の内容が完全に排出され，子宮は収縮し子宮口も閉じた状態をいう．排出後に性器出血や下腹部痛が消失する．

（6）習慣流産：3回以上連続して自然流産が続いた状態をいい，2回連続することを反復流産という．習慣流産の発生率は1～2％である．免疫学的異常（抗リン脂質抗体症候群），染色体異常，子宮の異常（頸管無力症，子宮奇形，子宮腔内癒着症：アッシャーマン症候群），内分泌異常（黄体機能不全，高プロラクチン血症，甲状腺機能異常，糖尿病など）が病因となる．抗リン脂質抗体症候群は，母体血中の抗リン脂質抗体が絨毛の増殖を阻害したり血栓形成を促進し，胎盤梗塞や機能不全をきたし流産や死産を起こす自己免疫疾患である．

（7）不育症：妊娠はできても流産や死産（22週以降の胎児死亡）を繰り返す（反復・習慣流産も含む）病態を便宜的に不育症とよぶ．

【治療】 妊娠継続の可能性の有無により処置が異なる．切迫流産では，安静臥床を第一とし，妊娠16週以降では子宮収縮抑制剤を用いる．妊娠初期は胎児の器官形成期のため薬物は用いずに安静を推奨する．進行，稽留流産では妊娠継続は不可能なために子宮内容除去術（治療的流産，吸引掻爬術）を施行する．習慣流産，不育症では病因に応じた対応がなされる．染色体異常の場合は遺伝相談，子宮形態異常の場合は子宮形成術が考慮される．抗リン脂質抗体症候群では低用量アスピリン，副腎皮質ステロイドホルモン，ヘパリンなどが使用される．

(4) 子宮外妊娠（ectopic pregnancy）

【定義，分類と頻度】 受精卵が子宮内膜腔以外に着床し発育した状態をいう．着床する部位により卵管妊娠，腹膜（腹腔）妊娠，卵巣妊娠，頸管妊娠があり，9割以上が卵管妊娠で卵管膨大部が多い．まれに子宮筋層内妊娠（とくに帝王切開創の瘢痕部妊娠）もみられる．自然妊娠の1～2％に発症するが，近年は性感染症（クラミジア感染による卵管癒着など）の増加や体外受精・胚移植（2～4％）の普及につれて発症率は増加している．

【症候と診断】 月経の遅れ以外は無症状の場合や，少量の性器出血（斑状出血，点状出血）と下腹部痛（子宮収縮痛）で始まる場合もある．卵管から小量ずつ出血すると痛みと圧迫を感じるが，卵管破裂（卵管狭部）を起こすと急激な下腹部痛とともに多量の腹腔内出血によりプレショックやショックをきたす．卵管流産（卵管膨大部）では出血と止血を繰り返し卵管血腫が形成される．理学的検査では下腹部の腹膜刺激徴候などを認め，子宮は拡張し子宮付属器に圧痛のある塊が触知される．妊娠反応検査（hCG測定）で妊娠が確認され，経腟・経腹超音波検査で腹腔内に出血を示唆する所見（ダグラス（Douglas）窩の血液貯留など）や子宮腔内に胎嚢を認めず子宮付属器に塊がある場合に診断は確定する．腹腔鏡検査も有益でである．

【治療】 卵管破裂では緊急開腹にて卵管切除術を行う．卵管未破裂で臨床症状が強く挙児希望がなければ卵管切除術を行う．挙児希望があれば卵管圧縮術，卵管線条切開術やメトトレキサート（methotrexate：MTX）療法を行う．発育不良子宮外妊娠では，受精卵が自然に吸収され消失する（自然寛解）ことがあるために血中hCG値と超音波検査の推移をみる待機療法が行われる．

2）妊娠中期〜後期の異常

胎盤の異常は母体と胎児へ様々な疾患や病態を引き起こしている．機能異常として妊娠高血圧症候群，常位胎盤早期剥離，胎盤の付着部位の異常として前置胎盤など，子宮内胎児発育不全（intrauterine growth restriction：IUGR）など，感染・炎症として絨毛膜羊膜炎，前期破水などがある．

（1）妊娠高血圧症候群（pregnancy induced hypertension：PIH）

【定義，分類と頻度】 妊娠20週以降，分娩後12週までに高血圧症がみられる場合，または高血圧症に蛋白尿を伴う場合のいずれかで，かつこれらの症状が単なる妊娠の偶発症によるものではないものをいう．病型分類（表6-3）のように高血圧症を主体に重症化すると肝機能障害，凝固線溶系の異常，呼吸循環・中枢神経系の異常を含めて

表6-3　妊娠高血圧症候群の分類[8)]（日本産婦人科学会，2005）

1．病型分類

・妊娠高血圧腎症（preeclampsia）：妊娠20週以降に初めて高血圧が発症し，かつ蛋白尿を伴うもので分娩後12週までに正常に復する場合をいう
・妊娠高血圧（gestational hypertension）：妊娠20週以降に初めて高血圧が発症し，分娩後1週までに正常に復する場合をいう
・加重型妊娠高血圧腎症（superimposed preeclampsia）
（1）高血圧症（chronic hypertension）が妊娠前あるいは妊娠20週までに存在し，妊娠20週以降蛋白尿を伴う場合
（2）高血圧と蛋白尿が妊娠前あるいは妊娠20週までに存在し，妊娠20週以降，いずれか，または両症状が増悪する場合
（3）蛋白尿のみを呈する腎疾患が妊娠前あるいは妊娠20週までに存在し，妊娠20週以降に高血圧が発症する場合をいう
・子癇（eclampsia）
妊娠20週以降に初めて痙攣発作を起こし，てんかんや二次性痙攣が否定されるもの．痙攣発症の起こった時期により，妊娠子癇・分娩子癇・産褥子癇と称する

2．症候による亜分類：重症，軽症の病型を高血圧，蛋白尿の程度によって分類する

軽症：血圧：次のいずれかに該当する場合
収縮期血圧140 mmHg以上，160 mmHg未満．拡張期血圧90 mmHg以上，110 mmHg未満
原則として24時間尿の定量により蛋白尿300 mg/日以上，2 g/日未満
重症：血圧：次のいずれかに該当する場合
収縮期血圧160 mmHg以上．拡張期血圧110 mmHg以上
蛋白尿：蛋白尿が2 g/日以上のときは蛋白尿重症とする
随時尿を用いた場合は，連続して3＋以上（300 mg/dl以上）の陽性
・発症時期による病型分類：妊娠32週未満に発症するものを早発型（EO：early onset type），妊娠32週以降に発症するものを遅発型（LO：late onset type）とする

［付記］

1）妊娠蛋白尿（gestational proteinuria）：妊娠20週以降に初めて蛋白尿が指摘され，分娩後12週までに消失した場合をいうが，病型分類には含めない
2）高血圧症（chronic hypertension）：高血圧症は，病型分類には含めないが，妊娠高血圧腎症（preeclampsia）を併発しやすく，妊娠高血圧症候群（pregnancy induced hypertension）と同様の厳重な管理が求められる
3）下記の疾患は必ずしも“妊娠中毒症”に起因するものではないが，かなり深い因果関係があり，また重篤な疾患であるので注意を喚起する意味で［付記］として取り上げることにした．しかし，“妊娠中毒症”の病型分類には含めない．肺水腫・脳出血・常位胎盤早期剥離およびHELLP症候群

致死的な多臓器障害を呈する全身性の症候群である．発症頻度は全妊婦の7〜10%を占め産科領域による代表的疾患の一つであり，母体死亡，周産期死亡の主要な原因である．

【病因と要因】 妊娠の負荷に対して母体の恒常性の機能維持が破綻し適応不全に陥った状態と考えられている．その成因は血管内皮障害，血管攣縮，凝固異常，血小板・好中球の活性化などによる末梢循環不全とされており，それらが互いに影響し合い病態を悪化・進展させて病態を形成していると考えられている．母体側の要因として40歳以上，肥満，高血圧症，糖尿病，初産婦，多胎妊娠などがある．

【症候と診断】 発症初期では無症状でも，問診により頭痛，頭重感，顔面のむくみ感など高血圧症症状に気づく患者は多い．高血圧症がみられ始める時期，蛋白尿・痙攣発作の有無，症候（高血圧・蛋白尿の程度）や発症時期により表6-3のように分類される．腎臓だけでなく全身の臓器に障害が及び，**表 6-4** の母体臓器の障害や合併症を示唆する症状には注意が必要である．とくに持続する強い頭痛，眼症状（眼華閃発，眼前暗黒点，既視感），上腹部・心窩部痛は子癇の三大切迫症状である最重症型の発症であり，母体の厳重な集中管理を要する．症候による分類は管理・治療上で重要である．また，発症時期は重症度と予後に関連し，遅発型は母体側の要因（肥満など）が大きくかかわり軽症が多い．早発型は胎盤形成不全が関与して子宮内胎児発育不全がみられ，合併症の頻度が高く母体や胎児の予後が不良となりやすい．腎機能検査などの血液検査を行い，腎症と鑑別する必要がある．重症例では，肝機能，脂質異常のチェックや胸部単純X線撮影，酸素飽和度モニターにて肺水腫・胸水を評価する．神経学的所見があれば頭部CTやMRIによる頭蓋内病変の評価も必要である．HELLP症候群は病型分類には含まれていないが関連性の深い類縁疾患とされている．多くは妊娠中期以降に発症し，悪心・嘔吐，上腹部痛を伴う．溶血（hemolysis），肝酵素上昇（elevate liver emzyme），血小板減少（low platelet）の3つの検査異常所見を同時に認め，約90%に妊娠高血圧症を認める．

【治療】 原因治療は妊娠の終了（ターミネーション：termination）である．母体の安全を優先しながら適切な分娩時期を決定することが管理の主体となる．重症型の場合は妊娠34週以降であれば比較的早期に娩出の方針とする．妊娠34週未満で胎児が未熟な時期であれば，胎児機能不全がない限り母体障害を予防しながら妊娠継続を図ることが多い．軽症では，安静と水分摂取，7〜8gの食塩摂取を行う．高血圧性脳症，脳出血や心不全の予防のためにメチルドパ，ヒドララジン，ニカルジピンを用いて降圧を図る．子癇の場合は，リンゲル液と鎮痙作用をもつ硫酸マグネシウムの静脈内投与をする．母体の状態が，安定すれば娩出させる．娩出後も分娩中と同等の注意深いモニタリングが必要である．

(2) 常位胎盤早期剥離（placental abruption/abruption of placenta）

【定義と原因】 妊娠後期または分娩経過中に子

表 6-4　妊娠高血圧症候群の母体組織・臓器の障害や合併症を示唆する症状 [8)]

症　状	疾　患
頭痛，意識障害，運動障害，痙攣	脳血管障害（脳梗塞，脳出血，頭蓋内出血）
視力障害	浮腫性網膜剥離，脳浮腫
呼吸困難	肺水腫，胸水
咳嗽	肺水腫
上腹部痛	HELLP 症候群，肝被膜下血腫
悪心・嘔吐	HELLP 症候群，急性妊娠性脂肪肝
下腹部痛，子宮収縮	常位胎盤早期剥離，切迫早産
乏尿	腎機能不全，播種性血管内凝固症候群（DIC）
下肢痛，下肢腫大	深部静脈症候群
紫斑，出血傾向（歯肉出血など）	血小板数低下
胎動感減少	胎児機能不全，胎児死亡

宮の正常位置にある胎盤が胎児の娩出に先立って剥離することをいう．原因は不明であるが，高齢妊娠，多産，妊娠高血圧症候群，前期破水，多胎，早産，外傷，子宮筋腫，喫煙などが誘因となる．

【症候と診断】 胎盤の剥離面での出血が起こり，血液が子宮頸を通過するか（外出血：性器出血），胎盤の剥離面に貯留するか（胎盤後血腫：内出血）である．内出血は早期にDIC（播種性血管内凝固症候群）に移行しやすいので，性器出血量と病態が比例しないことを念頭に置く必要がある．重症では，性器出血，圧痛を伴う固く収縮した子宮（板状硬），胎児の心拍促進（胎児の低酸素血症：胎児機能不全）や消失（胎児死亡），母体の産科DICや出血性ショックを呈する．胎児心拍モニタリングで繰り返す変動と遅発一過性徐脈などを認め，超音波検査で胎盤の肥厚像や子宮壁の間の血腫の存在で確定できる．DICをきたすと血小板数減少，フィブリノゲン値低下，FDP上昇，Dダイマー上昇などがみられる．

【治療】 胎児機能不全がなく軽症であれば厳重監視のうえで待機療法を奨める．胎児機能不全を認める重症であれば経腟分娩が切迫していないかぎり，帝王切開を行う．帝王切開時に子宮が温存できるかどうかの鑑別は，子宮筋層内血液侵潤が高度で黒色変化（子宮溢血：クヴレール（couvelaire）子宮）あるいは白色変化（虚血性の筋層壊死）を伴う場合は，弛緩出血が必発のため子宮摘出を行う．

(3) 前置胎盤（placenta previa）

【定義，病因と分類】 胎盤が子宮峡部付近に着床して発育し，内子宮口の全部または一部を覆う状態をいう．病因は明らかではない炎症，瘢痕化や脱落膜の形成不全などの子宮内膜の荒廃と考えられ，高齢，喫煙，子宮筋腫，帝王切開，子宮内掻爬，筋腫核出術，多胎妊娠などが要因とされている．胎盤が内子宮口を完全に（全前置胎盤）または部分的に（部分前置胎盤）覆うか，胎盤辺縁が内子宮口縁に達している（辺縁前置胎盤）ものがある．また辺縁が子宮口から離れているが距離が2cm未満のものを低置胎盤という，

【症候と診断】 妊娠後期に突発性の無痛性性器出血（警告出血）が起こり，少量の出血が不規則に反復して引き続き鮮紅色の大量出血が起こる．経腹・経腟超音波検査で確定できる．

【治療】 多量出血が発生しやすいので母児ともに危険が及ぶことがある．そのために出血が小量でも入院管理を原則とする．前置胎盤と低置胎盤と確認されれば通常は帝王切開が行われる．前置胎盤での帝王切開は出血量が多く，輸血や止血が困難な場合，子宮全摘出術を要する場合がある．辺縁前置胎盤で児頭が胎盤を押し縮められるようであれば経腟分娩が可能な場合もある．

(4) 多胎妊娠（multiple pregnancy）

【定義，分類】 子宮内に複数の胎児が存在する状態の妊娠をいう．単胎妊娠に比べ胎児の生存率は悪く，ハイリスク妊娠といわれる．2つの胎児が子宮内に存在する状態を双胎妊娠といい，最も頻度が多い．1つの卵細胞が1つの精子と受精した後に2個の胎芽に分割し，それぞれが1個体として発育するものを1卵性双胎といい，両児のゲノム，性別，血液型は同じである．双胎は膜性により，1絨毛膜1羊膜，1絨毛膜2羊膜，2絨毛膜2羊膜双胎の3つに分類され，この順に周産期死亡や神経学的後遺症が多い．同時に2つの卵細胞が2つの精子と受精し着床して発育したものを2卵性双胎といい，両児のゲノムは異なり性別，血液型も異なることがある．2卵性双胎は必ず2絨毛膜2羊膜双胎であり予後は良い．近年の2卵性双胎妊娠の増加は不妊治療の普及によるとされている．

【診断，合併症，管理と治療】 超音波検査にて1つの胎嚢で2つの胎芽を認めるとき（1絨毛膜双胎），2つの胎嚢で2つの胎芽を認めるとき（2絨毛膜双胎）に双胎と診断する．多胎妊娠では膜性診断が妊娠管理上重要となるゆえに妊娠10週前後に経腟超音波検査で膜性診断を行う．双胎による子宮壁の過伸展は子宮収縮を起こりやすくして流産・早産となり，逆に収縮を弱くして微弱陣痛や分娩後の弛緩出血を起こす．また循環血液量の増大は相対的に母体へ鉄欠乏性貧血を起こし，循環系や腎機能への過度の負担は妊娠高血圧症候群やHELLP症候群を引き起こす．胎児では，1絨毛膜双胎で1つの胎盤を両児で共有するために，循環血液量の不均衡が生ずると両児の循環不全が

生じ双胎間輸血症候群を発生する．胎児の心不全，胎児水腫，子宮内胎児発育遅延，胎児機能不全に陥り，胎児死亡に至ることがある．多胎妊娠は早産とそれに伴う低出生体重児であり，周産期死亡率は胎児数に比例して高くなる．1絨毛膜双胎は重篤な合併症をきたすことが多く，母児ともに厳重な管理が必要である．状態により入院にて切迫早産や妊娠高血圧症候群の予防と治療を要する．分娩時では胎児の胎位の組み合わせにより懸鈎（胎児が絡み合って小骨盤腔に陥入し分娩の進行が中止した状態）を呈し，帝王切開に至ることもある．

(5) 子宮内胎児発育不全（intrauterine growth restriction：IUGR）

【定義，分類，原因と予後】 妊娠30週頃までの妊婦健康診断において超音波検査での胎児の推定体重を計測した際に，推定体重が在胎週数別出生時体格基準値より出生体重の10％未満または－1.5 SD未満をいう．児頭周囲径と児腹囲を比較して，頭部も体幹部も両者ともに発育不良なときはⅠ型IUGR：均衡型IUGR（symmetrical：fetal hypoplasia）とし，体幹部のみが発育不良なときはⅡ型IUGR：不均衡型IUGR（asymmetrical：fetal malnutrition）とする．Ⅰ型は10〜30％みられ，妊娠20週前に発現して胎児因子が原因であり，遺伝的因子，染色体異常，胎内感染，薬物・アルコール摂取，放射性物質などがあり，胎児の発育不全であり予後は悪い．Ⅱ型は70〜90％みられ，妊娠28週以後に発現して胎盤や母体因子が原因であり，胎盤梗塞，前置胎盤，臍帯付着異常，妊娠高血圧症候群，多胎妊娠，母体合併症などがあり，胎盤の血流障害が主因で胎児栄養失調であり予後は比較的良好である．

【診断】 診断には正確な妊娠週数が必須であり，超音波検査で計測した胎児頭殿長や児頭横径から算出した妊娠週数と最終月経から算出した妊娠週数を比較し再確認する．胎児推定体重は児頭大横径，腹部前後径・横径，大腿骨長より算出する．

【治療】 胎児well-beingの評価をBPSにて行い，胎盤の血流動態の評価を超音波パルスドプラ法（臍帯動脈と中大脳動脈）で行う．母体の基礎疾患の治療にて原因の除去を行い，胎盤の血流増加と胎児の低酸素の改善のために安静臥床，食事療法，酸素投与を行う．母体循環血液量や子宮胎盤血流の増加を目的に輸液療法や状況により子宮収縮抑制剤，抗凝固剤，胎盤機能賦活剤などの薬物療法も用いる．胎児の状況や環境の増悪があれば早期の娩出を図る．

(6) 早産（premature birth/preterm delivery）と切迫早産（threatened premature delivery）

【定義，分類，原因と合併症】 早産は妊娠22週以降から37週未満の分娩をいい，切迫早産は妊娠22週以降37週未満に下腹部痛（10分に1回以上の陣痛），性器出血，破水などの症状に加えて，外側陣痛計で規則的な子宮収縮があり，内診では子宮口開大・頸管展退などBishop scoreの進行が認められ，早産の危険性が高いと考えられる状態をいう．早産児は未成熟で胎外生活に対応する機能・能力がなく，多彩な合併症を有するゆえ周産期死亡や死産率が高い．早産は様々な原因により妊娠の継続ができなくなる自然早産と母体救命のためのターミネーションの人工早産がある．

感染による絨毛膜羊膜炎，頸管無力症などによる頸管強度低下，多胎妊娠などの子宮・頸管の過伸展が原因となり，頸管熟化，前期破水，早発陣痛が生じ一気に分娩が進行する病態である．とくに絨毛膜羊膜炎（chorioaminionitis：CAM）は細菌が膣から子宮内へ感染していく上行性感染であり頸管軟化，卵膜脆弱化，子宮筋収縮を促し急速に早産に至る．32週未満の早産に合併していることが多く，超早産児や超低出生体重児の原因であることが多い．早産児の合併症には，未熟により発症する脳室内出血，未熟児網膜症，呼吸窮迫症候群，動脈開存症，高ビリルビン血症などがあり，感染により発症する胎児炎症反応症候群（炎症性サイトカインにより全身に炎症反応を生じる），脳性麻痺，敗血症，慢性肺疾患，壊死性腸炎などがある．ほぼ34週未満に起こりやすい．とくに肺サーファクタントの量は34週で十分量に達し呼吸が自立できるため，肺の成熟まで34週までは妊娠を継続させる方が良い．また，近年早産児の低出生体重児が成人すると高血圧症，糖尿病，腎疾患などの生活習慣病を高率に発症することが明らかになってきた．

【管理，予防と治療】 切迫早産の早期診断と早産の予防が重要である．日常生活を規制し原因の除去や管理を徹底し早期発見と治療に努める．妊婦検診による内診や経腟超音波検査により子宮口の開大や頸管の短縮などの有無を検出する．また，膣炎，子宮頸管炎，絨毛膜羊膜炎の早期発見は重要であり，早産マーカーの検出により早期に治療を開始する．膣炎マーカーとして膣分泌液の細菌培養検査を行い細菌が検出されれば抗菌剤を投与する．子宮頸管炎マーカーとして膣・頸管粘液物検査で顆粒球エラスターゼ活性，絨毛膜羊膜炎マーカーとして膣・頸管粘液物検査で癌胎児性フィブロネクチン，羊水検査にて顆粒球エラスターゼ活性などを検出し治療を開始する．羊水検査で菌体が認められればターミネーション（帝王切開，分娩誘発）の適応となる．切迫早産では，34 週（肺の成熟）かどうか，破水の有無で対応が異なる．破水している場合は34 週未満では可能な限り妊娠を継続させる．34 週以降であれば自然分娩・分娩誘発，子宮内感染や胎児機能不全があればターミネーションを行う．未破水で胎児が安全である場合は，安静とし妊娠を継続して胎児を発育させる．子宮収縮抑制剤，頸管熟化の抑制にウリナスタチン，破水後の感染予防に抗菌剤，胎児肺成熟の促進のために副腎皮質ステロイド剤などの薬物治療や頸管無力症に対して頸管縫縮術を行う．

絨毛膜羊膜炎では下腹部痛，発熱，頻脈，白血球数増多などの症候がある顕性と症候がない不顕性があり，管理・治療法が異なる．不顕性は薬物治療にて妊娠の継続が基本となる．顕性の場合 26 週未満では可能な限り妊娠を継続する．34 週以降では基本的に妊娠の中断を行う．26～34 週は胎児の状態で維持か中断となる．顕性の場合には胎児感染の可能性を高めるので子宮収縮抑制剤は使用しない．

(7) 過期産（post-term delivery）

【定義】 過期妊娠は 42 週後にも引き続いている妊娠をいい，それ以降の分娩を過期産という．過期妊娠は，胎児の胎便排出による羊水混濁，胎盤機能低下による羊水過少，胎児機能不全（胎児ジストレス）をきたしやすい．胎便吸引症候群（meconium aspiration syndrome：MAS：胎便に汚染された羊水を胎児が吸引することで生じる呼吸障害で，出生直後に呼吸窮迫を呈する）の発生率が高くなったり，クリフォード（Clifford）症候群（胎盤機能不全症候群：胎盤から胎児へ栄養が送られず，老人様顔貌でしわが多くやせ細った状態で出生する症候群）を呈することがある．また，巨大児となり肩甲難産や分娩時損傷の原因となる．

【治療】 定期的に胎児の well-being 評価を行い，羊水過少や胎児心拍数異常があれば胎盤機能不全を疑い，分娩誘発や帝王切開を行う．胎盤機能不全は，42 週以降に起こりやすくなるために 42 週目以降は分娩誘発を考慮する．

（伊勢眞樹）

●文献

1）柚木祥三郎，川上　博：最新婦人科学．文光堂，1975.
2）真柄正直，室岡　一：最新産科学―正常編―．文光堂，1985.
3）坂元正一，倉智敬一（編）：総合産科婦人科学．医学書院，1987.
4）金子　光，小林冨美栄（編）：成人看護学 5．医学書院，1988.
5）高久史麿，井村裕夫（監訳），福島雅典（総監修）：メルクマニュアル―診断と治療―．第 16 版（日本語版第 1 版），メディカルブックサービス，1994.
6）井上裕美，川内博人他（監）：病気がみえる．vol.9．婦人科・乳腺外科．第 2 版．メディックメディア．2009.
7）井上裕美，竹内正人他（監）：病気がみえる．vol.10．産科．第 2 版．メディックメディア．2009.
8）山崎峰夫；妊娠高血圧症候群．今日の診断指針（金澤一郎，永井良三編）．第 6 版，医学書院．pp1793-1796，2010.
9）子宮頸癌治療ガイドライン　2011 年版　第 2 版．日本婦人科腫瘍学会編．金原出版，2011.
10）伊勢眞樹：PT・OT のための一般臨床医学（明石　謙編）．第 2 版，医歯薬出版，2003.

7 眼疾患

眼は発生学的には外胚葉と中胚葉からなり，胎生 3～8 週までの比較的早い段階でほぼ形成される．眼科疾患を理解するうえで必要な解剖学的／生理学的知識・検査・症候について概説した後に，頻度の高い病態および疾患について記載する．

眼科総論

1．眼の構造（図 7-1）

眼の構造は図 7-1 に示したとおり，眼球とその付属器ならびに視神経が主要構造をなしている．

1）眼　球

眼球は直径 24～25 mm の球体で，外膜（強膜・角膜・結膜からなる）・中膜（虹彩・毛様体小帯・毛様体・脈絡膜からなり，別名ぶどう膜という）・内膜（網膜）・水晶体・硝子体・房水などで構成されている．

（1）外　膜

【強膜】　眼球のいわゆる「白目」の部分で，白色不透明な厚さ約 1 mm の強靱な結合組織でできており，後述の角膜とともに眼球の保護と支持の役割を果たす．

【角膜】　前出の強膜以外のいわゆる「黒目」を被っている部分で，横径の方がやや長い直径 11～

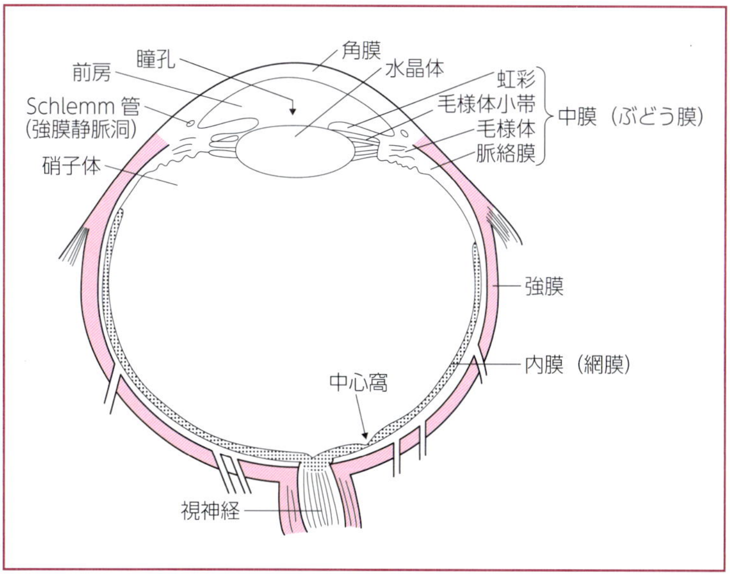

図 7-1　眼球 [5)]

12 mm，厚さ約 1 mm の透明の組織である．眼球の支持ならびに透光ならびにその屈折の働きを有する．

【結膜】 眼球と眼瞼を結ぶ組織であり，部位により眼瞼結膜・眼球結膜・結膜円蓋に分かれる．

(2) 中 膜

【虹彩】 角膜と水晶体の間にある輪状の薄膜で，平滑筋の収縮により，その中央にある瞳孔の開き具合を調節する働きをもつ．色素に富んだ組織であり，日本人では一般的に茶色に見える部分である．人種によりその色彩は異なる．

【毛様体】 前方は虹彩に，後方は網膜に接している．その働きは，毛様体筋の収縮により水晶体の厚さを調節し，ピントを合わせることのほかに，房水の産生も行う．

【脈絡膜】 血管と色素細胞に富む暗褐色の薄膜で，網膜外層へ酸素や養分を送る組織である．

(3) 内膜（網膜）

眼球の最内層にある透明の組織で 10 層からなる．厚さは最厚部で 0.4 mm 程度，周辺部では薄く 0.1～0.2 mm 程度となる．網膜は眼底部で像を結ぶ．写真に例えればフィルムの役割を果たす部分で，網膜からの情報は脳へと送られ視覚情報処理される．

(4) 水晶体

直径約 9 mm，厚さ約 4 mm の透明な凸レンズである．毛様体の収縮によるピント調節作用と光の屈折作用をもつ．

(5) 硝子体

透明なゲル状組織で，眼球の大部分（おおむね 80%）を占める．

(6) 房 水

毛様体突起で産生される透明な液体で，前房ならびに後房を満たす．

2) 付 属 器

眼瞼・涙器・眼窩からなる．

(1) 眼 瞼

上眼瞼と下眼瞼からなる．上眼瞼は眉毛から下を指すが，下眼瞼については明確な定義がない．眼瞼は，①皮膚，②眼輪筋，③瞼板，④結膜の 4 層からなる．

(2) 涙 器

涙液の分泌器官である涙腺と排出器官である涙道からなる．

(3) 眼 窩

眼窩は 7 つの骨に囲まれた四角錐で，眼球やその付属器を収納保護している．

3) 視 神 経

(1) 視神経

神経線維軸索の集合した束であり，中枢神経の白質に相当する．網膜および乳頭から強膜篩状板までの神経線維は無髄，それから中枢は有髄である．いずれもシュワン鞘はない．

(2) 視 路

眼内に入った光線は，透光体（角膜，前房，水晶体，硝子体）を通り，網膜に達する．網膜で感じた光の信号は，眼球の後ろから出ていく視神経を通じて頭蓋内に入り，視神経交差を経て視索からほとんどは外側膝状体でニューロンを替え，Meyer 係蹄を通って視放線を形成し，後頭葉第 17 野に至る．外側膝状体を外れた神経線維は瞳孔線維とよばれ中脳の中枢へ達する．

2. 検 査 法

1) 視力検査

眼科において視力検査は最も基本的な検査である．一般的には 5 m 離れた場所から測定する（遠見視力）．視力は，2 点を識別できる最小分離閾で表現され，視力 1.0 とは，1 分（いちぶ）（1 分は 1 度の 60 分の 1 の角度）の視角を確認できる能力を表す．具体的には，視力表で視力 1.0 に該当するランドルト環（視力検査で使用される C 字型の指標）は，高さ 7.5 ミリ／文字の太さ 1.5 ミリ／文字の切れ目の幅 1.5 ミリと規定されている．この切れ目の幅 1.5 ミリが，5 メートル離れたところから見ればちょうど視角 1 分に相当するため，5 メートルの距離から，この文字の切れ目が識別できれば（ランドルト環の向きがわかれば），視力は 1.0 となる．また確認できる最小視角が 2 分なら視力は 1.0÷2 で 0.5，10 分なら 1.0÷10 で 0.1 と表現される．

2）視野検査

視野とは，片方の眼で見ることのできる範囲を指す．左右どちらかの側でだけよく物にぶつかるなど，見え方に偏った変化が生じた場合には必須の検査である．周辺視野を確認する最も簡便な方法は対座法で，医師が被検者と向き合って座り，指を上下左右から視野の真ん中へゆっくりと動かしてくる方法である．被検者は，指が見えたら医師に合図をすることで視野を確認する．視野をより正確に測定するには，平面視野計やゴールドマン視野計などの測定機器を用いる．PT・OT・STの臨床現場においては，半側視空間失認との鑑別が重要となる．

3）色覚検査

色覚異常を調べる検査で最も一般的に使用されているのは石原式検査法で，色覚が正常な場合にはドットで書かれた円の中に数字が読み取れるが，色覚異常の場合は，別の数字が見えるか，または数字が読み取れない．他の検査法として標準色覚検査表，東京医大式色覚検査表などがある．

4）眼底検査

拡大鏡のついた手持ち式の器具を用い，眼の中を光で照らして角膜や水晶体，網膜を調べる．目薬を使って散瞳したほうが眼底をよく見ることができる．

5）眼圧検査

房水の圧力を測定する．緑内障の診断に重要で，正常値は8～12 mmHgである．

6）その他の検査

電気生理学的検査，蛍光眼底造影，網膜電位測定，超音波検査，CT／MRIなどがある．

3. 眼の症候

(1) 眼　痛

異物によるものとして睫毛乱生（逆まつげ）や結膜結石，表面の痛みとしては麦粒腫などの急性感染症，さらに重要なものとして深部の眼痛の原因となる急性緑内障発作などがある．また眼球後方の痛みの原因として三叉神経痛・眼精疲労などがあげられる．

(2) 視力障害

白内障などの透光体の混濁や近視・老眼などの屈折異常が原因となる場合が多い．ほかに眼圧上昇・眼底疾患・視神経視路疾患などで視力障害が起きる．

(3) 視野障害

視野狭窄，半盲，暗点などに分類される．原因としては網膜疾患・視神経，視路疾患・緑内障などがあげられる．

(4) 色覚異常

網膜の錐体の機能異常で，先天色覚異常（全色盲，赤緑色盲，赤緑色弱）と後天色覚異常（視神経疾患・網膜疾患）に分けられる．

(5) 夜　盲

暗順応の障害を夜盲といい，俗に「鳥目」という．網膜の杆体の機能異常で，網膜色素変性・ビタミンA欠乏・小口病などが原因となる．

(6) 眼精疲労

健常者では疲れない程度の目を使う作業でも容易に疲れる場合を眼精疲労という．眼精疲労の種類として調節性眼精疲労・筋性眼精疲労・症状性眼精疲労・不等像性眼精疲労・神経性眼精疲労などがある．治療は原因疾患の治療を行うことである．

(7) 複　視

固視している1つの物が2つに見えることを複視という．眼球運動障害などが原因となる．

(8) 飛蚊症

眼前に蚊のような浮遊物が飛んでいるように見える疾患である．硝子体の混濁が網膜に影を映すために起きる．急性発症としては硝子体出血や網膜裂孔，慢性発症としては硝子体混濁などが原因となる．

(9) 充　血

眼球結膜を循環する血液量が増加している状態である．

(10) 流　涙

涙が目の外へ流れ出て外へあふれ出す状態．分泌過多として眼内異物・炎症などが，涙道通過障害として眼輪筋麻痺や涙道の閉塞などが原因となる．

(11) 眼　脂

目からの分泌物のことを眼脂という．結膜炎のときなどに増加する．膿性・漿液性・粘液性に分類される．

(12) 羞　明

光による不快感のことで，角膜の混濁や虹彩の異常などが原因となる．

(13) 眼球突出・陥凹

眼球が異常に突出あるいは陥凹していることを指す．突出の原因として，眼窩腫瘍などの眼窩内容の増加，眼窩静脈瘤などの眼窩血管の異常，Crouzon 病などの眼窩容積の減少が原因となる．陥凹の原因としては外傷などがあげられる．

(14) 眼瞼下垂

眼瞼下垂は上眼瞼が挙上できない状態．両眼の場合は，重症筋無力症・先天性眼瞼下垂・老人性眼瞼下垂，片眼の場合は，Horner 症候群や外傷性眼瞼下垂などが原因としてあげられる．

(15) 異常眼球運動（眼振）

眼振は眼球の不随意的往復運動のことで，異常眼球運動に該当する．

(16) 眼底出血

眼底にみられる出血の総称で，網膜出血・硝子体出血・脈絡膜出血がある．

(17) 瞳孔異常

散瞳・縮瞳など大きさの異常や，瞳孔不同など左右差の問題，瞳孔変形など形状の異常が含まれる．

眼科各論

1. 視機能異常・視神経疾患

(1) 屈折異常（近視・遠視・乱視）

【近視】 近視の定義は「調節休止のときに，平行光線が網膜の前方に結像する屈折状態」とされる．症状としては，近くは見えるが遠方が見えにくい．近視の大部分を占める単純近視と，正常の生物学的個体差の範囲を超えた病的近視に分けら

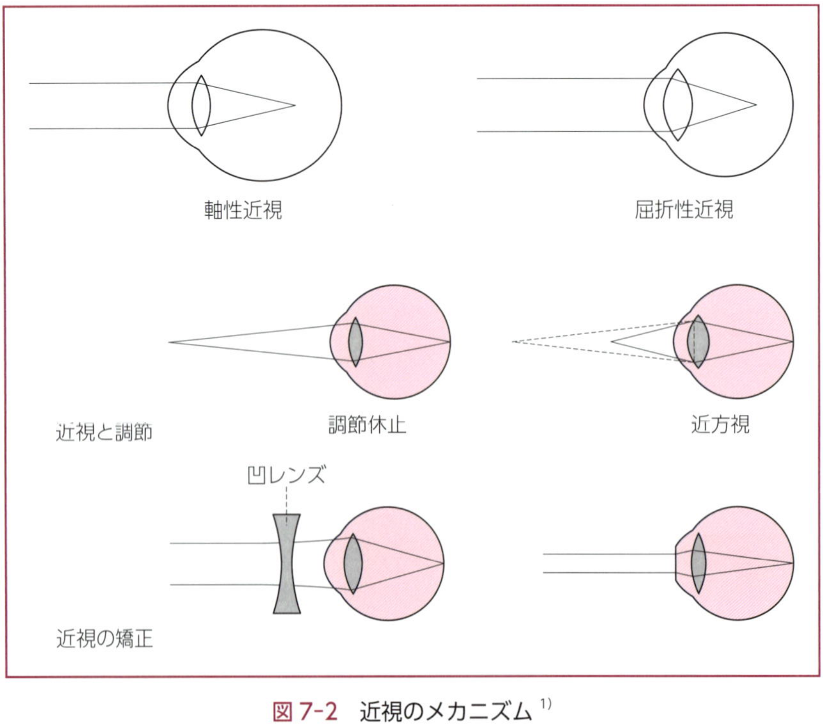

図 7-2　近視のメカニズム[1)]

れる．治療は凹レンズの眼鏡またはコンタクトレンズの装用が一般的である．最近はレーシックなどの手術療法が行われることもあるが，その長期予後が不明である点や，手術成績にもばらつきがある点などの問題点が指摘されている（図 7-2）．

【遠視】 遠視の定義は「調節休止のときに，平行光線が網膜の後方に結像する屈折状態」とされる．遠視があると，近方，遠方いずれを見る際にも常に調整が必要で，それに基づいて，眼精疲労，視力障害，内斜視などの症状が出る．遠視の治療は，凸レンズの眼鏡またはコンタクトレンズの装用である．

【乱視】 乱視の定義は「調節休止のときに，平行光線が網膜のどこにも結像しない屈折状態」とされる．程度が軽いと症状は出ないが，進行すると，視力障害，単眼複視，眼精疲労などの症状が出る．乱視の治療は円柱レンズの眼鏡またはコンタクトレンズの装用である．

(2) 調節異常（老視）

【老視】 加齢により水晶体の弾力性が弱まり，近方を見るときの調節ができなくなった状態をいう．読書などに適切な距離は 25～30 cm といわれるが，40 歳を過ぎた頃から距離を離さないと近方の物がはっきり見えなくなってくる場合が多い．これが老視の始まりである．老視の治療は，近方を見るときの凸レンズ装用である．同じ凸レンズが使用される遠視と混同されやすいが，先述のごとく遠視は屈折の異常であり，調節異常の老視とは原因が違うことを理解しておく．

(3) その他

斜視・弱視，眼筋麻痺，色覚異常，視神経・視路疾患などがあげられるが，紙面の関係もあり今回は割愛する．詳細は成書を参照されたい．

2. 外眼部・前眼部疾患

(1) 眼瞼疾患（麦粒腫(ばくりゅうしゅ)・霰粒腫(さんりゅうしゅ)・兎眼(とがん)・睫毛乱生(しょうもうらんせい)・眼瞼炎）

【麦粒腫】 外麦粒腫（睫毛腺の急性化膿性炎症）と内麦粒腫（瞼板腺の急性化膿性炎症）に分類される．眼瞼の一部発赤・腫脹・疼痛などを呈す．治療は抗菌剤（内服／眼軟膏），膿点があれば切開など．

【霰粒腫】 瞼板腺の閉塞に伴い起きた瞼板腺の無菌性慢性肉芽性炎症．眼瞼皮下瞼板中の球状の硬結で疼痛はない．ただし急性霰粒腫の場合には，発赤・腫脹・疼痛を認める．治療は切開掻爬．

【兎眼】 瞼裂の閉鎖不全．重度の場合，角膜が常時露出するため角膜が乾燥し，角膜潰瘍を起こすこともある．原因は，眼輪筋麻痺，眼瞼欠損，眼瞼瘢痕など．治療は，眼軟膏の点眼や眼帯による角膜保護のほか，状態に応じて手術療法が必要な場合もある．

【睫毛乱生】 睫毛の生え方が乱れていて一部が角膜の方向を向いている状態．いわゆる「逆まつげ」といわれる状態の一因である．異物感・眼痛・羞明・流涙などを引き起こす．ほかに眼瞼内反も「逆まつげ」の一因であるが，睫毛乱生との違いは，眼瞼自体が内方を向いていることである．

【眼瞼炎】 主として黄色ブドウ球菌による睫毛根部の感染によるが，アレルギーであったり，薬剤や化粧品による接触皮膚炎の場合もある．症状は発赤・腫脹・掻痒・眼脂などで，治療は，感染なら抗菌薬，アレルギーや接触皮膚炎の場合ならステロイド軟膏を使用する．

(2) 結膜疾患

【細菌性（カタル性）結膜炎】 細菌感染（黄色ブドウ球菌・連鎖球菌・肺炎双球菌，淋菌など）によるもので，通常 2～3 日の潜伏期の後に発症．眼脂・異物感・羞明・眼瞼腫脹・結膜充血が認められる．治療は抗菌薬点眼．

【ウイルス性結膜炎】 流行性角結膜炎（いわゆる流行り眼），咽頭結膜熱（いわゆるプール熱），急性出血性結膜炎などがある．それぞれ流行性角結膜炎はアデノウイルス 8，19 型，咽頭結膜熱はアデノウイルス 3，7 型，急性出血性結膜炎はエンテロウイルス 70 型，コクサッキーウイルス A24 型が原因．どれも有効な特異的治療法はない．

【クラミジア結膜炎（トラコーマ）】 クラミジア・トラコマティス感染による結膜炎で，数十年前までは後天性失明の最大の原因であったが，衛生状態の改善や抗菌薬の出現で激減している．

【アレルギー性結膜炎】 即時型および遅延型アレルギーによる結膜炎であり，即時型は花粉（杉・

ブタクサなど）・ハウスダストなどの空中飛散物，遅延型では薬剤（ペニシリンなどの抗菌薬・アトロピンなど）が原因として多い．治療は，原因の除去に加えて，抗ヒスタミン剤やステロイドなどである．

春季カタルは，青少年男子に多くみられるアレルギー性結膜炎の一種で，掻痒が強く眼脂に好酸球がみられる．とくに春から夏にかけて悪化しやすいため「春季カタル」とよばれる．

(3) 角膜疾患

角膜炎・角膜潰瘍・角膜ジストロフィー・角膜変性・角膜瘢痕などがある．

(4) 強膜疾患

強膜炎・上強膜炎・青色強膜などがある．

(5) 緑内障

緑内障は，眼圧が上昇している状態であり，房水循環の障害，主として房水の流出障害によって起きる．

【原発性緑内障】 眼球に原因疾患のない緑内障．

① 開放隅角緑内障：隅角は広いが機能が悪く，房水の排出不良を起こしている状態．正常眼圧より高い圧が続くことによって，視野異常などが徐々に進行する．気づいたときには，かなり進行していることが多い．治療は，正常眼圧にコントロールすることであり，βブロッカー・交感神経刺激薬・プロスタグランジン・炭酸脱水酵素阻害薬などの点眼や，線維柱帯切開術などの手術療法などがある．

② 閉塞隅角緑内障：隅角が狭いため房水の排出不良を起こしている状態. 視力が急激に低下し，眼痛・頭痛・悪心・嘔吐などが認められる．放置すれば失明する．治療は，縮瞳薬の点眼・炭酸脱水酵素阻害薬（内服／注射）による房水産生抑制・高浸透圧薬点滴静注による房水流出促進・レーザー虹彩切開術などである．

【続発性緑内障】 他の眼疾患，全身疾患，ステロイド点眼や外傷などに続発する緑内障．

(6) 水晶体疾患（白内障）

【白内障】 水晶体の混濁した病態を白内障という．発病時期・進行あるいは非進行・混濁部位・混濁の形など種々の分類法があるが，ここでは原因による分類に沿って記載する．

① 先天性白内障：水晶体の発生異常による混濁が原因．

② 老人性白内障：水晶体の新陳代謝の障害で，加齢による．

③ 併発白内障：ぶどう膜炎などの重篤な眼内疾患に続発．水晶体の栄養障害．

④ 外傷性白内障：水晶体嚢の損傷による．

⑤ 糖尿病性白内障：糖尿病が原因の水晶体の新陳代謝の障害．高齢者においては老人性白内障との鑑別が困難．

⑥ ステロイド白内障：副腎皮質ステロイドの長期使用によって引き起こされる，水晶体嚢の混濁が原因で起きる白内障．

⑦ 放射線白内障：放射線照射による水晶体の混濁．

⑧ 赤外線白内障（ガラス工白内障）：赤外線の長期照射による水晶体の混濁．以前はガラス工など長時間にわたり赤外線に曝露する職種にみられたため，現在はそのような職種には予防のため保護眼鏡装用が義務づけられている．

【白内障の治療】 混濁している水晶体を摘出し，眼内レンズ（人工水晶体）を移植する．

(7) 眼窩疾患

眼窩腫瘍・眼窩蜂巣炎・Basedow 病・Crouzon 病などがあげられる．

3. 後眼部疾患

(1) ぶどう膜疾患（ぶどう膜炎・サルコイドーシス・トキソプラズマ症）

【ぶどう膜炎】 ぶどう膜（虹彩，毛様体，脈絡膜）に炎症を起こす疾患である．症状として，充血，眼痛，比較的急激に視力障害をきたす．原因として，原田病・サルコイドーシス・ベーチェット病・トキソプラズマ症などがあげられる．治療は，原因疾患の治療を行うのと同時に，眼の局所治療を行う．ぶどう膜炎は眼の局所の炎症であるため，ステロイドの点眼，内服，点滴や非ステロイド性抗炎症薬の点眼を行う．原因によっては抗生物質や抗ウイルス薬を使用することもある．

・原田病（Vogt-小柳-原田病／急性びまん性ぶ

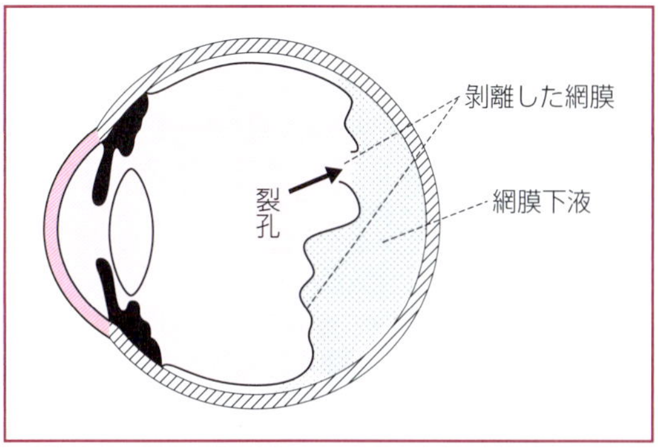

図 7-3 網膜剝離[1)]

どう膜炎）の原因は不明である．

① 原田病：後部ぶどう膜炎が著明で予後良好．

② Vogt-小柳病：前部ぶどう膜炎が著明で予後不良．

・サルコイドーシス：原因不明の肉芽形成性疾患．

・ベーチェット病：前房蓄膿性虹彩炎・口腔内アフタ性潰瘍・外陰部潰瘍の3つが合併した疾患．膠原病の1つと考えられているが原因ははっきりしない．

・トキソプラズマ症：原虫の一種である *Toxoplasma gondii* の感染による．

(2) 網膜・硝子体疾患（糖尿病性網膜症・網膜剝離）

【糖尿病性網膜症】 糖尿病の三大合併症のうちの1つである．糖尿病に若年罹患した場合には，網膜症をきたしやすく重症化する場合も多い．予後は不良で，進行すると失明に至る．治療は，内科的血糖コントロールとともに，光凝固および硝子体手術が行われる．

【網膜剝離】 網膜剝離は，網膜が色素上皮層を脈絡膜側に残してはがれた状態をいう（図 7-3）．症状は，飛蚊症・光視症を前駆症状とし，続発して視野欠損・視力障害（剝離の部位に応じて視野欠損があり，剝離が黄斑部に及ぶと視力障害を自覚するようになる）などが起きる．裂孔原性網膜剝離と非裂孔原性網膜剝離に分類される．治療は手術療法が原則である．裂孔原性網膜剝離においては，網膜裂孔を閉鎖し，剝離した網膜を復位させる目的で，裂孔閉塞手術（ジアテルミー凝固・光凝固・冷凍凝固）および復位促進手術などが行われる．

4. 外　傷

(1) 眼異物（眼球内異物）

鉄片異物が多い．治療は以下のとおりである．

【眼球鉄症】 鉄片が眼内組織に浸透して酸化鉄となり，角膜・虹彩・水晶体が茶褐色となった病態．網膜変性を起こし失明に至る．

【眼球銅症】 鉄片が眼内組織に浸透して，角膜・虹彩・水晶体が黄緑褐色となり，網膜変性を起こし失明に至る．

(2) 角膜・結膜腐食

酸・アルカリ：酸やアルカリの濃度が高ければ高いほど危険．

【酸による損傷】 酸が組織と反応し蛋白を凝固させるため，腐食は表面のみにとどまり予後は良好．中和するには3%重曹水が望ましいが，まずは早急に水道水で洗浄することが重要である．

【アルカリによる損傷】 酸と違い，アルカリは眼球内部へとどんどん浸透していくので，進行性で予後不良．例えば石灰などはアルカリ性化学物質の一例であるため，万一目に入った場合には，可及的速やかに少なくとも20分以上は流水で洗浄し，すぐに眼科を受診することが重要である．中和するには，2%ホウ酸水が良いが，何よりも早急な洗浄が重要である．

5. 全身疾患と眼

(1) ビタミン欠乏症

【ビタミンA欠乏症（特発性夜盲）】 感光物質の視紅ロドプシンは蛋白質にビタミンAからできる色素が結合してできたものであるため，ビタミンAが欠乏すると視紅が産生できず夜盲となる．

【ビタミン B_1 欠乏症】（慢性球後視神経炎）：たばこ中毒・アルコール中毒・脚気などの際に起きる弱視を，たばこ弱視・アルコール弱視・脚気弱視などというが，これらはビタミン B_1 不足が原因と考えられる．現在はほとんどみられない．

(2) その他

膠原病・感染症・皮膚疾患・薬物中毒代謝疾患・血液疾患などでも眼症状をきたすことがある．

（平岡　崇）

●文献

1）丸尾敏夫：エッセンシャル眼科学．第7版，医歯薬出版，2000.
2）松山秀一編著：眼科サブノート．南江堂，1988.
3）大野重昭監修，木下　茂，・中澤　満・編：標準眼科学．第11版，医学書院，2010.
4）福島雅典総監修：メルクマニュアル（日本語版）．第17版，日経BP社，2006.
5）明石　謙：PT・OTのための一般臨床医学（明石謙・編）．第2版，医歯薬出版，2003.

8 耳鼻咽喉科疾患

耳鼻咽喉科領域においては，嚥下障害や構音障害に直結する疾患も多くみられるといった特性上，リハビリテーション（以下リハ）医学とは密接に関係する領域の一つである．

とくにSTにとっては重要な領域であるといえる．本章では耳・鼻・咽喉頭・気道食道に分類し，各器官の構造や疾患について解説をすすめる．

1．耳疾患

1）耳の構造と生理（図8-1）

耳部は外耳，中耳，内耳に大別される．外耳は耳介に加え，成人においては約3.5 cmの外耳道ならびに鼓膜を含む．周知のごとく鼓膜は音により振動する．鼓膜は外耳と中耳を遮る壁でもあり，中耳側にはツチ骨・キヌタ骨・アブミ骨の順に連結し鼓膜の振動を内耳との境にある前庭窓へ伝える（図8-2）．アブミ骨筋には，その収縮によってアブミ骨を固定し過大音から内耳を守る機能が

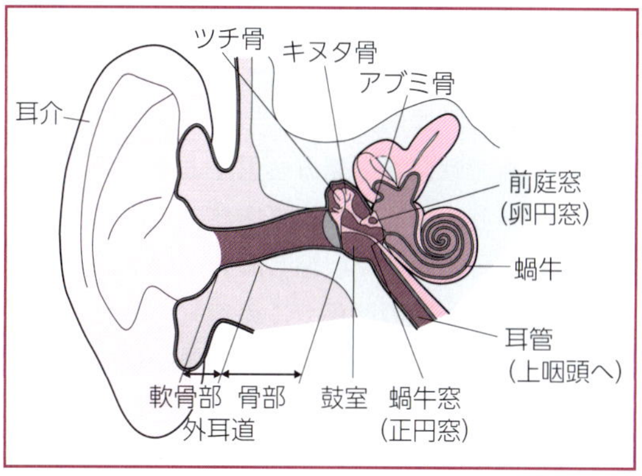

図8-1　聴器の解剖[6)]（一部改変）

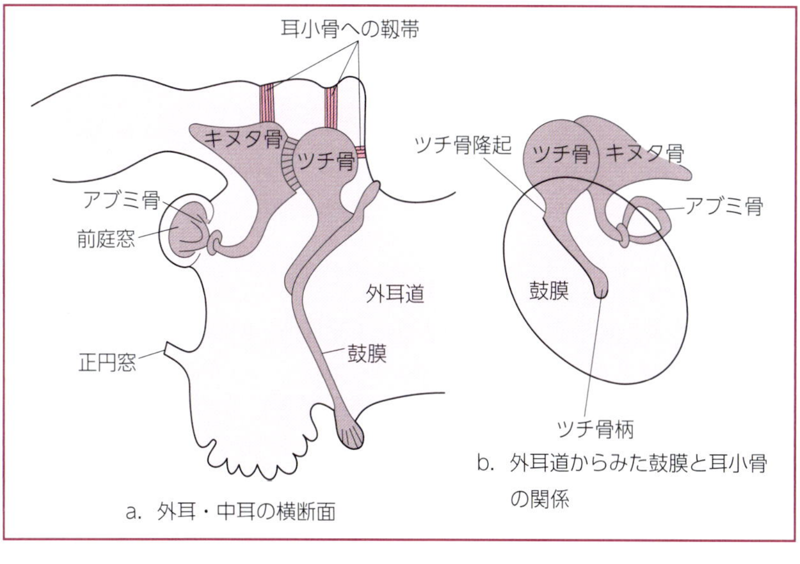

図8-2　外耳と中耳[4)]

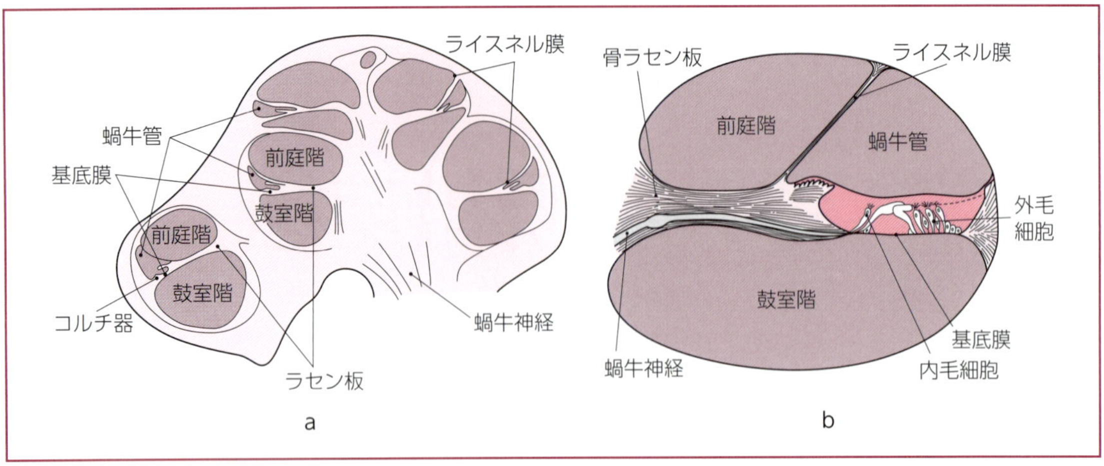

図 8-3　蝸牛断面[4)]

ある．中耳腔は耳管，鼓室，乳突洞と乳様（含気）蜂巣を含む．耳管を介し中耳腔と上咽頭とはつながっている．耳管の役割は，鼓室内の異物や分泌物の排泄・換気などであり，その際に感染を起こさないよう普段は閉鎖されている．耳管は口蓋帆張筋の働きで軟口蓋を側方へ引くことで開く．飛行機の離着陸の際に感じる耳閉感はあくびや嚥下によって口蓋帆張筋が収縮し耳管を開くことで解消する．感染予防の関係でこの空気の流れも中耳から咽頭の方に流れやすいため，飛行機内でも離陸時より着陸時に耳閉感解消が困難となる．内耳は蝸牛・前庭・半規管の3つに分かれる．内耳は2～3 mmの厚さの骨に囲まれており，これを骨迷路という．骨迷路の中には膜で仕切りがなされており，この膜を膜迷路という．この膜迷路の内外には異なる液体が存在する．膜迷路内は内リンパ液で，膜迷路の外側かつ骨迷路の内側は外リンパ液で満たされている．内リンパ液は外部と交通がないため，分泌／吸収がうまくいかず過剰になり，水腫をきたすとメニエール病の原因になるといわれている．蝸牛には聴覚受容器が入っている．蝸牛（カタツムリの意味）は動物の種によっても違うが，ヒトの場合二巻き半である．中耳の前庭窓に連絡する前庭階と内耳の鼓室窓と連絡する鼓室階に分かれる．蝸牛内の蝸牛管はラセン器（コルチ器）を含み，鼓室階とはラセン板で境され，前庭階とはライスネル膜で分かれる．音波は前庭窓から入り前庭階を経由し蝸牛頂点で鼓室階に移行し蝸牛窓から出て行くが，その際，音の振動が外リンパ液に伝わると，基底板が振動しコルチ器の毛細胞が興奮し蝸牛神経に伝える（図 8-3）．このステップでコルチ器が音の機械的エネルギーを電気エネルギーに変換している．前庭の内部には卵形嚢，球形嚢があり，これらの各嚢には平衡斑と耳石がある．前庭の機能は直線加速度の検知であり，水平方向は卵形嚢，垂直方向は球形嚢が担っている．3つの半規管（三半規管）は空間を表す三次元を代表する3つの面に一致し，互いにほぼ直角に交わり，そのつけ根にある膨大部にはリンパ流を感じる毛細胞があり，頭部の動きで生じたリンパ流で毛細胞が興奮することで回転加速度を検知する（図 8-3）．まとめると2つの前庭嚢および三半規管は，位置および直線・回転運動を感知し身体の平衡機能をつかさどっている．

2）症状・病態生理

(1) 耳　痛

外耳炎，急性中耳炎，急性乳様突起炎などで起こる．

(2) 耳　漏

性状として漿液性・粘液性・膿性・血性などに分類される．

(3) 聴覚障害（難聴）

伝音性難聴（外耳・中耳疾患），感音性難聴（内耳・神経中枢性疾患），混合性難聴，機能性難聴などに分類される．

(4) 耳　鳴

音源により，訴える本人のみ自覚する自覚性（非振動性）耳鳴と，他人にも耳鳴が聴取できる他覚性（振動性）耳鳴とに分類される．

(5) 眩　暈

回転性めまい（メニエール病・前庭神経炎など），非回転性（浮動性）めまい（動脈硬化・高血圧・貧血など）などに分類される．

3）聴力検査

(1) 音叉検査

ベッドサイドでの難聴の簡便な診断に用いられる．

Rinne 法は同側の耳について振動させた音叉の柄をまず乳様突起にあて（骨導），聞こえなくなったらその音叉を外耳孔の傍へ移動（気導）させ，音を感じる時間を比較する方法で，伝音性難聴では骨導が長く，正常もしくは感音性難聴の場合は気導が長く感じる．骨導と気導でいずれがより大きく聞こえるかを比較するやり方もある．

Weber 法は振動させた音叉を前頭部正中にあて左右どちらの音が大きく感じるかを試す．伝音性難聴では患側に，感音性難聴では健側に偏って聞こえる．

(2) 標準純音聴力検査（オージオメトリー）

気導・骨導により周波数ごとに感じる音の大きさを測定する．音の大きさの単位はデシベル（dB：正常聴力）で最小可聴音量に対する難聴者可聴音量の対数比を 10 倍したものである．

4）外耳疾患

(1) 外耳奇形（malformation of the external ear）

副耳：耳珠前方にある皮膚の突起．

袋耳：耳介上部約 1/3 が側頭部皮膚下に埋もれている．軽症なら乳児期に頻回に引き出すことで治癒する．

小耳症・無耳症：外耳道閉鎖／狭窄や難聴を伴うことが多い．治療は耳介形成術が行われる．

(2) 先天性耳瘻孔（congenital fistula of the ear）

耳輪の起始部に開口する小さな瘻孔で盲管．炎症がなければ放置．感染を繰り返す場合，全摘出する．

(3) 急性外耳炎（acute external otitis）・耳癤（じせつ）

爪や耳掻きによる皮膚損傷，中耳炎の耳漏，水浴中に浸入した水などによる感染．起因菌としては黄色ブドウ球菌が多い．毛嚢や皮脂腺があるため発症部位は外耳道の外 1/3 に多くみられる．症状は激しい耳痛で，耳介を引っ張ると増悪する．外耳道入口部の発赤腫脹を見ることもある．原則保存的加療で感染に対し治療を行う．

(4) 慢性外耳炎（chronic external otitis）

外耳道の慢性炎症でしばしば湿疹（eczema of the external ear）を伴う．起因菌はやはり黄色ブドウ球菌が多く頑固なかゆみを伴う．

(5) 耳真菌症（otomycosis）

外耳の湿潤状態が誘因となり真菌類（Aspergillus など）が寄生して生じる．耳垢が多くなり外耳の掻痒感，耳閉感，難聴を訴える．外耳の清掃と抗真菌剤の塗布を行う．

(6) 耳垢栓塞（ceruminal plug）

耳垢が詰まった状態である．軟らかい軟性栓塞と硬い硬性栓塞がある．難聴を訴える場合がある．耳垢鉗子などで機械的に耳垢の除去を行う．

(7) 外耳道異物（foreign bodies in external ear canal）

小児では外耳道に入るものは何でも詰め込む可能性がある．昆虫，豆類，玩具の鉄砲玉，硝子玉などが多い．治療は異物の除去．

5）中耳疾患

(1) 外傷性鼓膜裂傷（injuries of the tympanic membrane）

耳掻きなどによる直達性損傷と，頬の平手打ちや爆風による外耳道圧の急激な変化による間接性の損傷に分類される．症状は耳痛，耳鳴，難聴など．約 90% は自然閉鎖する．それまでは原則鼓膜には触れず外耳道の清拭で感染の予防につとめる．耳毒性のある抗菌薬の点耳は禁忌である．

(2) 急性中耳炎（acute otitis media）

中耳腔に生じた急性の化膿性炎症．ときに乳様突起炎，錐体尖端炎の合併をみることがある．

耳管から感染する場合が最も多く，両側同時の鼻かみや，上気道炎などが原因である場合が大半である．起因菌としては肺炎球菌，インフルエンザ菌，モラキセラ・カタラーリスが大半を占めるが，いずれも急性上気道炎と関連の深い菌である．

【症状】 感冒症状が先行しその後に耳痛を生じる．また耳閉感を訴え伝音性の難聴を呈する．鼓膜に穿孔を生じると排膿し多量の耳漏となり，下熱し耳痛も軽快する．耳鏡所見では，鼓膜は発赤し時期によっては穿孔を認めることもある．

【治療】 感受性検査を行ってからの抗菌薬投与，排膿を促進するための鼓膜切開などがある．近年多剤耐性菌の問題もあり，鼓膜切開はますます重要な治療法となっている．

(3) 滲出性中耳炎（secretory otitis media）

中耳腔に滲出液が貯留し難聴や耳閉感を訴える疾患で，3～6歳に好発し，それ以降は激減する．1990年頃までは本症の原因は耳管狭窄にあると考えられていたが，現在は単純な組み合わせでは考えられなくなっている．原因としては急性中耳炎に同じく細菌感染が考えられる．滲出性中耳炎の発症に影響を及ぼす疾患としては慢性副鼻腔炎，アデノイド増殖症，上咽頭腫瘍，耳管開放症，口蓋裂，Down症など，上咽頭の細菌が中耳腔に送り込まれやすい状態を誘発する疾患があげられる．

【症状】 自覚的には伝音性難聴，耳閉塞感などを認め，他覚的には耳鏡検査で鼓膜の陥凹や，滲出液の水面に一致した線（滲出線）を認める．

【治療】 原因疾患の治療，耳管通気，鼓膜の穿刺と滲出液の吸引などがある．

(4) 慢性化膿性中耳炎（chronic otitis media）

鼓膜の永久的穿孔を伴った状態．原因としては，不十分な急性化膿性中耳炎の治療，起炎菌の毒性が強い場合，中耳の構造的原因（粘膜の肥厚，側頭骨の蜂巣の発育不良など）があげられる．

【症状】 鼓膜穿孔があり耳漏が断続的にみられる．しばしば耳鳴を訴え，伝音性難聴だが感音性難聴が混在することもある．経過は10年に及ぶこともあり，難聴はしだいに増悪する．急性中耳炎の適切な加療が行われている日本では，患者は激減している．

【治療】 鼓膜に穿孔があり，耳漏，難聴を訴える場合は鼓室形成術を行う．

(5) 中耳真珠腫（middle ear cholesteatoma）

鼓膜の一部が鼓室内に陥凹し表皮嚢を形成，表皮から出る垢が蓄積し真珠腫をつくる．患側の頭痛があり耳漏は悪臭がある．患側の外耳道に水が入ると真珠腫が膨らみ，症状が悪化する．治療には手術（鼓室形成術）が必要である．

6）内耳・後迷路疾患

(1) メニエール病（Ménière's disease）

再発性で，めまい，難聴，耳鳴が特徴である．原因は諸説あるもののいまだ不明である．疫学的には，ストレスとの関連が指摘されている．難聴を伴うめまいの発作が突然起こり，数時間から1日続きその後しだいに治まる．めまい発作には頭重感，悪心・嘔吐を伴い，発作時には耳鳴が増悪することもある．難聴は感音性難聴で，多くは一側性だが両側性のこともある．治療は発作時には7％重曹水（メイロン®）の静脈注射などが用いられる．間欠期にはストレスを避けるよう指導し，内耳の循環改善を図る目的で塩酸ジフェニドール（セファドール®）やメシル酸ベタヒスチン（メリスロン®）などが用いられることもある．

(2) 内耳炎（labyrinthitis）

内耳の炎症で広汎性内耳炎，限局性内耳炎などがある．

広汎性内耳炎は前庭窓や蝸牛窓を経路として起こり，蝸牛障害として難聴・耳鳴，前庭障害として悪心・嘔吐，めまい，平衡障害，眼振を認める．2～3週で軽快するが前庭機能障害は残ることが多い．

限局性内耳炎は中耳真珠腫により起こることが多く，主に前庭障害が現れる．悪心・嘔吐・めまいなどがある．

治療は原因となる中耳炎の手術や抗生物質などによる治療が行われる．

(3) 騒音性難聴（noise induced hearingloss）／音響外傷（acoustic injuries）

広義の騒音性難聴は，音響外傷と狭義の騒音性難聴の2つに分類される．音響外傷とは130 dBを超える強大音曝露により起こる突発性の難聴を指す．日本ではロックコンサートやディスコなどで発症することが多く，難聴と耳鳴が主症状．自然治癒傾向を認め比較的予後良好であるが，完全回復を待たず再度強大音に曝露されると徐々に不可逆性難聴に陥る．狭義の騒音性難聴は職業病の側面が大きい．85 dB 以上の騒音に頻回に曝露された場合に生じる．このような場合，耳栓などでの曝露予防が必要である．

(4) 薬物による難聴

特定の薬物（アミノグリコシド系抗菌薬，シスプラチン，アスピリン，ループ利尿薬など）により難聴が起こる．よく知られているのは，アミノグリコシド系抗菌薬である「硫酸ストレプトマイシン」によるめまいや運動失調を主とした前庭神経障害,「ジヒドロストレプトマイシン」による難聴を主とした蝸牛神経障害である．難聴は8,000〜4,000 Hz の高音域から始まりしだいに中音域に広がる．使用量が大きく，注射間隔が短いものに多発し，髄腔内注射による発現率が高い．発症すると使用を中止しても進行することがあり，治療は困難で予防が重要である．カナマイシンも同様の内耳障害を引き起こす．使用量の多さと障害の度合いには相関があり使用を中止すると難聴の進行も止まる．他の抗菌薬，例えばネオマイシン，ゲンタマイシンなどにも内耳障害が発生することが知られている．

(5) 老人性難聴（presbyacusis）

正常な老化現象としての感音難聴のこと．年齢とともに聴力は低下するが，原因は主として内耳機能の低下による．40 歳代で高音障害が現れしだいに中音域にまで及び，60 歳代になると周囲にも難聴であることがわかるようになる．なかには 90 歳代でも正常域を保つ人もいる．つまり個人差が大きい．聴覚以外の手段（例えば読唇術など）の練習や補聴器の使用で聴力の低下を補うことも考慮すべきである．

(6) 突発性難聴（sudden deafness）

原因不明の内耳障害によって突発性に生じた感音難聴のこと．主に一側性で数時間で完成する．メニエール病のように繰り返さない．耳鳴・末梢性前庭性めまいを伴うこともあるが必発ではない．難聴は早く治療を始めると治癒率が上がる．めまいに関しては治療開始の早い遅いにかかわらず 100％治癒する．薬物療法としては副腎皮質ステロイドやプロスタグランジン製剤などが行われ，その他の治療法としては高圧酸素療法などが用いられる．

(7) 聴神経腫瘍（acoustic neuroma）

発生部位は小脳橋角部がほとんどである．最初は難聴・耳鳴・めまいで始まり三叉神経麻痺症状，顔面神経麻痺，さらに脳圧亢進による諸症状・徴候（頭痛・嘔吐，うっ血乳頭など），小脳症状を示す．そのまま進行すると視力障害，脳神経麻痺（舌下神経，副神経など）をきたし，主に脳幹神経障害で死亡する．治療は手術による摘出である．

(8) 聾（ろう）（deafness）

聴力障害が著しく日常の会話が聞き取れないもの．部分的に聴力の残っているものを部分聾，完全に障害されているものを完全聾という．

一般に会話音域の平均聴力レベルが 90 dB より低下した状態を指す．言語習得時またはそれ以前であれば言語発達遅滞が起こる．原因は先天性としては遺伝性難聴，妊娠中の薬物中毒やウイルス感染（先天性風疹症候群，先天性サイトメガロウイルス感染症など）によるもの，周産期性としては未熟児，出産時仮死などがあり，後天性難聴としては中耳炎，髄膜炎，ストレプトマイシン治療などがあげられる．

2. 鼻疾患

1）鼻の構造と機能

鼻の構造は外鼻，固有鼻腔，副鼻腔に分けて述べる．外鼻は鼻骨，鼻背（鼻すじ），鼻翼，前鼻孔，鼻中隔で構成される．固有鼻腔は鼻前庭，左右の鼻腔を分ける鼻中隔で構成され，鼻中隔の前下部は血管が豊富で出血しやすいキーゼルバッハ（Kiesselbach）部位として知られる．また鼻腔側壁には上・中・下の 3 つの鼻甲介が存在し，各鼻甲介の下の空間をそれぞれ上鼻道・中鼻道・下鼻道とよぶ．各鼻甲介と鼻中隔との間の空間は総鼻道とよばれる（図 8-4）．上鼻道の後方の窪みを蝶篩陥凹といい，後述する蝶形骨洞が開口している．ほかに上鼻道には後部篩骨蜂巣が開口している．中鼻道の半月裂孔には上顎洞，前頭洞，前部

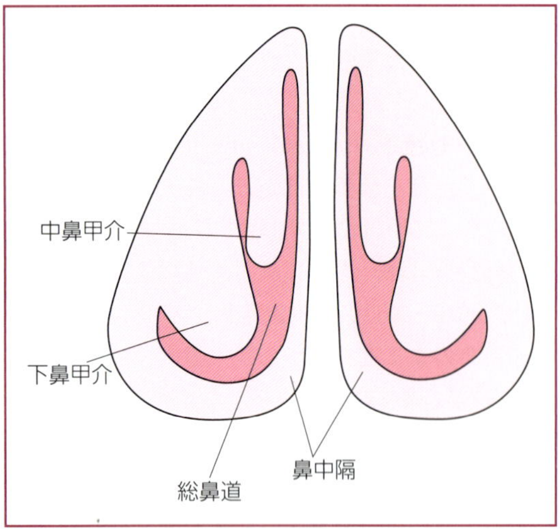

図 8-4　正常前鼻鏡所見 [4)]

篩骨蜂巣が，下鼻道には鼻涙管がそれぞれ開口している．副鼻腔は上顎骨にある上顎洞が最も大きく容積は約 13 m*l*，半月裂孔に開口（上方）し，液体が貯留すると排出は over flow に頼るようになる．前頭洞は前頭骨にあり大きさには個人差がある（図 8-5）．篩骨蜂巣は薄い骨を隔てて眼窩内容や脳膜と，蝶形骨洞は視神経交差や脳下垂体と接している．嗅覚は第 I 脳神経（嗅神経）がつかさどる．鼻腔の粘膜は線毛上皮で覆われている．また鼻腺は粘液腺が多い．分泌された粘液は線毛の動きにより後方へ運ばれる．鼻の主たる機能は，吸気の加湿・加温・除塵，匂いを嗅ぐこと，音の共鳴装置としての機能などがあげられる．ほかに異物排泄の反射機能としてくしゃみがある．

2）病態生理・症状

鼻疾患の症状を大別すると，鼻閉塞（一側性・両側性・交互性：原因として異物・外傷・炎症・腫瘍），鼻漏（漿液性・粘液性・膿性・血性・悪臭性），鼻声（閉塞性：いわゆる鼻声・開放性：いわゆる鼻へ抜ける声で開鼻声という），嗅覚障害（脱失・減退・過敏），鼻出血などがあげられる．

3）鼻の検査

前鼻鏡検査は鼻鏡による前鼻孔からの検査で，鼻中隔・下鼻甲介・中鼻甲介・下鼻道・中鼻道などを観察できる．後鼻鏡検査は舌圧子で舌を抑え，咽頭がよく見えるようにしてから口腔内に後鼻鏡を入れ，後鼻孔とその周辺を写して観察する．周辺部では耳管開口部・咽頭扁桃，後鼻孔からは下鼻甲介・中鼻甲介・上鼻甲介・鼻中隔・中鼻道などをみることができる．その他鼻腔通気度検査や嗅覚に関しては，基準嗅覚検査法や静脈性嗅覚検査法などがあげられる．

4）外鼻疾患

（1）外　傷（nasal injuries）

鼻骨骨折の頻度が多い．鼻部への打撲で起こり，よくみられる疾患である．尾骨骨折は受傷後 2 週間以内なら特殊な鉗子を用いて非観血的に整復可能である．

（2）鼻前庭湿疹（eczema of nasal vestibulum）

鼻前庭の湿疹と感染であり痒みを伴う．気にな

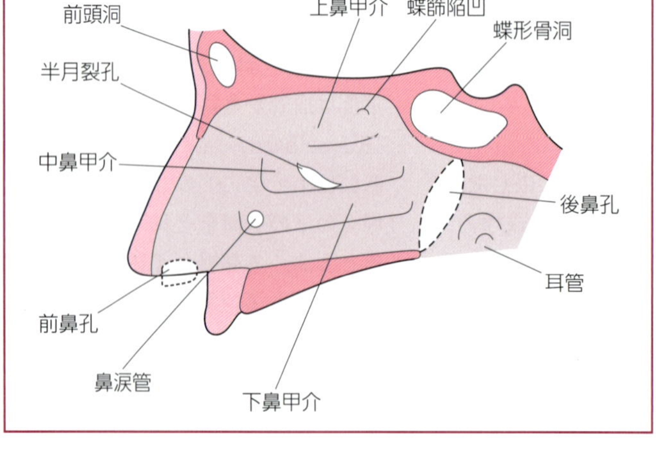

図 8-5　鼻腔 [4)]

るため手指でいじるので感染や毛嚢炎を起こすことが多い．痂皮が形成されると，その除去により鼻出血がたびたび起きる．治療は抗菌薬軟膏の塗布．

(3) 鼻癤（furuncle of nose）

外鼻にできる癤．鼻の尖端にできることが多い．局所の熱感，発赤，圧痛，腫脹いわゆる炎症所見が認められる．治療は手指でいじらないように注意し，できるだけ局所を安静に保ち圧迫は避ける．治療は抗菌薬の投与．

5）鼻腔疾患

(1) 鼻中隔弯曲症（deviation of nasal septum）

鼻中隔が弯曲している状態を指す．成人になれば通常鼻中隔に多少の弯曲はあるが，程度が強く種々の障害が出ている場合を鼻中隔弯曲症という．原因の多くは頭蓋骨の発育に比べ鼻中隔の発育が早いためで，ほかに鼻茸による圧迫，外傷などがあげられる．症状としては，鼻閉塞が凸側に起こり，ほかに鼻出血，鼻炎，副鼻腔炎などが合併しやすい．鼻鏡検査で鼻中隔の弯曲を認める．治療は外科的治療である．

(2) 鼻出血（epistaxis）

局所的原因（鼻外傷，出血性鼻茸，Kiesselbach部の掻き傷や頻回に鼻をかむことなど）と全身の系統疾患（血液疾患などの出血性素因など）による場合がある．興奮したときや早朝起床時に誘因なく起こる鼻出血はほとんどがKiesselbach部の出血である．出血による血液は咽頭に流下し，患者に強い不快感と不安を誘うことが多く，ときには呼吸器や上部消化器からの出血と誤ることもある．

一般的処置は，①局所の血圧を下げるため，できれば背もたれのある椅子に腰かけさせる，②患者を安心させる，③全身的処置が必要な場合は必要な処置を行う，などである．なお大量の出血がある場合は側臥位で頭部を高くし，安静にさせて専門医の指示を待つ．

局所的処置は，①出血側の鼻孔に綿栓を少し深めに詰め，両鼻翼をつまみ出血部位を圧迫する，②頭部を前に倒し，出血した血液が咽頭に流入するのを防ぐ，③鼻部を氷嚢で冷やす．

(3) 肥厚性鼻炎（hyperplastic rhinitis）

原因は，慢性の炎症によって鼻粘膜が肥厚するためである．そのため症状として鼻閉を起こす．その他，鼻漏／鼻閉感／頭重感／嗅覚の減弱／注意集中困難などを訴える場合もある．

治療は，効果は一時的ではあるが血管収縮剤の点鼻を行う．鼻閉の強い症例には手術で，電気焼灼術，下鼻甲介切除術，粘膜下下鼻甲介切除術などが行われる．

(4) アレルギー性鼻炎・血管運動神経性鼻炎（allergic rhinitis・vasomotor rhinitis）

アレルギー性鼻炎は鼻粘膜に起こるⅠ型アレルギーの代表的疾患である．

臨床的に抗原のはっきりしているものをアレルギー性鼻炎といい，はっきりしないものを血管運動性鼻炎という．原因は，①吸入性の抗原として，室内塵，ダニ，植物の花粉（花粉症）（スギ・ヒノキ・マツ（これらは主に春），ブタクサ・イネ・カヤ（夏・秋に多い）），真菌（アルテルナリア・アスペルギルス・ペニシリウム（主に夏・秋）），動物の毛（羊，犬，猫），羽根，絹，②食物性抗原として牛乳，鶏卵などがあげられる．ゆえに原因の特定のために，生活環境・アレルギーの家族歴・皮膚過敏性・喘息・発生の時期・動物飼育・患者自身が考えている抗原などについて尋ねる必要がある．花粉症とはアレルギー性鼻炎のうち花粉を抗原とするものをさす．

直接原因には抗原からアトピー性アレルギーを引き起こすもの，間接原因には自律神経失調症，心身症，遺伝，大気汚染，寒冷などがあげられる．

【病理】 抗原が鼻粘膜に付着し抗原性物質を鼻粘膜上の粘液層へ遊離し上皮下へ侵入，肥満細胞のIgEと結合し，細胞内の化学的介達物質（ヒスタミン，セロトニン，アセチルコリンなど）を遊離し粘膜の三叉神経の刺激（くしゃみ），上皮内の腺細胞の分泌亢進（水様鼻漏），血管の透過性の亢進（鼻粘膜の浮腫，鼻閉），好酸球の遊出などをきたす．自律神経失調が原因の場合は，副交感神経興奮症状として鼻粘膜の浮腫・分泌亢進・血管の透過性亢進などから水性鼻漏や鼻閉をきたす．吸入性の抗原が原因となる場合は，上気道粘膜に直接作用し短時間で水性鼻漏，くしゃみ，鼻閉をきたす．食物性抗原では摂取後数時間を経て発症し，くしゃみを欠く傾向がある．

【症状】 すでに述べてきたように，発作的に出るくしゃみ・鼻水（とめどなく流出するような水様鼻漏）・鼻詰まり（鼻閉）が本症の三徴である．鼻閉には鼻内掻痒感を伴い，目の掻痒感を伴う流涙もしばしばみられる．

【診断】 前述の三徴，鼻鏡所見（鼻漏，下鼻甲介の発赤または蒼白色の腫脹，鼻汁中の好酸球の数），皮膚反応（パッチテスト，スクラッチテスト，皮内テストなど）などにより診断を行う．

【治療】 対症療法として抗アレルギー剤の投与，副腎皮質ステロイド点鼻薬，対原因療法として抗原の除去，減感作療法，自律神経失調症の場合は自律神経安定剤の投与などがある．

(5) ウェゲナー肉芽腫症（Wegener's granulomatosis）

汎発性壊死性血管炎に加え，鼻（上気道）・肺（下気道）の壊死性肉芽腫と糸球体腎炎（腎）などが主徴．

自己免疫性疾患であり，症状は，血性膿性鼻漏／鼻中隔穿孔およびそれからくる鞍鼻／嗄声／呼吸困難／両側性の眼球突出／発熱／無尿・尿毒症などで，本症を放置すると腎不全が進行し生命的予後は不良となる．治療には副腎皮質ホルモンとシクロフォスファミドを中心とする免疫抑制剤の併用療法が第一選択となる．

6）副鼻腔疾患

(1) 急性副鼻腔炎（acute sinusitis）

急性副鼻腔炎の大部分は鼻腔に生じたウイルス性の急性炎症が自然口を通じて副鼻腔に波及して生じる．多くの場合，感冒などウイルス感染により傷んだ粘膜に連鎖球菌・肺炎菌などの細菌感染を併発するために起こる．ほかにも急性鼻炎，外傷，歯牙疾患などによっても起こる．上顎洞が最も多く前頭洞さらに蝶形骨洞がこれに続く．

症状は頭痛，発熱，鼻閉塞，鼻漏があり，上顎洞の場合は鼻翼の外側部の顔面の叩打痛，前頭洞の場合は前頭部の叩打痛がある．

治療は感受性のある抗菌薬の全身投与と血管収縮薬の鼻内噴霧やネブライザー療法，鼻洗浄などを行う．

(2) 慢性副鼻腔炎（chronic sinusitis）

副鼻腔に生じた慢性の炎症性疾患．原則 3 か月以上症状が持続するものとされる．

原因としては，肺炎球菌，インフルエンザ菌，ブドウ球菌，モラキセラ・カタラーリスの感染が多い．急性副鼻腔炎から慢性化する．鼻粘膜の腫脹が副鼻腔から鼻道への開口部を狭くしあるいは閉じること，小児は鼻汁の貯留を自覚し鼻をかむ習慣が少ないこと，小・大臼歯歯根の炎症が上顎洞に波及することなどが発症原因としてあげられる．頻度としては上顎洞炎と篩骨洞炎が多く，上顎洞の炎症は構造上蓄膿を生じやすく，篩骨蜂巣の炎症はポリープをつくりやすい．

症状は鼻閉・膿性の鼻汁過多．嗅覚の低下は鼻道の狭窄や閉塞による．鼻腔の炎症のため耳管が閉塞し耳管狭窄症や滲出性中耳炎を起こすこともある．頭痛は前頭部痛が多い．ほかに注意集中力の低下，記憶力低下などを訴えるものもある．

診断には前記の諸症状に加え，前鼻鏡・後鼻鏡検査で慢性炎症所見や膿粘液性の鼻汁を認めること，X 線検査や上顎洞の穿刺洗浄による膿の証明などで確定する．

治療は専門医による鼻洗浄，上顎洞穿刺洗浄，抗菌薬・蛋白融解酵素の噴霧に加え，手術的に膿の排出路の形成を行うことが多い．

(3) 鼻茸（はなたけ）（nasal polyp）

慢性副鼻腔炎によって生じる炎症性ポリープ．

中鼻道に好発（約 90%）し篩骨蜂巣の粘膜が篩骨蜂巣の開口部を通じて鼻内にふくれ出し，根もとが絞扼されるためにポリープを形成する．サイズが大きくなれば鼻閉を生じるため，手術的に切除される．副腎皮質ステロイド（点鼻／内服）も有効で鼻茸の縮小効果が証明されている．

(4) 上顎癌（cancer of maxillary sinus）

主に上顎洞に原発する扁平上皮癌．

初期はほとんど症状はなく，やがて慢性副鼻腔炎様の鼻閉塞，悪臭を伴う鼻漏，鼻出血などが出現する．三叉神経第Ⅱ枝に浸潤すれば歯痛，顔面の疼痛や違和感などが出現する．ほかにも顔面腫脹，眼球突出，視力障害，難聴，頸部リンパ節の腫脹などをきたしうる．X 線写真で骨破壊像を認める．治療は手術が行われるが，放射線の照射，抗癌剤の投与も併せて複合的加療を行うことが多い．

3．咽頭・喉頭の疾患

1）口腔・咽頭・喉頭の解剖

口唇と歯列の間を口腔前庭，歯列と咽頭の間を固有口腔といい，その中には舌がある．舌根部には扁桃があり舌扁桃という．舌の運動は舌下神経，知覚は前2/3が舌神経（三叉神経第Ⅲ枝），後1/3が舌咽神経支配であり，味覚は前2/3が顔面神経（鼓索神経），後1/3は舌咽神経がつかさどる．唾液腺は粘液を出し舌下ヒダに開口する舌下腺，漿液を出し頬部で上第2臼歯の相対する部位に開口部をもつ耳下腺，漿液・粘液の混合性唾液（4：1の比率）を分泌し，舌下小丘に開口部をもつ顎下腺がある．唾液腺としては耳下腺が最も大きい．

咽頭は口蓋垂根から後鼻孔までを上咽頭といい，上壁から後壁には咽頭扁桃（アデノイド）が，また側壁には耳管の開口部があり耳管扁桃がその周囲にある．口蓋垂根から喉頭蓋のレベルまでを中咽頭という．口蓋扁桃・前口蓋弓（口蓋舌筋）・後口蓋弓（口蓋咽頭筋）などがある．下咽頭は喉頭蓋から輪状軟骨までのレベルを下咽頭とよぶ．咽頭を前方から見ると上部には咽頭扁桃，左右の耳管周囲には耳管扁桃，中咽頭では口蓋扁桃，下部には舌扁桃があり扁桃輪（Waldeyer 咽頭輪）とよぶ扁桃の輪を形成している．口蓋扁桃には陰窩とよぶ深い窪みがある．扁桃はリンパ球が集合して形成する多数の濾胞からなり，呼吸器・消化器の入口での感染への最初の感染防御機能をもつ（図8-6）．

喉頭の機能は，嚥下時には食物の気道内侵入を防止し，また発声時には声帯で声を発生する重要な役割をもつ．その主な骨・軟骨部分は舌骨（骨）と喉頭蓋（喉頭蓋軟骨）・甲状軟骨・輪状軟骨・1対の披裂軟骨（以上の5つの軟骨）からなる．これらは靱帯や筋で連結されており，甲状軟骨と1対の披裂軟骨を連結し声帯を形成する内喉頭筋群は次の5つである．①甲状披裂筋は甲状軟骨の中央から左右の披裂軟骨に向かい，その内側部は声帯筋とよばれる．②輪状甲状筋は前方にあり輪状軟骨と甲状軟骨を連結し，その収縮により甲状軟骨を前傾させ声帯を延長・緊張させる．③後輪状披裂筋は輪状軟骨から披裂軟骨に向かい声門を開大する．④外側輪状披裂筋は輪状軟骨外側から披裂軟骨に付着し声門を閉じる．⑤披裂筋は両側の披裂軟骨を結び声門を閉鎖する．喉頭蓋の両外側

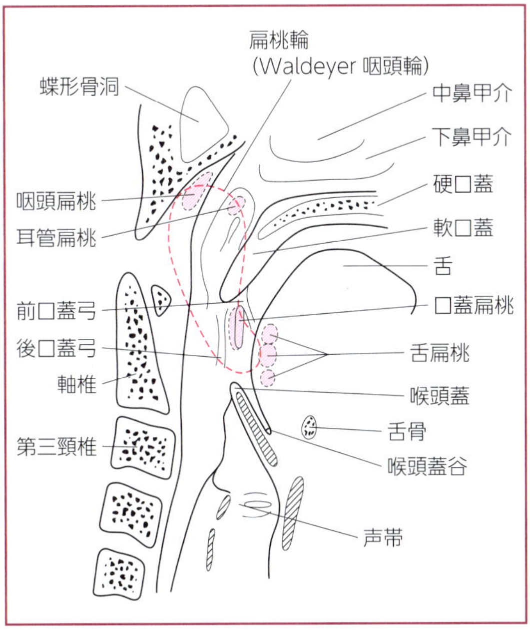

図8-6　咽頭部（縦割）[4]

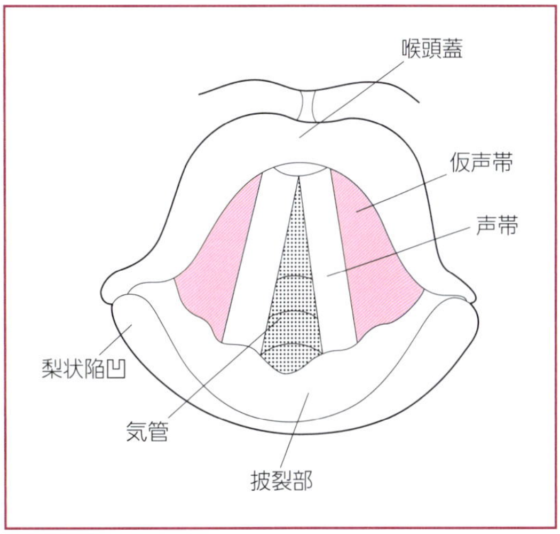

図8-7　正常咽頭鏡所見[4]

は甲状軟骨との間に窪みをつくりそれを梨状陥凹（梨状窩）とよぶ．嚥下障害のある場合は，この窪み（梨状窩）が誤嚥防止に役立つこともあるが，逆に食物が貯留することにより誤嚥に結びつく場合も多い（図 8-7）．

2）口腔・咽頭・喉頭の症状と病態生理

口腔・咽頭で問題となる症状は，口蓋扁桃の腫大と潰瘍形成／咽頭後壁の腫脹／嚥下障害（嚥下痛を含む）などが，喉頭では咳嗽／喀痰／嗄声／呼吸困難が主な症状としてあげられる．

3）咽頭・喉頭の一般的検査

咽頭の検査には舌圧子を用いるが，舌を抑える部分に対し直角に手持ち部のある Frenkel 型舌圧子を用いる．上咽頭は後鼻鏡を使用し検査する．

喉頭の検査は舌の前部をガーゼで包み軽く引き出しながら喉頭鏡で観察する．喉頭蓋／声門・声帯／披裂部／気管／梨状陥凹などを観察する．なお耳鼻咽喉科医によって局所麻酔後喉頭ファイバースコピーや直接喉頭鏡検査も行われる．リハ科医も嚥下内視鏡検査（VE：videoendoscopic examination of swallowing）として喉頭ファイバースコープを使った検査を行うが，耳鼻科の行う検査とは視点が異なり，より嚥下機能に特化したものとなる．

4）咽頭の疾患

（1）咽頭炎（pharyngitis）

咽頭の急性または慢性炎症．ただし，口蓋扁桃に強い炎症のある場合には，後述のように扁桃炎という別の病名でよばれる．

急性咽頭炎の原因としては，ウイルスや細菌感染が一般的で，感冒の症状として起こる．刺激性ガスの吸入などでも起こりうる．慢性咽頭炎は長期にわたる喫煙や飲酒，口呼吸などが原因となる．急性期の症状は咽頭のイガイガ感や乾燥感を訴え嚥下痛も併存することが多い．咽頭部の軽度発赤や全身倦怠感／発熱など，その他の感冒症状も起こりうる．慢性の場合は咽頭の乾燥感や軽い刺激感が続く．治療は含嗽，抗菌薬や消炎酵素剤の投与，消毒薬の塗布などである．

（2）急性扁桃炎（acute tonsillitis）

口蓋扁桃の急性炎症で連鎖状球菌によることが多いが，細菌感染によるもの以外にもウイルス感染によるものもある．全身の抵抗性が低下したときに，口蓋扁桃の陰窩内の細菌の活性化により発症するケースが多い．単に発赤腫脹のみの状態のものもあれば，陰窩に白斑・膿栓を生じるものまで色々な程度があり，全身症状としては発熱（ときに高熱），咽頭痛，嚥下痛などがある．回復は比較的早い．治療は抗菌薬の投与，含嗽，さらに局所への薬剤の塗布も行われる．

（3）慢性扁桃炎（chronic tonsillitis）

口蓋扁桃の急性炎症を繰り返す場合で，慢性単純性扁桃炎，習慣性扁桃炎，病巣性扁桃炎（扁桃病巣感染症）に大別される．萎縮・埋没した口蓋扁桃の場合，慢性扁桃炎に罹患しやすい．病巣性扁桃炎（扁桃病巣感染症）は，扁桃が病巣となって，身体各所に二次疾患を生ずるものであり，心臓，腎臓，関節など遠隔の臓器に障害を起こすので注意が必要である．

局所症状は，時々起こる咽頭痛／軽度の嚥下痛／咽頭の異物感，全身症状では微熱がある程度だが，心臓では心内膜炎が好発し特徴のある心電図所見（T 波の低下，ST の異常，P-Q 間隔の延長），腎臓では急性腎炎が起こる．治療としては手術による口蓋扁桃の摘出が行われる．

（4）咽後膿瘍（retropharyngeal abscess）

咽頭粘膜と頸椎前筋膜の間にあるリンパ節の化膿性炎症．大人に比べ乳幼児には，前述のスペースに多数のリンパ節が存在するため小児に多い．感冒様の症状が数日連続した後に高熱を出し咽頭後壁が腫脹するので嚥下障害，さらに呼吸困難も起こる．治療は穿刺による排膿．膿の気道内流入の予防が必要である．

（5）扁桃肥大症（adenoid hypertrophy）

病因がなく通常より扁桃が肥大した状態．7～8歳をピークとして扁桃の肥大が起こる．ピーク年齢を過ぎるとしだいに萎縮するが，口蓋垂（正中線）を越えて肥大する場合があり，嚥下障害／呼吸障害／いびきなどの原因となる．また口呼吸をするため，いつも口を開き鼻唇溝が浅くなるいわゆるアデノイド顔貌を呈する．肥大が著しい場合は扁桃摘出術や扁桃切除術が行われる．

(6) 咽喉頭異常感症（pharyngopathy）

咽・喉頭に異常感を訴える神経症で，器質的変化を欠く．

喉頭癌や食道癌への恐怖を訴える場合が多い．異常感のある場所はかなりはっきりとしていることもあり，乾燥感／異物感／かゆみ／絞扼感など様々である．治療は訴えのある部位を精査し，異常がなければ精神安定剤などの投与をすることもある．

(7) 上咽頭癌（nasopharyngeal cancer）**・下咽頭癌**（hypopharyngeal cancer）

上咽頭癌には低分化型の扁平上皮癌が多い．中国人（とくに中国南部）に好発し，男女比は3：1で男性に多い．わが国ではそれほど多くない．

下咽頭癌は，95％以上が高分化型の扁平上皮癌であり，喫煙と飲酒が明らかな危険因子として知られている．梨状陥凹，輪状軟骨部，咽頭後壁に好発し，男女比は6～8：1と男性に多い．本症の30～40％に重複癌を生じるため注意が必要である．重複癌は食道癌を中心にほとんどが消化器癌であり，下咽頭癌と重複癌は，同時発症することもあれば片方が遅れて発症することもある．症状としては，咽頭異常感が中心で嚥下痛を訴えることもある．この場合，中咽頭に異常がなく嚥下痛を訴える場合が多い．ある程度進行すると内視鏡検査のみで診断可能となる．その他，CT／MRI／食道X線透視などの画像検査も必須検査といえる．治療は，手術療法，化学療法，放射線療法いずれも適応とはなるが，いまだどの病期にどの治療を選択するといった明確な基準はなく，症例ごとに検討がなされることとなる．下咽頭の摘出となると侵襲は大きいが局所再発予防率は高い．対して放射線照射は侵襲は少ないものの局所再発予防率はそれほど高くない．化学療法は単独では効果が望めないため，手術療法や放射線照射と併用される．中咽頭癌は頻度が低いため，ここでは割愛する．

5) 喉頭の疾患

(1) 急性喉頭炎（acute laryngitis）

喉頭の急性炎症．感冒の部分症状として，あるいは過剰な喫煙や過剰な声の使用によることが多い．嗄声や無声／咳嗽／喉頭部異常感などを訴える．喉頭鏡検査では声帯部に粘膜の発赤腫脹を認める．治療は発声を禁じ含嗽，消炎剤の投与や副腎皮質ホルモン剤の吸入などを行う．細菌感染が疑われる場合は，抗菌薬の投与も必要である．

(2) 慢性喉頭炎（chronic laryngitis）

喉頭の慢性炎症．急性喉頭炎からの移行，有毒ガスに曝露される職場での勤務，過度の喫煙などが原因で嗄声，咳嗽，喉頭の異常感覚などを訴える．喉頭鏡検査では軽度から中等度の声門部の粘膜の発赤腫脹を認める．治療は原因のある場合はそれの除去．ほかには副腎皮質ホルモン・蛋白融解酵素などの吸入，含嗽などを行う．

(3) 咽・喉頭結核（tuberculosis of pharynx and larynx）

咽頭および喉頭の結核菌の感染．頻度は激減しているとはいえ忘れてはならない疾患の一つである．原因として肺結核による喀痰により気道を経て感染する．喉頭蓋内面や声帯に好発する．粘膜には軽度の腫脹と潰瘍形成が起こる．喉頭蓋では肉芽腫様になり癌と間違えられることがある．症状としては嗄声，咳嗽，嚥下痛を訴える．治療は抗結核療法が行われる．

(4) 声帯麻痺（vocal cord paralysis）

中枢・末梢神経障害による声帯の麻痺の総称．反回神経麻痺が原因と考えられていたが，その他の原因も多いことがわかっている．中枢神経障害では疑核・核上皮質延髄路の障害，末梢神経系では迷走神経の主幹・反回神経の障害により起こる．それらの原因は脳血管障害，頭蓋内腫瘍，脱髄疾患，反回神経についてみれば頸部・胸部（大動脈瘤）の病変や外傷，ウイルス性神経炎などがあげられる．

症状は，片側声帯の麻痺の場合，最初は無声で，以後発声可能となるが嗄声は続くことが多い．麻痺側声帯の固定する位置によって，軽快してくるものやそのまま持続する場合がある．両側声帯麻痺の場合は無声・嗄声は同様だが，声帯が正中位で固定した場合などには呼吸困難，最悪の場合窒息死も起こりうる．治療は，原因別に対処せねばならない．嗄声はまず自然治癒を少なくとも6か月間は待つ．片側性の場合，自然治癒が起こらなければテフロンなどの声帯内への注射，あるいは形成手術により麻痺した声帯を正中方向に押し出す方法をとる．両側麻痺で声帯が正中固定の場合に対しては気道の確保が重要である．

(5) 喉頭癌（laryngeal carcinoma）

喉頭に発生する癌で男性に多く声門癌が多い．耳鼻咽喉科領域の悪性腫瘍では最多で，罹患率も増加傾向である．声門癌には遺伝・声帯の使い過ぎ・過度の喫煙・汚染大気内での生活など外因が多い．また声門癌は高分化扁平上皮癌であるうえに，早期に嗄声を呈し，リンパ節転移も遅いため治療後の予後は良いが，声門より上部の癌，下部の癌は内因が多く低分化型であるうえに，声門癌に比べると自覚症状に乏しくリンパ節転移も早いため予後は不良である．

症状は，声門癌は粗糙性嗄声で癌の進行に応じ増悪する．進行癌でサイズが大きくなれば呼吸困難なども出現しうる．声門上癌は喉頭部異常感覚や嚥下痛が初発症状になることが多い．進行すれば嗄声をきたす．声門下癌は無症状に進行し声門部に進展して初めて嗄声が起こる．下気道に近いため咳嗽をきたしやすいが通常それだけでは受診動機にはならない．40歳以上の男性で誘因のない嗄声はまず喉頭癌を疑う必要があるといわれる．いずれの癌も進行すると浸潤が進み軟骨を破壊し無声，呼吸困難となる．また嚥下障害も同時に起こる．喉頭鏡検査による腫瘤や癌病変の確認，頸部リンパ節の触知，組織片の病理組織検査などにより診断が確定する．

治療としては，癌の部位が限局している場合には放射線照射が効果的である．手術については喉頭切除術が色々な範囲で行われる（部分切除，半側切除，全摘出）．また抗癌剤の併用も行われる．喉頭全摘出術後は，発声器官がないので人工喉頭，食道音声，喉頭形成術などで発声訓練を行う．

4. 気道・食道の疾患と音声・言語障害

1）気道・食道疾患

ここでは耳鼻咽喉科に関係するもののみを取り上げる．

(1) 気道異物（foreign bodies in the trachea and bronchus）

食物（豆類，餅など），玩具（スーパーボールなど），義歯，釘などの異物が驚いたり笑ったりしたときに強い吸気とともに気道内に吸い込まれたりして起こる．大きいものは喉頭や気管へ，大豆や落花生などの比較的小さいものは気管支まで，液体ではさらに末梢まで浸入する．気管支の太さと気管との角度から右側の気管支に起こりやすい．異物は呼吸とともに移動し，また喉頭では声門下腔に嵌頓し呼吸困難を引き起こす．ときには異物が排出弁として作用し，肺の一部に無気肺をきたすことがある．

【症状】 激しい咳嗽など．喉頭異物が気道を閉塞すると呼吸困難・窒息をきたす．気道粘膜の損傷では疼痛とともに血痰を認める．異物の停滞が長いときには肺炎をきたすことも多い．診断は病歴，胸部X線検査，気管支鏡による確認などで簡単な場合が多いが，小児では困難な場合もある．

【治療】 専門医により喉頭鏡，気管支鏡で異物を確認し鉗子で除去する．場合によっては気管切開で気道の保持が必要な場合もある．

(2) 食道異物（foreign bodies in the esophagus）

魚骨，貨幣，玩具などが多い．食道の第一狭窄部（輪状軟骨のレベル）に最も多く認められる．病歴により見当がつくことが多く，症状は嚥下痛と嚥下困難である．X線撮影で異物の嵌頓している位置を確かめ，食道鏡検査により確認，鉗子などで摘出される．大きいものでは全身麻酔が必要な場合もある．

2）音声言語障害

(1) 音声障害（voice disorders）

音声障害には，音質異常（嗄声）／高さの異常／強さの異常の3つがある．音質異常（嗄声）は以下のように分類される.

①**粗糙性嗄声**：がらがら声，だみ声で雑音成分の多い声. 喉頭癌や喉頭ポリープなどでみられる.

②**気息性嗄声**：声門閉鎖不全により気流雑音が加わったもの. 反回神経麻痺や喉頭ポリープなどでみられる.

③**失声または無声**：声門が振動しないため気流音のみが聞こえる. 反回神経麻痺などで生じるが，器質的病変がない心因性失声もある. 心因性失声は若年女性に多い. 精神的ショックなどが誘因となり突然発症する. 声帯は開大した位置で固定している. 予後は良好だが再発もまれではない.

発声時に声門，ときには発声器官全体が痙攣性収縮をきたす場合をいう.

(2) 言語障害（speech disorders）

話すためには各種臓器の複雑な共同作用が必要だが，そのどこかに障害が起こると話し方に問題が出る. 大きくは以下の 4 つに分類する.

①**言語発達遅延（言語発達遅滞）**：出生時に起こる脳障害，知的障害，聴力障害，発語器官の異常，情緒障害などにより起こる.

②**構音障害**：発声・発語器官の障害による器質的障害や，それらを欠く機能的障害がある.

③**吃音**：リズムの障害で機能的障害である. 2～5 歳の間に約半数が発症し男児は女児に対し発生率は約 2～3 倍とされる. 成人になる頃までに自然治癒することも多い. 原因は模倣・家庭環境・精神的ショック・精神的緊張などがあるとされる.

④**失語症**：大脳の言語中枢の障害により起こる. 言語理解・言語表出の障害で，前者の症状が大きいものを感覚性失語，後者の症状が大きいものを運動性失語という. 詳細な臨床評価と言語聴覚士による治療が望ましい.

（平岡　崇）

●**文献**

1）高久史麿，井村裕夫（監訳），福島雅典（総監修）：メルクマニュアル―診断と治療―. 第 16 版（日本語版第 1 版），メディカルブックサービス，1994.
2）Basmajian JV：Primary Anatomy. 7th ed., Williams & Wilkins, Baltimore, 1976.
3）広戸幾一郎：小耳鼻咽喉科書. 第 5 版，金芳堂，1986.
4）明石　謙：PT・OT のための一般臨床医学（明石　謙編）. 第 2 版，医歯薬出版，2003.
5）時田　喬，瀧本　勲，馬場俊吉：必修耳鼻咽喉科学. 南江堂，改訂第 2 版，1987.
6）高橋茂樹：STEP　耳鼻咽喉科（渡辺建介監修）. 第 3 版　海馬書房，2013.

9 老年医学

1. 高齢者ケアの基本原則

(1) 高齢者の入院中に予測される以下の危険を認識する.
- 夜間譫妄(せん)
- 転倒
- 強力な外力によらない骨折（胸腰椎圧迫骨折・おむつ交換時の大腿骨頸部骨折）
- 褥瘡
- 便秘と尿閉
- 診断と治療上の困難
- 回復の遅延
- 家庭内役割の喪失

(2) 以下の点に留意して複数の障害を統合的に治療する.
- 併存疾患の管理
- 臥床や侵襲的治療により生じる廃用症候群の予防と治療
- 安静と運動，保存療法と外科手術の治療法の統合とモニタリング

(3) 高齢者に特有の疾患や高齢者で異常な徴候を伴う疾患を認識する.

(4) 高齢者では若年者よりも薬剤の副作用が出現しやすいことに留意する.

2. 高齢者によくみられる疾患

1) 正常圧水頭症（normal pressure hydrocephalus：NPH）

(1) 概　念
- 脳脊髄圧が正常であるにもかかわらず脳室が拡張し，認知症・失調性歩行障害・尿失禁をきたす疾患.
- 通常はクモ膜下出血や広範な髄膜炎の後に脳表面からの髄液吸収障害が起こって発症するが，高齢の正常圧水頭症患者の多くは素因となる疾患がなくても発症しうる.

(2) 症　状
- 認知症は軽症意識障害に類似し，注意・記銘力障害として現れる．また変動することが多く，多様な精神症状を発現しうる.
- 歩行障害は，バランスの障害，あるいは歩行開始時の躊躇などを呈する．麻痺や四肢失調症はみられない.
- 尿失禁は，認知機能低下による尿意の不感知や排尿抑制の障害，あるいは神経因性膀胱による.
- 早期に治療すれば症状は消失する.

(3) 治　療
- 髄液短絡術（脳室腹腔短絡術 ventriculo-peritoneal（VP）shunt または腰部クモ膜下腔腹腔短絡術 lumbo-peritoneal（LP）shunt）
- シャント術の効果は，髄液の試験的排液によってある程度予測することができる.

2）偶発性低体温症（accidental hypothermia）

(1) 概　念

- 35℃以下にまで，予期せぬ体温の降下が起こること．
- 体温は，気温18.3℃以下で低下し始め，いったん35℃以下になるとゆっくりと降下し続ける．放置されれば，23～24℃で心停止や心室細動によって死に至る．

(2) 素　因

- 末梢血流量の低下・寒冷に対する血管収縮の欠落・起立性低血圧などの自律神経障害．
- 精神安定剤・催眠薬・アルコールなどの薬剤．
- 心不全・甲状腺機能低下症・敗血症・脳外傷・何らかの動作障害をきたす疾患．

(3) 症　状

- 疲労・無感動・錯乱状態．体温が32℃以下になると混迷や昏睡となる．
- 顔面は蒼白ではなく，ふくらんでピンク色を呈する．
- 震えは細かく速い振戦として現れ，肉眼では明らかでないが筋電信号として検出される．
- 合併症として，低酸素血症・膵炎・肺浮腫・肺炎・腎不全・四肢壊疽などがある．

(4) 診　断

- 28.9℃から42.2℃までの間が読める体温計を使用する．

(5) 治　療

- 保温により，0.6℃／時以下の速さで徐々に体温を正常に戻す．
- 急な加温は不可逆的な低血圧を生じるので禁忌．
- 合併症を管理する．

3. 高齢者において異常な症候を示す疾患

1）不顕性甲状腺機能亢進症（inapparent hyperthyroidism）

(1) 概　念

- 甲状腺腫大・眼球突出・頻脈などの甲状腺中毒症状を欠く甲状腺機能亢進症．
- 高齢者では，すでに減少している生理的予備力が，代謝亢進の刺激によって，すぐに消費されてしまうため，甲状腺中毒症状が発現しにくい．

(2) 症　状

仮面甲状腺機能亢進症と無感情甲状腺機能亢進症の2つの型がある．

- 仮面甲状腺機能亢進症

① 多臓器障害ではなく，1つの臓器系と関連する症状がみられる．
② 心臓の場合が多く，心不全や不整脈がみられる．
③ 消化器系では，便秘・食欲不振・肝腫大など．
④ 精神症状としては，錯乱・うつ状態・認知症様症状など．
⑤ 骨カルシウム代謝の回転亢進が生じると，血清カルシウム値の上昇・骨粗鬆症が生じ，骨折に至ることもある．
⑥ 不顕性甲状腺機能亢進症の65～70%を占める．

- 無感情甲状腺機能亢進症

① 無感情と活力喪失が，通常の甲状腺中毒症にみられる多動の代わりにみられる．
② 顔貌は皺が多く，老けてみえる．
③ 臓器関連症状は前景に現れない．
④ 高齢甲状腺機能亢進症患者の10～15%に起こる．

(3) 診　断

- 血中ホルモン濃度測定で甲状腺ホルモン（T3・T4）の増加と甲状腺刺激ホルモン（TSH）の低下を証明する．
- T3濃度は，正常の高齢者でも，若年に比べて

10～20%低値である．

(4) 治　療

- 通常，放射性ヨードが奏効する．
- 患者の50%で抗甲状腺剤の併用が必要となる．

4. 高齢者における薬物療法

(1) 薬物吸収

- 胃酸分泌減少・腸間膜動脈血流の減少・消化管の全表面積の縮小・能動輸送の劣化などが薬物吸収を低下させる．
- 消化管運動低下は吸収を促進する．
- 吸収低下と増大の正味の効果は少なく，血中濃度に与える影響は予測しがたい．

(2) 体内分布

- 高齢者では体脂肪が増加し，除脂肪体重と全体液量が減少する．
- 水溶性薬剤は，その分布容積が減少し，血中濃度が高くなりやすい．
- 脂溶性薬剤は，その分布容積が増大し，蓄積しやすくなる．
- 血漿アルブミンの量が減り，アルブミンと結合していない活性型の薬物が増加する．
- 以上より，高齢者では薬物の中毒性蓄積が進行する．

(3) 代謝と排泄

- 肝酵素による代謝については，多くの薬剤の半減期は加齢により長くなるが，抗痙攣薬あるいは抗不整脈薬であるフェニトインの代謝は速くなる．
- 腎血流は高齢者で30～40%低下しており，薬物排泄が低下する．腎排泄能の指標としては，クレアチニンクリアランスを用いる．

(4) 副作用の出現

- 高齢者では薬物の中毒性蓄積傾向，あるいは組織の予備力低下・薬物感受性の増大がみられ，標準用量でも大きな影響が出現しうる．
- ほとんどすべての薬物が認知症様症状を起こしうる．
- 知能低下・視覚障害などによって服用の誤りが起こることがある．

（出江紳一・平岡　崇）

●文献

1）高久史麿，井村裕夫（監訳），福島雅典（総監修）：メルクマニュアル―診断と治療―．第16版(日本語版第1版)，メディカルブックサービス，1994．
2）杉本恒明，小俣政男（総編集）：内科学．第6版，朝倉書店，1995．

10 本書に出てくる主な用語

全　身

発　熱

口内体温が37.8℃以上，または直腸内体温が38.2℃以上，あるいは体温が毎日の正常変動値よりも上昇した状態．原因は感染性か非感染性か，熱型は正常体温への回復を伴う連日のスパイクによって特徴づけられる間欠性か，体温が正常に回復することのない弛張性かに分けられる．体温調節中枢は視床下部．熱産生は筋，熱放散は血管拡張と発汗によって起こる．原因不明熱とは，最低1週間の精査で原因がみつからず，直腸検査で最低38.3℃の体温が少なくとも3週間以上続くこと．体温が37℃を超すと，1℃上昇するごとに酸素消費量は13%増大する．小児では熱性痙攣発作の危険，器質的脳症候群の患者で発熱は精神状態に異常を引き起こす．

疲 労 感

疲労感の実体を理解するポイントは，病的か生理的か，筋力低下を伴うか，持続性か発作性か，全身性か限局性かなどである．主な原因疾患として，慢性炎症，代謝疾患，呼吸・循環器疾患，神経筋疾患，精神疾患の鑑別が重要．個別に列挙すると，関節リウマチ，肝炎，動脈炎，副腎機能不全，クッシング病，甲状腺機能低下ないし亢進症，副甲状腺機能亢進症，性腺機能不全，貧血，栄養失調，呼吸不全，心不全，悪性腫瘍，感染症，慢性疲労症候群，多発性硬化症，パーキンソン病，筋ジストロフィー，重症筋無力症，周期性四肢麻痺，脳外傷，神経症，うつ病，睡眠・覚醒障害など．

浮　腫

体液は体重の75%を占め，細胞内（65%）・細胞外血管内（10%）・細胞外血管外（組織間質液：25%）に分布する．浮腫とは組織間質液の増大した状態．むくみなどの症状の顕在化よりも体重増加がしばしば先行する．全身性浮腫の原因は心・腎・肝・内分泌疾患，局所性浮腫の原因は静脈やリンパのうっ滞，炎症など．心不全では静脈圧の亢進と腎からの水分排泄量の低下，腎疾患では水分排泄量の低下と蛋白質漏出，肝疾患では血漿アルブミンの減少と門脈圧亢進などが浮腫発生に関与する．甲状腺機能低下症では粘液水腫を生じる．麻痺肢では，筋ポンプの障害や血管運動神経麻痺などによる浮腫を生じる．リンパ浮腫は乳癌や子宮癌の術後に一過性またはリンパ管炎に伴って晩発性にみられる．腫脹とは炎症により，浮腫に充血・細胞浸潤・組織の増殖が加わった状態で，圧迫痕を生じない．

るい痩（そう）

体重が標準体重よりも10%以上少ない状態．標準体重より20%以上少ない場合に臨床上問題となる．病態的には摂取カロリーよりも消費カロリーのほうが多く，生体の脂肪と蛋白質が減少している．原因は，精神・神経疾患，消化器疾患，代謝疾患などによる食物摂取・吸収・利用・貯蔵の障害や排泄・異化の亢進，外傷や授乳による喪失など．体重減少以外に体温や血圧の低下・疲労感・頭痛・免疫力低下・静脈血栓症などを伴うことがある．

肥　満

摂取カロリーが消費カロリーを超過することによる体脂肪の過度の蓄積で，標準の身体－体重表における体重を20%以上超えた状態．体重を決定する要因には，遺伝・生活様式・内分泌・心理・脂肪細胞の数と大きさ・身体活動・視床下部機能などがある．肥満は呼吸障害・腰痛・下肢関節痛などの原因となり，また高血圧・月経異常・冠動脈疾患・インスリン非依存型糖尿病と関連する．治療は，食事療法・行動療法・食欲抑制薬・胃容積縮小術．

電解質異常

体液の量・電解質組成・浸透圧・酸塩基平衡は，正常では恒常性を保っている．水分・電解質の過剰な喪失や血液中への蓄積により，血清中の電解質組成が正常範囲を逸脱した状態を電解質異常とよぶ．症状は，低Na血症で脱力・意識障害，高Na血症で口渇・不穏，低K血症で脱力・不整脈・多尿，高K血症で脱力・不整脈，低Ca血症でテタニー，高Ca血症で倦怠感・多尿・心電図異常・意識障害など．

溺（でき）　水（すい）

液体を気道内へ吸入することによって起こる低酸素血症．脳や肺の浮腫をきたす．喀血や吐血による窒息は除外する．急性の反射性喉頭痙攣は水を吸入せずに窒息を起こす．化学性肺炎から無気肺に至ることもある．血液・電解質への影響として，海水の溺水では血清ナトリウム・塩素濃度の軽度上昇がみられるが，即死となることはまれ．大量の淡水の吸引では血液量の急激な増加・電解質異常・溶血を起こす．冷水中では心拍数低下・末梢血管収縮などの潜水反射と組織酸素消費量減少のため生存可能時間が多少延長する．

ショック

心拍出量の不足または末梢血流の異常分布により末梢組織への血液灌流が生命を保つのに不十分となった状態．早期に治療されないと不可逆性の重要臓器不全から死に至る．原因は，出血・熱傷などの体液喪失による循環血液量の減少，心筋梗塞・不整脈などによる心拍出量低下，アレルギー・細菌毒・脳損傷などによる血管拡張（組織灌流圧の低下）．意識鈍麻・血圧低下・頻脈・頻呼吸・発汗・チアノーゼ・尿量低下などにより診断する．応急処置は下肢の挙上・保温・止血・気道確保・補助呼吸．嘔吐物の吸引を避けるために患者の顔を横に向ける．

異　物

気道・消化管・眼球などに入り込んだ生体外の物体で，侵入部の閉塞・外傷・炎症などを生じる．異物誤嚥は気道閉塞や肺炎を生じる．呼吸器症状の病歴のない小児が突然喘鳴を呈したら異物閉塞を疑う．飲み込まれた異物は十二指腸に至るまでに取り出す必要があるが，丸く小さな物は経過観察でもよい．結膜・角膜の異物は洗浄除去．眼内異物は緊急処置．

老　化

加齢とともに起こる変化のうち成熟期以後の不可逆性退縮性変化．神経・骨格筋など再生能力の乏しい組織の機能単位数が減少し，臓器別では，下垂体以外の内分泌系・循環器系・神経系・筋・骨・血管・皮膚などに退行変化が著明．血管・神経の退行変化による二次的変化もある．加齢に伴って増加する疾患には，脳血管障害・虚血性心疾患・肺気腫・前立腺癌・胃癌・直腸癌などがある．これらの疾患は加齢変化を修飾する．早老症は加齢現象が病的に促進された疾患で，小児期発症のハッチンソン・ギルフォード（Hutchinson-Gilford）症候群（平均寿命13年）と成人期発症のウェルナー（Werner）症候群とがある．

血　液

貧　血

失血・赤血球産生障害・赤血球崩壊の亢進，またはこれらの組み合わせを原因とする赤血球数もしくはヘモグロビン量の減少．貧血の症状は，酸素欠乏とそれに対する心臓血管-肺系の代償反応，および原因疾患の症状．原因の鑑別は，まず失血を考える．産生障害は，小球性低色素性赤血球なら鉄欠乏などのヘモグロビン合成障害，正球性正色素性なら骨髄低形成，巨赤芽球性赤血球ならビタミンB_{12}欠乏などのDNA合成障害．崩壊亢進（溶血）は脾臓での捕捉や免疫学的異常・赤血球自体の異常などを鑑別する．

出血傾向

損傷血管からの出血の停止（止血）は，血管・血小板・血漿中の諸因子で制御される．血管収縮・血小板凝集・血液凝固・フィブリン凝塊の溶解（線溶）からなる止血・線溶機構の異常は過度の出血または血栓を生じ，前者を出血傾向という．症状は，皮膚の点状出血・紫斑，歯肉・鼻・消化管・腟などの粘膜からの出血，関節・筋・頭蓋内出血など．関節内出血は拘縮，筋肉内出血は圧迫性神経損傷を生じうる．

リンパ節腫脹（しゅちょう）

リンパ節は組織液とリンパ中の異物を捕捉し，免疫反応を行う器官．頸部・鎖骨上窩・腋窩・鼠径部・気管・胸膜・消化管・腸間膜・骨盤後壁・泌尿生殖器など，全身に多数散在する．感染・リンパ腫・悪性腫瘍のリンパ節転移により腫大する．

膠原病

Klemperer ら（1943）が，全身性エリテマトーデス・全身性進行性硬化症・結節性多発性動脈炎・皮膚筋炎・リウマチ熱・関節リウマチの6疾患に共通して結合組織の膠原線維変化が起こることを指摘し，これらを包括的にさす組織学的疾患概念として，膠原病を提唱した．類似する名称として，結合組織病（全身性の結合組織疾患），リウマチ性疾患（関節・関節周囲・筋の痛みを伴う疾患），自己免疫疾患（自己抗体の産生が病因とつながる疾患），アレルギー性疾患（発病にアレルギーが関与している疾患）などがある．

心血管

高血圧

血圧は心拍出量と血管抵抗との積で，心収縮期と拡張期の圧の間を変動する．収縮期圧／拡張期圧と表記され，成人の正常血圧の上限は140／90 mmHgで小児では低い．収縮期圧と拡張期圧の両方または一方の本態性または二次性の上昇を高血圧という．未治療の高血圧は脳・心・腎など全身の細動脈硬化を生じ，それぞれ脳卒中・虚血性心疾患・腎不全に至る．食事療法（軽度のNa制限と標準体重への減量）を行っても拡張期圧が95 mmHg以上であれば薬物療法の適応がある．脳梗塞急性期の血圧上昇は，原則として降圧療法を行わない．慢性期脳卒中患者では適切な降圧療法により，梗塞・出血とも再発率が減少する．

胸痛

胸腹部の内臓疾患や整形外科的疾患を問診により鑑別する．心筋虚血，肺塞栓では胸骨裏の“圧迫感”，胸膜炎，心膜炎，自然気胸では“息苦しさを伴う痛み”，解離性大動脈瘤では“裂かれるような痛み”，食道裂孔ヘルニアや逆流性食道炎では上腹部痛として訴えられる．左上肢・顎・背部・上腹部への放散痛は虚血性心疾患でしばしばみられる．典型的狭心症は，身体活動により誘発され，数分間しか持続せず，安静で緩和され，ニトログリセリンが著効する点で心筋梗塞と異なる．

動悸

心臓の拍動を患者自身が感じることで，不安状態で自覚されやすい．1回心拍出量の増加や脈拍増加，あるいは不整脈を自覚する場合であり，原因は運動・甲状腺機能亢進症・大動脈弁閉鎖不全・頻拍発作・心房性または心室性期外収縮など．問診では，心拍の速さとリズム，胸痛や浮遊感を伴うかなどを聴取し，生理的動悸と病的動悸とを鑑別する．

不整脈

正常の安静時心拍数は60～100／分で，運動により増大する．呼吸運動は迷走神経緊張を介して脈の生理的変動を生じる．調律はペースメーカーとよばれる特殊な心筋細胞群で決定され，興奮が伝導線維を経由して心室まで伝播する．徐脈（安静時 50／分以下），頻脈（同 100／分以上），生理的変動を超えた不規則な調律，および伝導異常を不整脈という．緊急治療の対象は血圧低下をきたす徐脈と過度の心室拍動を生じる不整脈．治療法は薬物療法・人工ペースメーカー・直流除細動など．心停止には心マッサージ．

徐脈・頻脈

心筋には自動興奮能があり，部位により一定のリズムで興奮する．右心房にある洞結節は 60～100／分と最も高頻度に興奮し，心臓全体の興奮頻度を規定する．洞結節の興奮は特殊な心筋線維を経由して左右心室に伝わる．洞結節の興奮頻度は，交感神経活動の亢進により増加し，迷走神経活動の亢進により減少する．徐脈とは，心拍が毎分 50 以下の状態．原因は，興奮生成の減少（洞性徐脈）と興奮伝導能の低下（洞結節–心房間あるいは心房–心室間の伝導障害）に分けられ，心電図で鑑別する．無症状のことも少なくないが，易疲労感，めまい，動悸を覚え，重症では，うっ血性心不全やアダムス・ストークス症候群（脳虚血による失神・痙攣）を起こすことがある．治療は基礎疾患（虚血性心疾患・心筋炎・洞不全症候群・甲状腺機能低下症など），徐脈の種類および重症度により，薬物・人工ペースメーカーなどが選択される．頻脈とは，心拍が毎分 100 以上の状態．原因は洞結節興奮生成の増加（洞頻脈）と洞結節以外の心筋の過剰興奮（心房細動・心房粗動・発作性上室性頻拍・心室頻拍・心室細動・心室粗動など）．心室頻拍と心室細動は血圧低下・ショックを起こすので救急処置の対象となる．

動脈硬化

動脈壁の病理変化で，粥状硬化と細動脈硬化がある．粥状硬化は主幹動脈にみられ，動脈の内膜に脂質の蓄積と細胞増殖を認める病変．内膜の肥厚と血栓形成により血管内腔が狭窄・閉塞する．危険因子としては高血圧・高脂血症・糖尿病が重要である．細動脈硬化は高血圧による中膜平滑筋細胞の萎縮・減少・線維化に始まる．次に内皮細胞の離解から血漿が血管壁に入り込み，類線維素の沈着さらに血管壁の壊死に至る．危険因子としては高血圧・糖尿病・加齢が重要であり，高脂血症の関与は少ない．動脈硬化による血管の狭窄・閉塞・破綻は，脳卒中・心筋梗塞・四肢壊死などを生じる．

四肢冷感

第一に，四肢の虚血による低温化の自覚症状．虚血が高度なら，しばしば痛みやしびれを伴い，潰瘍形成，壊死に至る．虚血の原因は，閉塞性動脈硬化症，バージャー病，糖尿病，膠原病，神経病変など．間欠的な細動脈の攣縮により，皮膚の蒼白，チアノーゼに続いて発赤（毛細血管拡張）が生じる現象をレイノー現象という．第二に，脳・脊髄などの神経病変において，虚血や低温化を伴わない四肢冷感が訴えられることもある．

チアノーゼ

皮膚と粘膜の青っぽい変色をいい，還元ヘモグロビン（酸素の結合していないヘモグロビン）が 5 g／d*l* 以上の場合，あるいは動脈血酸素飽和度が 85％未満の場合にみられる．原因は肺からの酸素取り込み障害，心臓での右→左シャント（心臓に戻った低酸素濃度の血液が肺を経由しないで末梢へ流出する病態），末梢循環障害である．前 2 者を中枢性チアノーゼ，3 番目を末梢性チアノーゼという．

呼 吸 器

呼吸困難・息切れ

呼吸困難とは呼吸をするためにいっそうの努力が必要になったと感じる状態．身体運動による酸素需要増大と二酸化炭素貯留に反応した換気増大の自覚を息切れという．吸気時の中枢気道閉塞・胸郭拡張困難・横隔膜運動障害，呼気時の末梢気道閉塞，肺胞でのガス交換障害，心拍出量低下や貧血による末梢への酸素運搬障害などによって，酸素需要が供給量を超えるか，血中二酸化炭素濃度の増大やアシドーシスを生じた場合，肺・胸郭・化学受容器由来の複合的な不快感や換気の亢進が呼吸困難として自覚される．感情刺激も原因となりうる．

喘（ぜん）　鳴（めい）

呼吸に伴う音楽的な音．気道の部分閉塞により生じる．吸気時の声帯閉鎖によって頸部で大きく聴取される喘鳴をストライダー（stridor）という．原因は喉頭蓋炎・声門浮腫・喉頭腫瘍・異物など．一方，気管支喘息の発作時などにおいて，気管支・細気管支の攣縮により呼気時にも聴かれる喘鳴はホィージング（wheezing）とよび，大きさは胸部と頸部で差がなく，stridor よりも小さい．

咳（がい）　嗽（そう）

気道分泌物や気道内異物を除去する生体防御反射で随意的にも惹起できる．求心路は脳神経Ⅴ，Ⅸ，Ⅹで，中枢は延髄，遠心路は反回神経と呼気筋を支配する脊髄神経．短く深い吸気，横隔膜弛緩，声門閉鎖と呼気筋の収縮による腹腔・胸腔内圧上昇，声門開放の一連の反応の結果，肺胞内空気が爆発的に有声駆出される．胸腔内圧の上昇と気管支平滑筋の攣縮により気道が狭まって呼気流速が増大する．咳の原因は，気道感染症・喘息・肺気腫・肺線維症・肺腫瘍・肺塞栓・心不全・精神的要因など．過度の咳は呼吸困難・失神・肋骨骨折・気胸・尿失禁・流産を引き起こす．治療は原因除去・鎮咳剤・気管支拡張剤など．

喀痰・血痰

喀痰は気道分泌液に細菌・異物・各種細胞が混合したもの．肉眼で量と性状，顕微鏡で細胞・結晶・細菌などを観察する．白色の漿液ないし粘液性の痰は上気道の急性炎症，緑黄色の膿性痰は肺結核や肺化膿症でみられる．血痰は血液やその分解物の混入した痰で，臨床的意義は重大．血液線条は急性感染症，ただしそれ以外の重大な疾患の存在も疑われる．粘液や膿を伴わない血液のみの喀血は肺塞栓・気管支拡張症・外傷・胸部大動脈瘤破裂．さらさらしたピンク色の泡沫状痰は肺水腫．しおから様は肺癌に特有．大量喀血時には直ちに失血と気道閉塞に対処する．

胸　水

肺と胸郭の間にある胸膜腔内の過剰体液．正常では蛋白濃度の低い体液 10～20 ml が，うすく広がっている．心不全による肺毛細血管圧の上昇，ネフローゼ症候群や肝硬変での低アルブミン血症による血液浸透圧の低下は蛋白濃度の低い“濾出液”を生じる．一方，胸膜感染症・腫瘍，リウマチ性疾患などでは血清蛋白濃度に近い“滲出液”を生じる．呼吸困難をきたす多量の胸水は，胸腔穿刺により，1.2～1.5 l／回を上限として排液する．

気　胸

胸腔の密閉性が損なわれて空気が入った状態．大気圧に対する胸腔の陰圧が不十分となり，肺が虚脱する．外傷性気胸と外傷の先行しない自然気胸があり，後者は肺基礎疾患を有する続発性気胸と，有しない単純性気胸とに分類される．症状は特発性の鋭い胸痛と呼吸困難で，続発性気胸では低酸素血症・高二酸化炭素血症を呈する．緊張性気胸とは，気管支胸膜瘻孔内の一方向弁機序により胸腔内圧が大気圧を超える状態で，緊急排気を要する．

神　経

意識障害

大脳半球の認知機能と脳幹網様体賦活系の覚醒メカニズムとの正常な相互作用が失われ，意識の内容と覚醒レベルが障害された状態．長時間持続する意識障害の原因は，重症の頭蓋内病変または代謝性疾患．脳死は脳機能の完全で不可逆的な停止．植物状態は大脳死ともいい，認知機能がなく，植物機能と反射のみが保たれている．閉じ込め症候群とは眼球以外の全身性運動麻痺であり，患者は覚醒している．意識障害発生時には出血の制御，心肺蘇生などの緊急処置を行う．

痙攣（けいれん）

てんかんでみられる最も多い発作形態．てんかんとは，再発性発作性の大脳機能障害で，大脳ニューロンの過剰放電によって意識・運動・感覚・行動などの異常をきたす．痙攣は，ミオクローヌス性・強直性ないし間代性で，身体の一部分または全身に起こる．特発性てんかんは通常 2～14 歳に発症し，25 歳以降発症のてんかん発作は大脳の器質的疾患による症候性てんかん．痙攣時の管理は，外傷・誤嚥の予防と意識障害時の管理．抗痙攣薬の過剰投与は精神機能を低下させる．

眩暈（げんうん）（めまい）

自身が空間の中で動いているという印象あるいは外界が自身の周りで動いているという印象で，姿勢制御が困難な状態．原因として末梢性（迷路または前庭神経）か中枢性（前庭神経核またはそれより高次の連合部）を鑑別する．前者にはメニエール症候群・中耳炎・前庭神経炎など，後者には椎骨脳底動脈系の虚血・多発性硬化症・脳腫瘍・てんかん・複視などがある．

頭　痛

頭部の疼痛は，頭蓋を覆う組織，第Ⅴ・Ⅸ・Ⅹ脳神経，上位頸神経，頭蓋内の静脈洞，脳底部動脈と硬膜動脈，頭蓋底硬膜などにおける刺激・牽引・圧迫などによって生じる．原因疾患には，全身感染症，頭蓋内感染症・腫瘍，頭部外傷，脳卒中，眼・鼻・のど・歯・耳の疾患などがある．片頭痛は再発性頭痛発作で，原因として頭蓋内外の循環異常が示唆されている．頭痛患者全体のなかでは，筋緊張性頭痛など器質的原因を特定できない頭痛が多い．

し び れ

感覚鈍麻・異常感覚・あるいは疼痛を意味する患者の訴え．痙縮などの筋緊張亢進あるいは運動麻痺がしびれとして訴えられることもある．原因として，脳卒中・てんかん・脊髄損傷・変形性脊椎症・胸郭出口症候群・手根管症候群・糖尿病や甲状腺機能低下症などの内分泌代謝疾患・閉塞性動脈硬化症・切断後の幻肢痛などがある．治療は，薬剤・物理療法・知覚再教育・行動療法・手術など．

言語障害

言語とは音と意味とを結び付ける記号．言語機能は話す・聴く・書く・読むからなる．失語症は記号としての言語を理解・表出することの障害で脳損傷による．構音障害は発語器官の運動コントロール障害．幼児自閉症では，理解障害，反響言語（相手の言葉をそのまま復唱する），代名詞逆転（「私は」や「私に」の代わりに「あなた」を使う）などがみられる．

振　戦

筋の収縮・弛緩の繰り返しによる不随意な振動性の交互運動．不安や疲労などにより，伸ばした手が速く細かく震える現象は生理的振戦．良性遺伝性（本態性）振戦は，手・頸部・声に生じるゆっくりとした振戦で，動作（発声）時に現れ，飲酒により抑制される．加齢により増強し，老人性振戦ともよばれる．パーキンソン病では 4～8 Hz の安静時振戦，小脳疾患では企図振戦がみられる．肝性脳症による羽ばたき振戦は，抗重力筋活動の一時的停止による固定姿勢保持困難であり，真の振戦ではない．

発達遅延

臨床的には新生児期・乳児期・幼児童期における，精神・身体発達の遅延が主に問題となる．発達は，身長・体重・感覚・空間認知・粗大運動・微細運動・言語・対人行動・日常生活動作などから多元的に評価され，個人差があり，環境の影響を受ける．発達検査にはデンバー式発達スクリーニング検査（DDST），津守・稲毛・磯部式乳幼児精神発達質問紙法，遠城寺式乳幼児分析的検査法などがある．

筋骨格

筋肉痛

筋の炎症・疲労・過緊張・外傷などによる疼痛. 全身性感染症の一症状としてもよくみられる. 腱や靱帯などの疼痛を伴うことがある.

肩凝り

ストレス・疲労・微小外傷などによる, 筋膜・腱・靱帯などの結合組織における疼痛を線維筋痛（fibromyalgia）とよぶ. 軽度の変形性脊椎症を伴うこともある. 肩凝りとは, 頸部から肩甲帯にみられる線維筋痛. 筋硬結部での筋電活動はみられない. 治療は, 増悪要因の除去, 安静, 精神的緊張の緩和, 緩やかな筋伸張, 温熱, 筋弛緩薬・消炎鎮痛薬・抗うつ薬・抗不安薬などの内服, 圧痛領域への局所麻酔薬とステロイドの混合液注入など.

腰　痛

腰仙部・仙腸関節部の疼痛でしばしば殿部から坐骨神経支配領域の下肢に放散する坐骨神経痛を伴う. 原因は背部の疲労, 線維筋痛, 椎間板ヘルニアその他の腰部脊柱管狭窄症, 外傷, 骨盤や後腹膜の感染・腫瘍, 先天性の腰仙椎疾患, 内臓病変の関連痛など. 腰痛は社会心理的問題の影響を受け, 疼痛に対する患者の認識・行動を変化させる. 治療は, 急性腰痛に安静・薬物・物理療法・コルセット. 慢性腰痛に肥満の改善・筋緊張の緩和・姿勢の改善・体幹筋力増強・圧痛点ブロック・手術・社会心理的要因の管理.

関節痛

関節自体の障害あるいは滑液膜・筋・筋膜・腱・靱帯などの関節周囲組織の障害によって生じる疼痛. 非外傷性関節痛の診断のポイントは炎症性か非炎症性か, 単関節か多関節か, 対称性か非対称性か, 関節外症状の有無など. 関節炎の原因は膠原病・痛風・感染など. 変形性関節症は加齢に伴う軟骨の変性で, 非炎症性. 関節外傷の原因は特異な職業やスポーツが多い.

関節拘縮

他動的関節可動域の制限. 後天性拘縮の原因は, 不動化による関節の線維化, 熱傷などによる皮膚の瘢痕, 皮下軟部組織・靱帯・腱・関節包などの炎症や損傷後の瘢痕収縮, 関節軟骨の変性や外傷, 筋疾患などによる筋の短縮, 中枢・末梢神経障害による関節の不動化や筋力不均衡・痙縮など. 先天性関節拘縮には先天性多発性関節拘縮症, 先天性内反足などがある. 正常でも生下時には肘関節25°, 股関節28°の屈曲拘縮がみられる. 関節相対面の癒着により, 他動的に関節が動かない場合は強直とよばれる.

関節水腫・関節血腫

関節水腫は関節に滲出液のたまった状態. 関節滲出液とは, 関節炎の際に関節内に貯留する液で, 血漿成分のほか, 種々の細胞, 酵素などを含む. 関節滲出液の分析は, 種々の関節炎の鑑別診断の一助となる. 関節血腫は外傷による関節腔に面した組織（骨・軟骨・靱帯・関節包など）の損傷により, また, 血友病などの出血性素因があり, 関節腔内に血液が貯留した状態. 受傷後急速に腫脹と疼痛を伴い, 翌日最大となる. 滑膜面にフィブリン沈着後, リンパ管が閉鎖され, 吸収が緩慢となり, 慢性化すると, 関節水腫に移行することがある. 炎症が反復すると変形性関節症や拘縮を生じる. 治療は, 穿刺により血液を排除後, 安静にして圧迫包帯を巻く. 止血完了後, 早期に自動運動を開始する.

消化器

嚥下障害

口腔内の食塊が咽頭に送られると反射的に嚥下運動が起こり, 食塊は食道に送り込まれる. このとき軟口蓋が挙上して鼻咽孔を塞ぎ, 喉頭挙上に伴って喉頭蓋が喉頭入口部を塞ぐ. 食道入口部は弛緩する. 食塊は, 食道から胃噴門まで蠕動運動で運ばれ, 噴門の弛緩により胃内に入る. このような口腔・咽頭・食道での一連の運動の障害を嚥下障害という．球麻痺などの機能的嚥下障害と，食道癌などの器質的嚥下障害とに分類される．食物を認知して口に運び，食塊を形成するまでの障害を含めて，摂食・嚥下障害という．

食欲不振

食欲は食物への欲求で，視床下部の摂食中枢で調節されるが，精神的要素により修飾される．原因は胃腸疾患，胃腸機能に影響する炎症性ないし消耗性疾患（感染症・肝炎・腎盂腎炎・膠原病，悪性腫瘍・心不全）・内分泌代謝疾患・薬剤など．神経性食思不振症は肥満に対する病的な恐怖と顕著な体重減少をさし，女性では無月経を呈する摂食障害であるが，食欲は残っている．

胸やけ・げっぷ

胸やけは，胸から始まり咽喉あるいは顔にまで拡散することもある胸骨後部の疼痛．胃から食道への逆流など，胃食道接合部付近への刺激によって生じる．迷走神経経由で続発性に唾液分泌が亢進した状態を呑酸という．げっぷは，空気の飲み込み（呑気）により胃内に貯留した空気が口より放出される現象．呑気は摂食に伴って少量起こるが，心配事・過度の唾液分泌・胃十二指腸潰瘍・義歯の不適合・あらゆる病因による悪心により増加することがある．

悪心（おしん）・嘔吐（おうと）・吐血（とけつ）

悪心は，吐きそうになる不快感．原因は，延髄嘔吐中枢刺激，腸管・胆管・尿管の閉塞や運動低下，腹膜や腸間膜の局所への強い刺激など．嘔吐は，胃底部（胃の上部に位置し，仰臥位で最も低くなる）と下部食道括約筋の弛緩時に，不随意的な腹筋の収縮で起こる強制的な胃内容物排出．吐血は，食道・胃・十二指腸からの出血を吐くことで，動脈か静脈瘤からの大量出血を示唆する．出血部位の同定，原因検索，輸血などの救急処置を並行して行う．

腹部膨満

鼓腸・腹水・腹部腫瘤などに伴う愁訴．鼓腸は，ガスによる腹部の膨隆で，腸管の通過障害，異常発酵による腸内ガスの増加・停滞が原因．腹水は，腹腔内への水分貯留で，門脈圧亢進をきたした肝硬変症，様々な原因による腹膜炎，全身浮腫を生じるネフローゼ症候群や心不全などによって起こる．腹部腫瘤の実体は，腫瘍・遊走腎・尿貯留膀胱など．

腹　痛

急性か慢性か，持続時間，強さ，部位と放散の有無などを聴取する．激痛があり腸管蠕動音が聴かれなければ緊急開腹術の適応．穿孔性潰瘍は突然の激痛で始まり，軽減してから腹膜炎で再び激痛を生じる．虫垂炎はよく上腹部痛から始まり，右下腹部の疝痛が持続する．胆石や腎結石では各臓器部位に激しい急性の痛み．急性膵炎も激痛で，出血や膿瘍が左横隔膜を刺激すると左肩に放散痛を感じる．女性では子宮外妊娠，小児では消化管機能不全や心因性の腹痛を鑑別する．

便　秘

排便の困難さ，回数の減少，便の堅いこと，あるいは不完全な排泄の感覚．急性便秘の原因は機械的な腸の閉塞と，急性腹腔内疾患や外傷などに伴う腸管の運動麻痺．慢性の便秘は結腸の蠕動運動低下や直腸での便充満感（便意）の低下による．腸管運動の低下は，便の容積と軟性の低下，身体活動量の低下，全身性疾患や腸管神経叢を障害する疾患などによって生じる．急性便秘に強い緩下剤は禁忌．慢性便秘に対する下剤の濫用は電解質バランスの異常や結腸疾患を生じる．

下　痢

便中水分量が60～90％以上，便の量が300 g／日以上に増加して，排便回数が増加した状態．水分量増加の原因は，未吸収の炭水化物など非吸収性水溶性溶質が腸管内に水をとどめること，未吸収の脂肪や細菌毒による腸管分泌亢進，粘膜疾患による滲出液の増加など．胃腸内輸送時間の短縮は胆汁吸収不良，延長は細菌増殖を介して下痢の原因となる．下痢は水分・電解質の喪失による諸症状をきたす．

血便・下血

直腸からの血液の排泄．肉眼的に観察される場合（顕性）と便中のヒトヘモグロビン検査で検出されるものがある(潜血)．肉眼的には上部消化管出血による黒色便（メレナという）あるいは下部消化管出血による血便排泄とがある．顕性出血の場合には，補液や輸血などの緊急処置が出血源の検査や血液凝固異常の検索と並行して行われ，止血はほとんど内視鏡的に行われる．

黄　疸

皮膚・眼球強膜・その他の組織が黄変する徴候で，原因は血液中ビリルビンの過剰である．血清ビリルビン値が2〜2.5 mg／d*l*に達すると明らかとなる．ビリルビンは，老朽化した赤血球のヘモグロビンなどのヘム蛋白が異化されて生じ，肝臓でグルクロン酸と抱合されて，胆管内に胆汁成分として排泄される．高ビリルビン血症の原因は，頻度の多い順に，肝細胞機能不全・胆管閉塞・溶血・単独のビリルビン代謝異常など．

急性腹症

突然の腹痛を主症状とし，放置すれば重篤な全身症状を呈するため，可及的早期に緊急手術の適応を決定すべき疾患群の総称．例えば，絞扼や塞栓により腸管の血液供給が遮断されると6時間後には腸管壊死や穿孔が起こりうる．以下の疾患が含まれる．炎症：急性虫垂炎・急性胆嚢炎・急性膵炎．閉塞：腸閉塞・胆石・尿路結石．穿孔：消化管・胆嚢・膀胱．血行障害：上腸間膜血栓症・卵巣捻転．出血：子宮外妊娠・肝細胞癌破裂．外傷による臓器損傷．

基礎医学

炎　症

物理的・化学的・病原微生物などの刺激に対する生体の反応で，発赤・腫脹・熱感・疼痛などを生じる．炎症部位では，血液の液状成分と白血球が血管外に滲出し，刺激物質の除去や組織の変性と増殖などを経て，生理的状態に回復する．起炎性物質の残存は炎症を慢性化させる．組織の再生能力が不十分な場合には肉芽組織が形成されて瘢痕化する．

瘢（はん）　痕（こん）

炎症によって病的に増殖した結合組織を肉芽組織という.炎症が消退すると肉芽組織は退縮する．すなわち，毛細血管は退行，遊離細胞は消失し，線維芽細胞は線維細胞に変わり,膠原線維の増殖，基質の硝子変性なども生じる．このように変化した組織を瘢痕という．熱傷や手術創部に生じる，隆起性に増殖した結合組織を肥厚性瘢痕（瘢痕ケロイド）という．瘢痕は収縮して，皮膚や関節の運動を制限する．肥厚性瘢痕は創傷部を越えて拡大することはない．狭義のケロイドは軽微な外傷に続発し，創傷部の周囲へカニ足状に拡大する．瘢痕は心臓弁では狭窄・閉鎖不全，腸管などの管腔臓器では狭窄・運動制限の原因となる．

萎　縮

個体・臓器・組織・細胞の体積減少．一般に正常値に達した体積が減少すること.原因は,加齢・栄養不良・毒物・刺激ホルモンの減少・放射線・不動化・圧迫・神経麻痺・筋疾患など．初めから形成が不全な場合（低形成）や壊死・損傷による容積減少は除外される．細胞・間質組織の容積減少は単純萎縮，成分の数の減少は数的萎縮とよばれ，この2つは真性萎縮という．色素沈着や脂肪変性などを伴った場合，変性萎縮とよばれる．

変　性

病理学的には，生体機能の減退や異常に基づいて細胞や間質に生理的に存在しない異常物質，または生理的に存在する物質でも異常な部位に，あるいは異常な量が出現し，そのために組織の異常をきたした場合を変性とよぶ．神経系の変性疾患とは，一定年齢で潜在性に発病し，系統的・左右対称的に障害が起こり，徐々に進行性の経過をたどり，予後不良で，原因不明の疾患をさす．アルツハイマー病・パーキンソン病・脊髄小脳変性症・遺伝性末梢神経障害・筋萎縮性側索硬化症など．変形性関節症の一次的病態は軟骨の変性で，炎症は二次的変化．

分化・未分化

分化とは，原基（細胞）から特殊な機能と永続的形態とをもつ組織（細胞）へ発展する過程またはその結果としての状態．未分化細胞とは，成熟細胞に分化する手前の，増殖能が旺盛な細胞．一般に腫瘍細胞をさすが，正常でも精子や血液細胞の成熟過程や，消化管粘膜上皮の腺窩，あるいは皮膚扁平上皮の基底部には未分化細胞がみられる．

再　生

組織の欠損部を元に復する現象．幼若な個体ほど再生能力は高い．分化した組織細胞ほど（神経・筋など）再生力が弱く，未分化な組織（結合組織・上皮組織など）ほど再生能力が高い．局所の栄養，内分泌環境，機械的・化学的刺激にも影響され，例えば褥瘡の治癒は，低蛋白血症・圧迫・感染などにより遷延する．結合組織・軟骨・骨の細胞は，それぞれ線維芽細胞・軟骨芽細胞・骨芽細胞が固有の細胞間質を形成して組織を再生させる．血液は造血組織の芽細胞の分裂により活発に再生する．動静脈の壁構造は不完全な再生にとどまる．毛細血管は再生せず，新生する．骨格筋の再生で十分な機能を営む筋線維は形成されにくい．末梢神経は鞘細胞と周囲の結合組織の中を通って再生する．心筋と中枢神経は再生しない．

腫　瘍

身体の細胞あるいは組織が自律的に過剰増殖すること．個体へ及ぼす影響から，悪性腫瘍と良性腫瘍に分類される．悪性腫瘍は放置すると発育を続け，しばしば転移し，個体を死に至らせる．癌（または癌腫）とは，消化管や呼吸器粘膜・肝・腎などの臓器に発生する上皮性悪性腫瘍．運動器や軟部組織などの非上皮性悪性腫瘍を肉腫という．悪性腫瘍一般をさす cancer の意味で“癌”を使うこともある．

転　移

腫瘍の転移は，原発腫瘍から腫瘍細胞が分離して遠隔臓器に運ばれ，そこで自律的に増殖すること．リンパ行性（リンパ管経由でリンパ節へ）・血行性（血管経由で遠隔臓器へ）・接触性（組織間接触）・播種性（腹腔などの漿膜腔内で漿膜面に播種）の4通りがある．感情の転移とは，幼児期の重要な人物，ことに両親との関係で生じた情緒的態度が，現在の治療者などとの関係に置き換えられて，反復して出現すること．好意的感情と憎悪の両者が混在する．

うっ血

静脈血の還流が妨げられて，組織の静脈血が異常に増加すること．うっ血が生じた部位は，酸素欠乏によるチアノーゼ，毛細血管床の充満と濾出による腫脹・水腫を呈し，うっ血が持続すると組織の壊死や結合組織の増殖が起こる．臓器の機能障害を生じ，肺ではガス交換障害，腎では蛋白漏出，脳では意識障害などが起こる．うっ血の原因は，静脈の機械的閉塞・血管運動神経の障害・心機能不全など．

血栓・塞栓・梗塞

心臓または血管内で血液が凝固することを血栓症といい，凝固した血液塊を血栓とよぶ．流血中に脱落した血栓や脈管内に入った異物が，径の細い下流域で管腔を閉塞することを塞栓症といい，管腔につまったものを塞栓とよぶ．梗塞とは，動脈の閉塞により末梢灌流域に生じる限局性壊死をいう．動脈閉塞の原因は，血栓や塞栓が多い．

代　謝

生体内に取り込まれた分子の変化で，エネルギー代謝と物質代謝を包括する．すなわち“エネルギー通貨”としてのアデノシン三リン酸（ATP）の合成・分解（栄養素からのATP合成と，筋収縮時や細胞膜の能動輸送などにおけるATP分解），細胞構築成分の合成（同化）・分解（異化）をいう．

免疫・自己免疫

外来の微生物や異物，また生体内に生じた不要物質，腫瘍細胞などを非自己（抗原）として認識し，非自己物質を排除，自己の恒常性を維持しようとする生体反応を免疫という．一度曝露された抗原は記憶され，二度目の侵入に対して，一度目よりも早く強い反応が起きる．抗原に対して免疫応答を起こさない状態を免疫寛容とよび，自己の成分に対する免疫寛容を自己寛容とよぶ．自己寛容に異常が生じると，過剰な自己抗体や活性化された免疫細胞の産生が誘導されて組織障害が起こる．これを自己免疫疾患とよび，橋本病・バセドウ病・インスリン依存型糖尿病・重症筋無力症・多発性硬化症などがある．

アレルギー

抗原で免疫的に感作された結果，その抗原に対して正常とは異なる反応をする状態．過敏症と同義に使われる．過敏反応は Gell と Cooms（1975）により 4 型に分類された．アレルギー性鼻炎・喘息・食品アレルギーなどは，IgE 抗体に媒介されるⅠ型過敏症．クームス陽性の溶血性貧血は抗体が細胞を障害するⅡ型，関節リウマチは免疫複合体が関与するⅢ型，同種移植片の拒絶は感作 T リンパ球が媒介するⅣ型．

結晶誘発性関節炎

痛風（gout）

（1）概　念

溶解度を超えた高尿酸状態の体液から発生する尿酸ナトリウム塩の結晶が，関節・腱とその周辺に沈着することによる末梢関節の急性・再発性の関節炎．関節炎は慢性化し変形をきたす．高尿酸血症の程度が高度で期間が長いほど，結晶沈着と急性痛風発作の危険性が高い．

（2）疫　学

日本では人口の 0.1～1.5％が罹患し，男：女＝20：1．患者の 20％で遺伝要因が関与している．

（3）発症機序

37℃の血漿は尿酸値 7.0 mg／d*l* 以上で飽和する．30℃での尿酸溶解度は 4 mg／d*l* であるため，末梢関節や耳のような冷たい組織や軟骨・腱・靱帯などの阻血性組織には尿酸塩が沈着しやすい．沈着した結晶を白血球が貪食することと結晶による起炎因子の活性化とから炎症反応が惹起される．

（4）高尿酸血症（hyperuricemia）の原因

尿酸は遺伝子を構成する核酸のさらにその構成成分であるプリン塩基の排泄処理過程で生じ，尿素にまで分解される．高尿酸血症は尿酸合成の亢進あるいは尿酸尿中排泄の低下によって生じる．

尿酸合成の亢進：尿酸の原料となるプリン塩基の原発性合成亢進．白血病など，細胞の増殖と死の速度が増大し，核酸の代謝が亢進した状態．尿酸代謝の酵素異常．高プリン塩基食（肉食中心の食生活）．

尿酸排泄低下：腎機能障害．薬剤による尿細管尿酸分泌の低下．

（5）症　状

急性痛風性関節炎（痛風発作）：関節痛が突然現れ，徐々に激しくなる．誘因は小さな外傷・過食・飲酒・外科手術・疲労・感情的抑圧・感染や血管閉塞などのストレス．発作の半日前くらいから局所の違和感などの前兆がみられることがある．第 1 足指の中足指関節が最もよく罹患するが，足背・足関節・膝・手関節・肘にもよくみられる．単一または多関節罹患．疼痛の持続期間は，最初の数度の発作は数日で，その後は数週間となる．関節症状が慢性化すると関節破壊を生じ，変形・拘縮をきたす．

痛風結節：関節 X 線写真での軟骨下骨の「打ち抜き像」あるいは皮下結節や尿路結石として認識されるほどに大きくなった尿酸塩の沈着．

痛風腎：痛風長期罹患患者にみられる尿酸塩沈着による腎障害．病態は尿酸結晶による尿路の閉塞と間質性腎炎．尿濃縮力の低下といっそうの尿酸排泄障害が生じ，進行すれば腎不全となる．痛風患者の 10～20％が尿路結石症になる．

（6）診　断

確定診断は，関節液に浮遊したり貪食細胞に包まれた針状尿酸結晶を証明することによってなされる．高尿酸血症は補助的意義をもつ．痛風では7 mg／d*l* 以上の高尿酸血症がみられるが，高尿酸血症があっても必ずしも痛風とは限らない．

(7) 治　療

急性発作の停止：非ステロイド系抗炎症薬あるいはコルヒチン．

間欠期（発作と発作の間の時期）：コルヒチンの予防投与と高尿酸血症治療薬．

補助的治療：3 *l*／日以上の飲水．肥満患者の減量，高血圧・糖尿病の治療．巨大な痛風結節は外科的切除．その他の結節は，広範囲の線維化に覆われた結節以外は血中尿酸濃度の低下により溶解する．プリン塩基摂取制限は，厳格に行っても尿酸濃度を1 mg／d*l* 低下させるだけであり，薬物の有効性が高いことから不必要である．

非痛風性無症候性高尿酸血症の治療：9 mg／d*l* 以上の持続的高尿酸血症は治療の対象．

ピロリン酸カルシウム結晶沈着性関節炎（calcium pyrophosphate dihydratecrystal deposition arthritis）

(1) 概　念

痛風様（偽痛風）・関節リウマチ様（偽関節リウマチ）などの多様な関節症状のいずれかが生じ，その病型は一生続く傾向がある．無症候性の場合もある．関節軟骨の石灰化（ピロリン酸カルシウム結晶の沈着）を示すX線像が特徴的．炎症は，沈着したピロリン酸カルシウムを白血球が貪食して惹起される．患者の50％で関節の変性がみられ（偽変形性関節症），ときに著しい関節破壊が生じる（偽神経病性関節症）．60歳前後の男女に発病しやすい．

(2) 病　因

軟骨の種々の代謝異常が原因で，ピロリン酸カルシウム結晶の沈着はそれら最終共通代謝路を代表していると考えられている．遺伝・種々の代謝性疾患・関節外傷などと関連する場合がある．家族性発症の大部分は常染色体優性の遺伝形式を示す．

(3) 症　状

偽痛風は，患者の25％を占め，1～数個の関節の間欠性発作性急性炎症で，患者の約半分は膝に生じる．偽関節リウマチは，患者の5％を占め，多関節痛が数週間から数か月間持続する．変形性関節症との鑑別点は，上肢の罹患・橈骨手根関節や膝蓋大腿関節裂の狭小化・軟骨下嚢胞・重度の変性・不定な骨棘・腱石灰化などがみられること．

(4) X線所見

関節の硝子軟骨や線維軟骨の点状もしくは線状陰影．石灰化の好発部位は，膝半月板・手関節円板・恥骨結合・肩および股関節唇・椎間軟骨など．

(5) 診　断

ピロリン酸カルシウム結晶を滑液中に同定する．

(6) 治　療

疼痛にはコルヒチンまたは非ステロイド系抗炎症薬．コルチコステロイド懸濁液の関節内注射（滑液の穿刺吸引検査と一緒に行う）．コルヒチンの予防的投与．

（出江紳一・平岡　崇）

●文献

1）高久史麿，井村裕夫（監訳）；福島雅典（総監修）：メルクマニュアル―診断と治療―．第16版（日本語版第1版），メディカルブックサービス，1994．
2）杉本恒明，小俣政男（総編集）：内科学．第6版，朝倉書店，1995．
3）最新医学大辞典編集委員会編：最新医学大辞典．第3版，医歯薬出版，2005．

索　引

和文索引

き

く

け

す

せ

そ

た

ち

欧文索引

PT・OT・STのための
一般臨床医学　第３版　　ISBN978-4-263-21932-4

1998年２月25日　第１版第１刷発行
2002年10月10日　第１版第７刷発行
2003年３月10日　第２版第１刷発行
2012年11月20日　第２版第12刷発行
2014年３月10日　第３版第１刷発行（改題）
2022年１月10日　第３版第９刷発行

編　者　椿　原　彰　夫
　　　　平　岡　　　崇
発行者　白　石　泰　夫

発行所　医歯薬出版株式会社

〒113-8612　東京都文京区本駒込1-7-10
TEL.（03）5395-7628（編集）・7616（販売）
FAX.（03）5395-7609（編集）・8563（販売）
https://www.ishiyaku.co.jp/
郵便振替番号　00190-5-13816

乱丁，落丁の際はお取り替えいたします　　印刷・教文堂／製本・皆川製本所